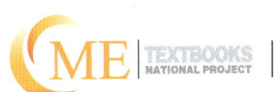国家级继续医学教育项目教材

中华放射学年鉴 2019

主　编　金征宇　刘士远　徐　克

中华医学电子音像出版社
CHINESE MEDICAL MULTIMEDIA PRESS
北　京

图书在版编目（CIP）数据

中华放射学年鉴2019/金征宇，刘士远，徐克主编．—北京：中华医学电子音像出版社，2019.11
ISBN 978-7-83005-284-3

Ⅰ．①中… Ⅱ．①金… ②刘… ③徐… Ⅲ．①放射医学－中国－2019－年鉴 Ⅳ．① R81-54

中国版本图书馆 CIP 数据核字（2019）第 236831 号

中华放射学年鉴 2019
ZHONGHUA FANGSHEXUE NIANJIAN 2019

主　　编：	金征宇　刘士远　徐　克
策划编辑：	史仲静　贾　旭
责任编辑：	贾　旭
校　　对：	刘　洋
责任印刷：	李振坤
出版发行：	中华医学电子音像出版社
通信地址：	北京市西城区东河沿街 69 号中华医学会 610 室
邮　　编：	100052
E - mail：	cma-cmc@cma.org.cn
购书热线：	010-51322675
经　　销：	新华书店
印　　刷：	廊坊市团结印刷有限公司
开　　本：	889 mm×1194 mm　1/16
印　　张：	14
字　　数：	315 千字
版　　次：	2019 年 11 月第 1 版　　2019 年 11 月第 1 次印刷
定　　价：	98.00 元

版权所有　侵权必究

购买本社图书，凡有缺、倒、脱页者，本社负责调换

国家级继续医学教育项目教材

内容提要

本书重点阐述了2018—2019年我国放射学科领域的重大事件、相关学术成果、临床诊疗进展及研究热点，由国内著名放射学科的专家参与编写。全书分为两篇，第一篇主要介绍了中华医学会放射学分会的组织架构、相关事件，汇总了放射诊断和介入治疗各领域的指南、共识、专家建议及众多的学术成果。第二篇对中华医学会放射学分会各个学组在本领域的现状、发展热点、突破性进展等方面进行了全面阐述。本书科学性、先进性及可操作性强，内容充实，条理清楚，多角度、全方位的介绍了中华医学会放射学分会在临床、教学、科研、学术交流及学科发展上面的工作业绩，及时总结了本学科的发展成就，有助于影像科医生了解学科发展，提高诊断技能，可作为放射学及相关专业读者的临床和科研指导用书。

本书为国家级继续医学教育项目教材，配有习题，读者在学习教材并经考核合格后，在规定时间内可向本教材编委会申请继续医学教育Ⅱ类学分证书。

国家级继续医学教育项目教材

编委名单

主　　编：金征宇　刘士远　徐　克
副 主 编：卢光明　梁长虹　程敬亮　陈　敏　洪　楠　张　辉
编　　者（以姓氏笔画为序）：

　　　　于经瀛（北京医院）
　　　　于春水（天津医科大学）
　　　　马　林（中国人民解放军总医院）
　　　　王　滨（滨州医学院）
　　　　王远成（东南大学附属中大医院）
　　　　王怡宁（北京协和医院）
　　　　王春祥（天津市儿童医院）
　　　　王海屹（中国人民解放军总医院）
　　　　王振常（首都医科大学附属北京友谊医院）
　　　　朱悦琦（上海交通大学附属第六人民医院）
　　　　刘晓鸣（吉林大学第一医院）
　　　　严福华（上海交通大学医学院附属瑞金医院）
　　　　李　东（天津医科大学总医院）
　　　　李　欣（天津市儿童医院）
　　　　李　晴（首都医科大学附属北京同仁医院）
　　　　李若坤（上海交通大学医学院附属瑞金医院）
　　　　李晓光（北京医院）
　　　　李祥林（滨州医学院）

吴飞云（江苏省人民医院）

何　刊（吉林大学第一医院）

沙　炎（复旦大学附属眼耳鼻喉医院）

沈　文（南开大学附属天津第一中心医院）

宋　兰（北京协和医院）

宋　伟（北京协和医院）

宋　彬（四川大学华西医院）

张　璋（天津医科大学总医院）

张红梅（中国医学科学院肿瘤医院）

张佳胤（上海交通大学附属第六人民医院）

张雪君（天津医科大学）

张惠茅（吉林大学第一医院）

金晨望（西安交通大学第一附属医院）

郎　宁（北京大学第三医院）

居胜红（东南大学附属中大医院）

赵心明（中国医学科学院肿瘤医院）

赵世华（中国医学科学院阜外心血管病医院）

娄　昕（中国人民解放军总医院）

秦乃珊（北京大学第一医院）

袁慧书（北京大学第三医院）

郭佑民（西安交通大学第一附属医院）

彭卫军（复旦大学附属肿瘤医院）

程　悦（南开大学附属天津第一中心医院）

程英升（上海交通大学附属第六人民医院）

鲜军舫（首都医科大学附属北京同仁医院）

薛华丹（北京协和医院）

前　言

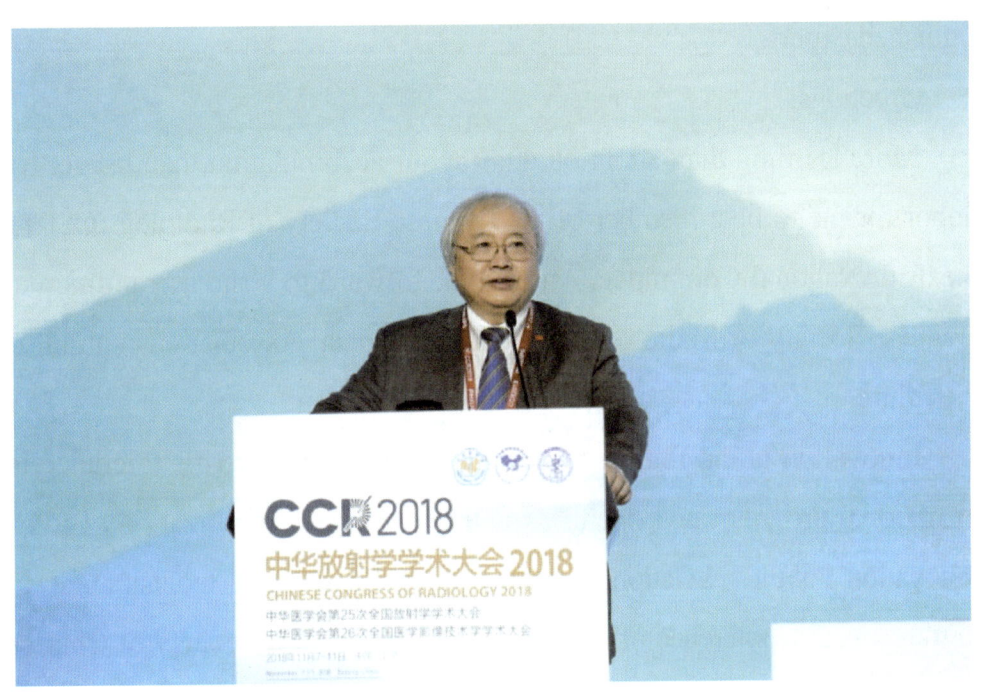

金征宇主任委员在 2018 年中华医学会第 25 次全国放射学学术大会讲话

2018年在金征宇主委的领导下，全体委员和会员的大力支持、帮助下，放射学分会全体人员坚决贯彻党的指导方针，积极努力，不断进取，认真工作，保质保量地完成了全年的工作。2018年最为主要的学术活动是11月7~11日在北京召开的中华放射学学术大会暨中华医学会第25次全国放射学学术大会。大会开幕式上金征宇教授做了主旨发言：

各位尊敬的专家：

你们好！

博观而约取，厚积而薄发。非常荣幸能够与各位专家共同组成中华放射学分会第十五届委员会这个大家庭，一起谱写中华医学会放射学分会的崭新篇章!创新是国家强盛之基,包容是民族进步之魂,开放则是包容与创新的共同结晶。正如2018年"中放年会"主题"创新、包容和开放"带来的启示,相信我们新的一届委员会能够在今后工作中秉承这一理念。希望本届委员会能为各位专家委员深入交流及展示提供广阔舞台。在这个平台共襄中华放射学发展之盛举,是我们最大的期许!

Distinguished experts:

  Greetings!

  More learning than adoption and favour accumulation than usage. It is a great honor for me to be a member of the Chinese Society of Radiolog (CSR) with you, the 15th National Committee. And I look forward to write a brand-new chapter in Chinese Society of Radiology of Chinese Medical Association with all of you in the future.

  Innovation is the foundation of the country's prosperity, tolerance is the soul of national progress, and openness is the common crystallization of tolerance and innovation. As the revelation of the theme of "Innovation, Inclusion and Openness" in the Annual Conference of 2018 Chinese Society of Radiology of Chinese Medical Association, we believe that our new committee will be able to follow this philosophy in future work.

  It is hoped that the committee would supply a broad platform for in-depth exchanges and exhibitions among members of this committee. It is our greatest expectation to cooperate and share the development of Chinese radiology on this platform.

目 录

第一篇　中华医学会放射学分会大事记

第一章　中华医学会放射学分会组织结构及人员组成 （003）
第二章　放射学相关事件 （006）
第三章　影像科重要学术成果 （048）

第二篇　研究进展

第一章　头颈影像学新进展 （111）
第二章　神经影像学新进展 （120）
第三章　心胸影像学新进展 （124）
第四章　腹部影像学新进展 （137）
第五章　骨肌影像学新进展 （144）
第六章　乳腺影像学新进展 （152）
第七章　介入诊疗新进展 （161）
第八章　分子影像学新进展 （171）
第九章　儿科影像学新进展 （175）
第十章　MR新技术及新进展 （179）

第一篇

中华医学会放射学分会大事记

第一章 中华医学会放射学分会组织结构及人员组成

一、中华医学会放射学分会第十五届委员会组织结构

主 任 委 员：金征宇
前任主任委员：徐 克
候任主任委员：刘士远
副 主 任 委 员：卢光明　梁长虹　程敬亮　陈 敏
常 务 委 员：马 林　王振常　鲜军舫　袁慧书　赵心明　于春水　张 辉　李松柏
　　　　　　　张惠茅　严福华　王培军　居胜红　朱文珍　宋 彬　郭佑民　贾文霄
委　　　　员：洪 楠　李坤城　李 欣　沈 文　张雪宁　耿左军　刘挨师　刘爱莲
　　　　　　　刘兆玉　姜慧杰　彭卫军　曾蒙苏　程英升　李 澄　施海彬　张敏鸣
　　　　　　　袁建华　余永强　曹代荣　曾献军　马祥兴　孙 钢　王 滨　王梅云
　　　　　　　刘玉林　郑传胜　王小宜　单 鸿　江新青　李子平　龙莉玲　李建军
　　　　　　　罗天友　张 伟　龚启勇　张小明　周 石　韩 丹　银 武　印 弘
　　　　　　　郭顺林　张永海　朱 力　宋法亮

二、中华医学会放射学分会第十五届委员会党的工作小组及分工

1. 党的工作小组成员（共9人）及具体分工
组长：金征宇
委员：徐 克　刘士远　梁长虹　卢光明　程敬亮　陈 敏　赵心明　鲜军舫
纪检委员：刘士远　陈 敏
宣传委员：程敬亮　鲜军舫
组织委员：梁长虹　赵心明
群工委员：徐 克　卢光明
2. 中华医学会第十五届常委会主委及副主委分工
金征宇：介入学组、青委会

徐　克：传染病影像工作组、中华医学会放射学分会顾问委员会
刘士远：心胸学组、内分泌与代谢工作组
梁长虹：乳腺学组、腹部学组
卢光明：神经学组、分子影像学组
程敬亮：头颈学组、骨肌学组
陈　敏：磁共振学组、儿科学组

3. 秘书长及工作秘书

秘书长：洪　楠

秘书：薛华丹　王怡宁　于　静　翟天童

4. 各学组组长

头颈学组：鲜军舫

神经学组：马　林

心胸学组：郭佑民

乳腺学组：彭卫军

腹部学组：赵心明

介入学组：程英升

磁共振学组：严福华

分子影像学组：王　滨

骨关节学组：袁慧书

儿科学组：李　欣

5. 第十五届中华放射学会工作委员会

（1）组织及会员工作委员会

主任：贾文霄

职能：负责学会各学术专业组的框架性工作；负责摸清各省市中华医学会放射学分会会员人数，建立并完善中华医学会放射学分会的会员制度，包括会员的登记注册、会员的职责权利、会员的更新等。

（2）学术会议工作委员会

主任：宋　伟

职能：负责中华医学会放射学分会年会学术日程的整体设计、年会相关全部具体会务工作。

（3）国内学术交流与协调工作委员会

主任：王振常

职能：负责与国内兄弟学会及相关单位交流、沟通。

（4）国际交流工作委员会

主任：宋　彬

职能：负责与国际兄弟学会及学术组织交流、沟通，处理学会相关国际事务。

(5) 出版与宣传工作委员会

主任：朱文珍

职能：负责定期更新学会网站、收集学会相关新闻、学会对外宣传；协调与会员制相关的网站权限等级制订。

(6) 继续教育工作委员会

主任：居胜红

职能：负责在全国各地推广和开展高水平的放射影像专业继续教育工作。

(7) 奖励与历史编撰工作委员会

主任：张　辉

职能：包括中华医学会放射学分会历史资料及影像搜集；编写年鉴；讨论每年的中华医学会放射学分会各项奖项的设置与颁发。

(8) 科学研究工作委员会

主任：于春水

职能：组织多中心研究，组织编写大文章。

(9) 质量控制与安全工作委员会

主任：王培军

职能：制订及出版专家共识、行业标准等，行使之前质控学组、对比剂学组的功能。

(10) 大数据与人工智能工作委员会

主任：张惠茅

职能：充分发挥中华医学会放射学分会的平台优势，整合中华医学会放射学分会专家资源，以大数据和人工智能为驱动，发展数据应用，逐步推进产、学、研、用、宣一体化进程。

(11) 法律与维权工作委员会

主任：李松柏

职能：熟悉医疗相关法规政策；为多点执业、私营机构的行业同道明确责、权、利。

6. 中华医学会放射学分会第十五届委员会顾问委员会

主委：周纯武

名誉主委：戴建平

主管领导：徐　克

委员：冯晓源、郭启勇、张云亭、胡道予、闵鹏秋，等

第二章 放射学相关事件

一、学科的建设与发展

组织建设方面，在原来的11个学组和多个工作委员会的基础上，又成立了中华医学会放射护理工作组、大数据和人工智能工作委员会及全国头颈部肿瘤影像联盟。

2018年11月9日下午，中华医学会放射学分会大数据与人工智能工作委员会在北京正式成立。大会由洪楠教授担任主持，首先由金征宇主委为成立大会致开幕词，并为工作委员会主任委员张惠茅教授和3位顾问委员颁发证书。之后，金征宇主委和张惠茅教授一起为5名副主任委员、委员颁发证书。随后工作委员会全体人员集体合影留念。

2018年11月8日下午中华医学会放射学分会第15届放射护理工作组成立仪式在国家会议中心隆重举行。大会由新一届组长毛燕君主任主持，中华护理学会理事长吴欣娟主任和中华医学会放射学分会主任委员金征宇教授亲临成立大会，亲切致辞并为组长和副组长颁发聘书。来自全国各地的影像及介入护理人齐聚一堂，共同见证这一历史时刻。

中华护理学会吴欣娟理事长从医疗发展的大背景出发，展望了放射护理的学科发展，对放射护理工作组未来的发展也提出宝贵的建议与希望。中华医学会放射学分会主任委员金征宇教授对中国放射护理现状进行了分析，充分肯定了放射护理工作举足轻重的地位和已经取得的进步，并对新一届工作组全体委员提出了标准化、专业化和国际化的发展要求。

最后，组长毛燕君主任进行了就职演讲和工作安排，委员们纷纷表示将秉承中华医学会全国放射学学术大会（CCR）"创新、包容、开放"的主题，围绕学会的工作目标，逐步开展放射护理工作的规范制订、科学研究和学术交流等工作，推动中国放射护理工作不断创新、不断进步与可持续性发展。

2018年11月10日上午10点30分，中华医学会放射学分会头颈学组全国头颈部肿瘤影像联盟在北京国家会议中心大酒店隆重举行签约仪式。中华医学会放射学分会头颈学组组长、北京同仁医院放射科主任鲜军舫教授作为联盟发起人主持了签约仪式，中华医学会放射学分会主任委员金征宇教授出席签约仪式并作了重要讲话。金征宇主委指出联盟的成立是头颈学组在学会的一个创新举措，有利于促进国内头颈影像强强联合，集中力量进行多中心研究，进一步提高头颈影像的学术地位和影响力，希望在今后的工作中能及时加入当今的研究热点如人工智能（artificial intelligence，AI）技术等，邀请临床头颈部肿瘤专家加入联盟，进行多学科诊疗模式（Multiple Disciplinary Team，MDT）交流和合作科研课题，产生具有临床指导意义的研究成果。联盟单位代表一致认为全国头颈部肿瘤影像联盟的成立，对解决临床头颈部肿瘤诊治问题更有针对性，必将提高我国头颈部肿瘤诊疗水平，对推动我国头颈影像事业的发展具有重要意义（图1，图2）。

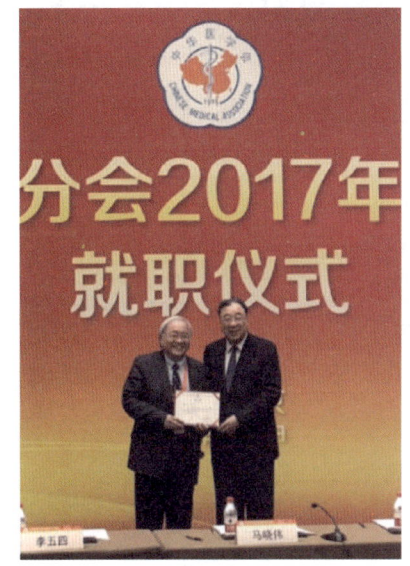

图1　国家卫生健康委员会马晓伟主任在中华医学会专科分会2017年度新任主任委员就职仪式上给金征宇教授颁发主任委员证书

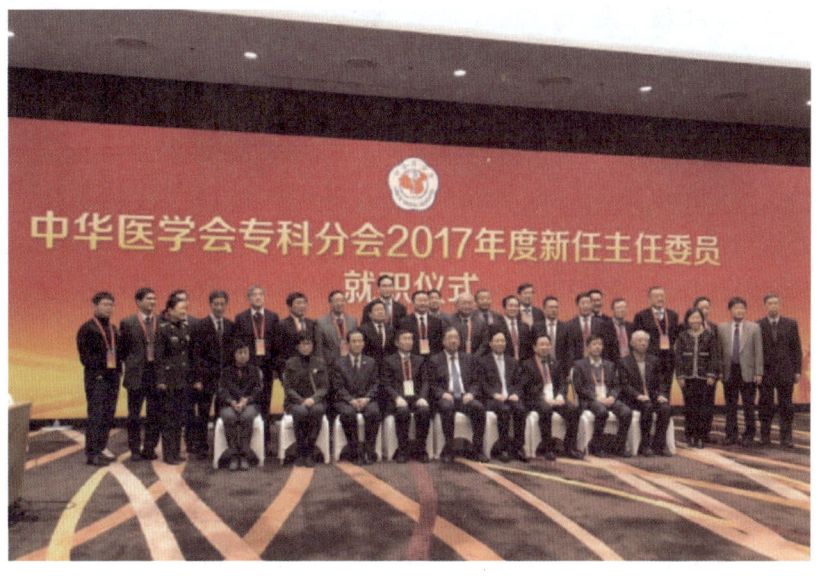

图2　国家卫生健康委员会马晓伟主任与专科主任委员合影

二、国内主要学术交流

2018年最为主要的学术活动是11月7～11日在北京召开的中华放射学大会暨中华医学会第25次全国放射学学术大会。

本届大会由中华医学会放射学分会举办，金征宇主委以"创新、包容、开放"为主题做了主题发言。大会内容紧跟学术前沿，聚焦核心技术，涵盖了分子影像、功能成像、精准医学、大数据、互联网及云医疗、人工智能等热点议题；从宏观到微观、从解剖到功能、从个体到分子、从影像组学到基因、从大数据到云平台、从临床思维到精准影像，全面展示我国放射学新成就，代表着我国放射学的最高水平。

本届大会注册正式代表9060人，包括来自境内31个省、直辖市、自治区的8873位参会代表，和境外28个国家的参会代表187人。大会收到论文投稿14 046篇，其中中华医学会放射学分会收到投稿7809篇。大会设分会场32个，大会报告17个，专题发言862个，论文发言1247个，病例讨论19个。

本次大会有主旨演讲、国际论坛、中华医学会放射学分会顾问委员会专场、人工智能和大数据专场、图像处理专场、继续教育专场、医学影像工程等论坛和专场；11个学组和青年委员会举行了专题报告和论文交流学术活动。万众瞩目的开幕式共计有各级领导、代表5000余人参加，会场内座无虚席。开幕式上颁发了中华医学会放射学分会的终身成就奖、杰出教育奖、杰出学术研究奖、主委特别奖、杰出青年奖五大奖项，不仅嘉奖了在学科中做出创造性贡献和在科学研究、专业教育领域取得优异学术成就的获奖者，也为青年影像人树立了学习榜样。之后的主旨演讲环节，金征宇教授为与会者阐释了将"创新、包容、开放"定为本届大会主题的深意，并提出了放射学科未来发展的方向。

各个学组的学术内容及活动同样精彩。神经学组举行了影像实战、STAR神经影像国际论坛；头颈学组进行了英文论文比赛、案例回顾（case base review）、临床关注点与影像学需求和价值专场；乳腺学组的"乳影谁行"读片大赛热火朝天；腹部学组举办了继续教育专家讲座REACH教育专场；骨关节学组组织了REACH病例讨论；磁共振学组策划了临床思维训练专场、MR国际高峰论坛、疑难病例挑战赛、Youth Club学术交流活动；青年委员会举办了Case of the Day、ARRS&YCCSR-Case Based Review、英文病例挑战赛、科研金手指。各类学术活动可谓精彩纷呈。

另外，今年的会议在形式和内容上也有所创新，亮点纷呈。首先大大简化了注册程序，注册形式多样化，缩短会员注册等待时间，同时会场设置独立的住宿办理区域，快速解决会员住宿问题。在会场一楼及重要会场门口设置了专家照片墙，引领大家奋斗进取，永攀高峰。在会场每层楼均设有问询处，快速解决参会代表各类问题。会场进入使用人脸识别系统，快速认证参会代表身份，保证会场安全。在人性化关怀方面，大会设置各种不同工作和休息区域，方便参会代表交流和休息，而且多种纸质会议日程和无处不在的电子触摸式会议指南显示屏，让参会代表不错过每一场学术盛宴。大会每日都会刊发中华医学会中英文版每日新闻。在会场外设有班车等候区，节省参会代表等车时间，让出行更方便。这些改进大大提高了参会代表的参会体验度和学习效率，深受大家好评。

大会的秘书长、北京大学人民医院洪楠教授担任主持的闭幕式上，大会学术委员会评选出了此次大会的优秀论文，来自北京协和医院的成思航等28人获此殊荣。CCR每日一例是由青年委员会承办、组织的中英文病例互动平台，大会期间共推送75个病例，来自全国各地的270家单位共1135人次参与答题，最终评出优秀团队奖、优秀个人奖各12名，其中一等奖2名、二等奖4名、三等奖6名。由中华医学会放射学分会继续教育委员会主办的"首届影像医学专业研究生临床能力展示赛"，特等奖由中南大学附属中大医院获得，同时颁发一等奖2名、二等奖3名、三等奖5名。

此次大会新增三个学术组织，毛燕君教授担任中华医学会放射护理工作组组长、张惠茅教授担任大数据和人工智能工作委员会主任委员、鲜军舫教授担任全国头颈部肿瘤影像联盟盟主，为我们放射学今后的发展注入了新活力。

此次大会还进一步增加了中华医学会放射学分会与国际放射学界深入而广泛的交流，取得了令人瞩目的成绩。欧洲放射学会主席Bernd Hamm教授、北美放射学会前主席N. Reed Dunnick教授、日本放射协会主席Hiroshi Honda教授被授予中华医学会放射学分会荣誉会员称号，以感谢他们多年来对我国放射学活动的支持和帮助。欧洲放射学会及英国放射学会第一次在中华医学会放射学分会年会上搭建了学会的宣传展台，拉开了展台国际化的序幕。大会共设置了十余个纯英文会场，内容囊括了RSNA／CSR联合专场、中德专场、欧美专场、亚太专场、对比剂专场、分子影像专场、ARRS&YCCSR－Case Based Review专场等，为今后年会的进一步国际化敞开了大门。大会期间，与北美放射学会、法国放射学会、英国放射学会、韩国放射学会等国外专业学（协）会进行了洽谈，并达成了多项合作意向、协议，为进一步扩大中华放射学会的国际交流合作、推进中国医学影像发展起到了重要的持续推进作用。

2019年3月28日至30日，由中华医学会放射学分会心胸学组主办，实用放射学杂志，汉中市医学会协办、汉中市中心医院承办的"全国心胸学组高峰论坛暨弥漫性肺疾病的临床、影像与病理学习班"在陕西省汉中市隆重召开。

近百位全国心胸专业的知名专家、学者悉数到场。就心胸疾病的前沿、诊断和鉴别诊断等问题进行了专题讲座、学术交流和研讨，旨在提高国内心胸疾病的影像学诊断能力和水平（图3，图4，图5）。

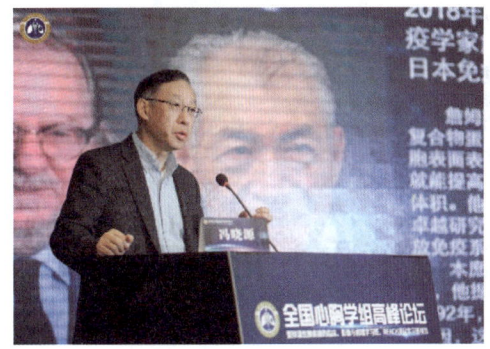 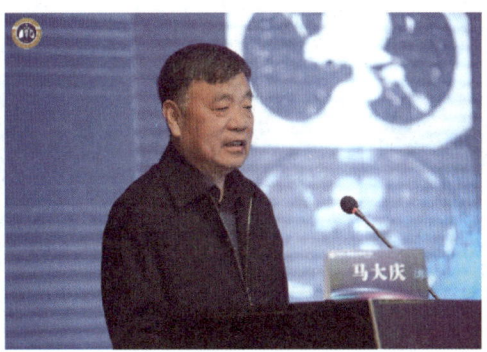 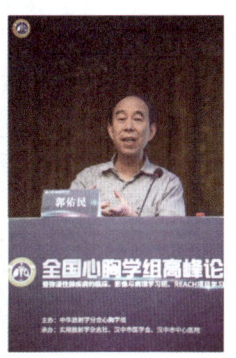

图3 冯晓源教授在临床学习班上发言授课　　图4 马大庆教授在影像学习班上发言授课　　图5 郭佑民教授在病理学习班上发言授课

为了响应国家"强基层、优质医疗教育资源下沉"的号召，此次全国心胸高峰论坛由地级市放射学会承办意义深远，为广大基层医务人员提供了与知名专家面对面学习和交流的机会，必将为加强基层与上级医院的合作，提升基层整体医疗技术水平、医疗服务能力起到积极的推动作用。为了满足参会者不同需求，大会除主会场外同时开设了两个分会场，就不同的专题进行演讲。来自全国从事呼吸、影像专业的约400余名代表参加了本次会议。

2019年5月18～19日，中华医学会放射学分会第二十届全国骨关节影像学术会议暨第二届星海医学影像高峰论坛在大连星海广场世界博览中心举办（图6）。来自国内外400多位医学影像专家齐聚一堂，共同见证大会的召开。会议采用多种形式，包括专题讲座、会议论文交流及论文展板等，还邀请了国内外骨关节影像专家针对骨关节影像临床和科研的最新进展进行系列专题讲座。

在金征宇主委的领导下，骨关节学组承担了《中华影像医学·骨肌卷》的编写工作。2019年3月31日，主编徐文坚教授在山东青岛市举办《中华影像医学·骨肌卷》定稿会（图7）。会议旨在汇报第三版书稿初审情况，解读编辑审校意见，梳理编写注意事项。来自全国各地的三十位书籍编委参会。

三、国际学术交流

2018年国际学术交流取得了显著的成绩。2018年3月，中国影像界传来一个好消息，中国放射学家、中华医学会放射学分会主任委员、北京协和医院放射科主任金征宇教授荣获欧洲放射学大会（European Congress of Radiology，ECR）"荣誉会员"称号。欧洲放射学大会是欧洲最大和最具有创新性的科学会议，与北美放射学年会（Radiological Society of North America，RSNA）齐名，是医学放射

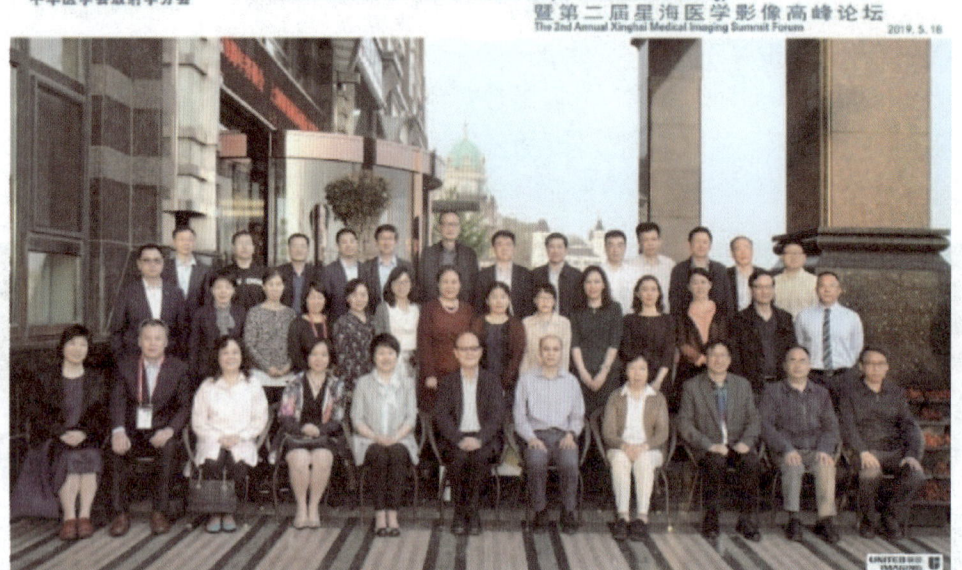

图 6　第二十届全国骨关节影像学术会议合影

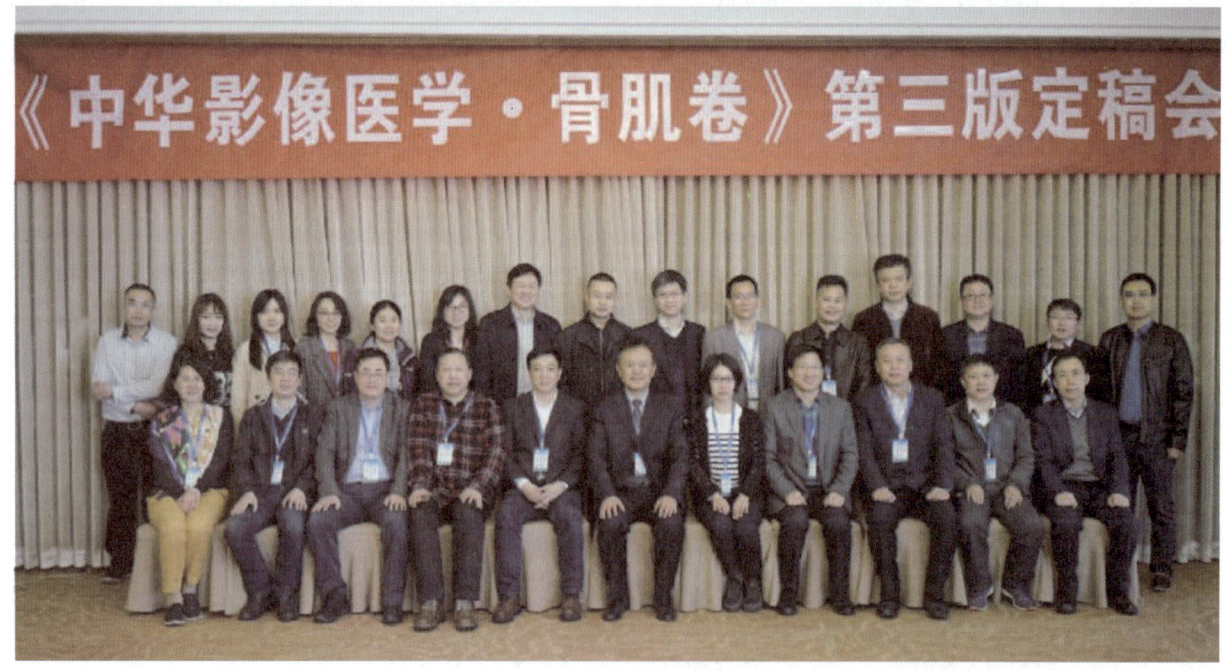

图 7　2019 年 3 月 31 日，主编徐文坚教授在山东青岛市举办《中华影像医学·骨肌卷》定稿会合影

学界公认的两大国际知名会议之一。金征宇教授是继李果珍、祁吉、戴建平、郭启勇教授后中国大陆第 5 位荣获此殊荣的放射影像学专家。2018 年 10 月 14 日，金征宇教授于当日在法国巴黎召开的法国放射学会年会上，荣获法国放射学会（SFR）荣誉会员称号。算上本次荣誉会员称号，金征宇教授已经获得四个在国际影像界有影响力的荣誉会员（北美放射学会、欧洲放射学大会、法国放射学会和

日本放射学会），成为中国影像界历史第一人。2019年，金征宇教授还将领取德国放射学会及美国伦琴放射学会两个荣誉会员称号。

在金征宇教授的大力推动下，国际交流合作方面，今年取得了令人瞩目的成绩。2018年和欧洲放射学会主席Bernd Hamm教授签署了中欧全面合作协议，不仅在2018年欧洲放射学年会期间，举行了盛大的ECR meets China系列活动，主要包括免费中华医学会放射学分会展台、中国文化展示、中国特别会场等，更在结束后将该届欧洲放射学年会的500个精彩现场视频翻译为中文，在中华放射学会网站上实现了ECR Online Goes China等后续活动的持续开展，大大增加了中国学者对欧洲放射学会的了解和接触。两学会在互相确认会员资格、共享学术资源、加强合作交流和全面科研教学合作等方向上更是打开了一个崭新的合作局面。2018年中华医学会放射学分会大会开幕式上，中华放射学会正式授予欧洲放射学会主席Bernd Hamm教授、北美放射学会前主席N. Reed Dunnick教授、日本放射协会主席Hiroshi Honda教授中华医学会放射学分会荣誉会员称号，以感谢他们多年来对中国放射学界的支持和帮助。2018年欧州放射年会期间、2018年中华医学会放射学分会大会期间以及2018年北美放射学大会期间，金主委领导的中华医学会放射学分会代表团，连续与北美放射学会（RSNA）、欧洲放射学会（ESR）、美国伦琴学会（ARRS）、德国放射学会（DRG）、法国放射学会（SFR）、英国放射学会（BIR）、意大利放射学会（SIRM）、韩国放射学会（KSR）、阿曼放射学会（OSR）、金砖五国放射组织（BRICS）进行了近30场学会间合作事务会谈，并与日本放射学会、加拿大放射学会等其他学会进行了初步接洽，为今后中华医学会放射学分会的国际合作打下了广阔而深厚的基础。

11月的中华医学会放射学分会年会上，RSNA-CSR第一次专题讨论会在国家会议中心拉开帷幕。本次的讨论主题为时下引人注目的人工智能（AI），来自北美和中国的多位专家对AI进行了全面而深入地介绍。北京协和医院金征宇教授指出，AI在中国的应用具有重要意义，这与中国国情是密不可分的。AI联盟的成立，预示了AI在中国的广大应用前景，AI有望在未来重塑影像诊断。麻省总医院的Umar Mahmood教授重点介绍了放射科医师在AI和精准医学领域中所扮演的角色以及所起的作用。吉林大学第一医院的张惠茅教授和德克萨斯大学安德森癌症中心Carol C. Wu分别介绍了AI在肿瘤和胸部影像学中的应用。广东省人民医院的刘再毅教授介绍了中国放射科医生在AI应用方面的机遇和挑战。美国威尔·康奈尔医学院George L. Shih和俄亥俄州立大学威斯纳医学中心Luciano Prevedello教授介绍了AI的价值、在美国的应用情况及未来的研究方向。

整个专题讨论会内容丰富，精彩纷呈，在场专家学者受益良多、反响强烈。中华医学会放射学分会和RSNA有很深的渊源，此次双方继续携手致力于AI推广应用及合作，为未来深度国际合作及学术交流奠定了基础，相信在双方的共同努力下AI将为放射学的发展做出不可估量的贡献。在中华医学会放射学分会年会上还由美国伦琴射线放射学会和中华放射学会青年委员会共同举办了ARRS&YCCSR－Case Based Review学术研讨会、德国放射学会－中华医学会放射学分会联合会场等精彩纷呈的国际合作会场，为中国放射学者带来了一场国际学术盛宴。

金主委表示在今后的工作中，要继续加强国际交流，为学会的国际化，为中国走向世界，提高文化自信和道路自信做出更大贡献！

附：2018年中华医学会放射学分会国际学术交流的成果与期望

1. 北美放射学年会（RSNA）会谈成果

（1）建立了RSNA的中国委员会，成员包括：金征宇、Yihong Chou，Peklan Khong，陈敏、洪楠、宋彬、薛华丹、张龙江、刘再毅、范丽、王怡宁）。

（2）在RSNA上连续两年设立独立的中华医学会放射学分会展台（图8，图9）。

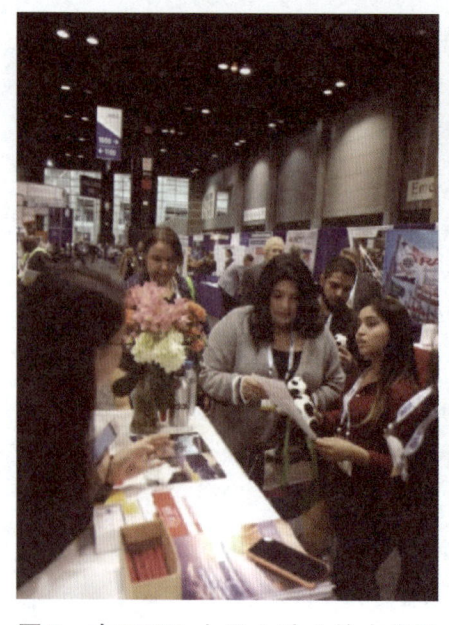
图8　在RSNA上设立独立的中华医学会放射学分会展台

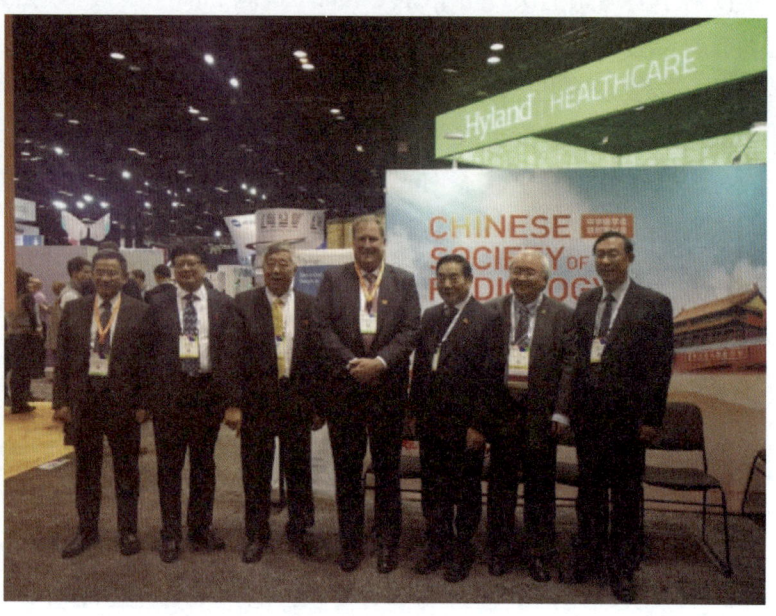
图9　在RSNA上设立独立的中华医学会放射学分会展台

（3）在2018年中华医学会放射学分会年会上成功组织了RSNA-CSR Conjoint session，以AI为主题。

（4）2018年中华医学会放射学分会年会上授予Reed Dunnick教授荣誉会员称号。

（5）2019年中华医学会放射学分会年会安排RSNA的免费宣传板，与2018年一样安排RSNA-CSR Conjoint session。

（6）邀请Radiology杂志在中国召开审稿人培训。

（7）中华医学会放射学分会希望在2019年或2020年RSNA上设China Presents活动。

2. 欧洲放射学年会（ESR）会谈成果（图10～图14）

（1）2018年ESR年会上ESR meets China及年会后的ESR Online goes China

1）中国Session讲座。

2）中国Booth。

3）中国音乐及茶文化交流。

4）金征宇教授荣获ESR荣誉会员称号。

5）500个欧洲放射学年会视频翻译中文字幕，在中华医学会放射学分会网站上免费开放。

6）50名译者在三年内可以有一次欧洲放射学年会的参会免注册费和三天的住宿费。

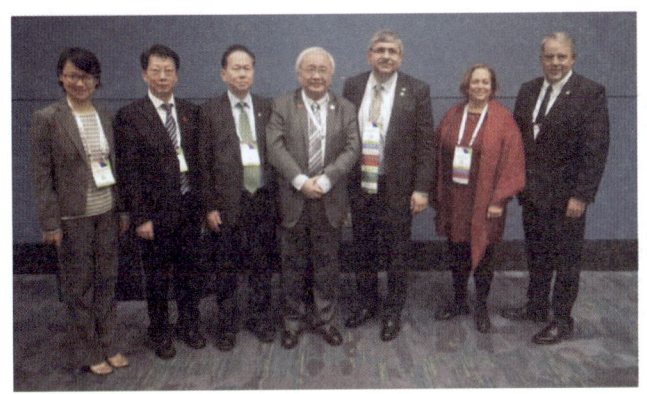

图10　2018年中华医学会放射学分会年会上金征宇、陈敏、宋彬、薛华丹教授与前来参会的国外学者合影

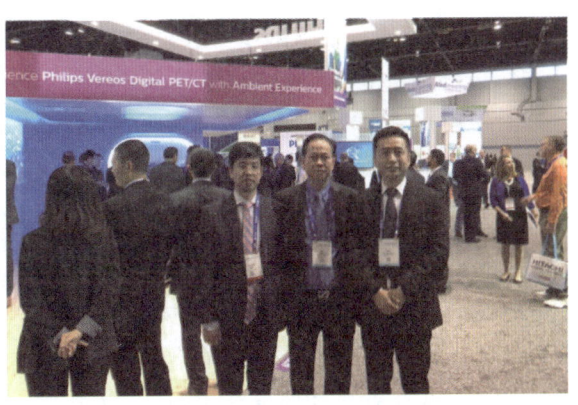

图11　鲜军舫、陈敏、洪楠教授参加RSNA

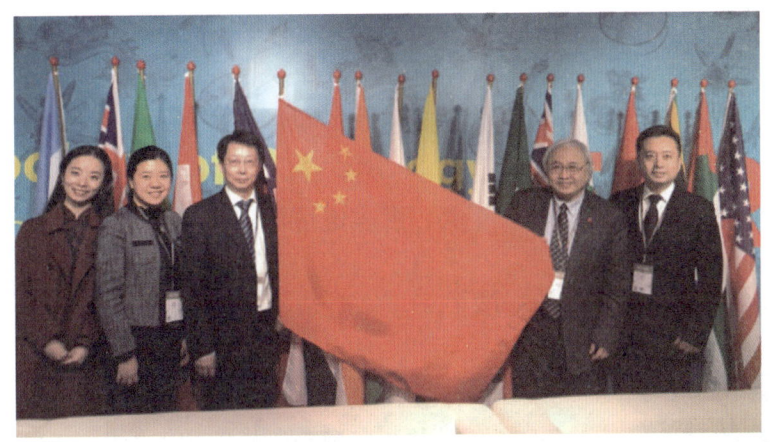

图12　2018年ESR年会上ESR meets China及年会后的ESR Online goes China

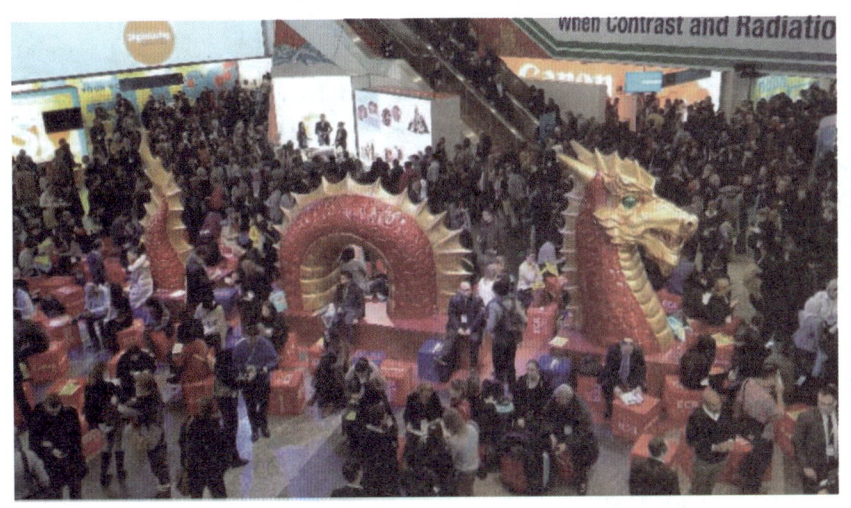

图13　2018年ECR中国年会会议大厅展示的中国龙

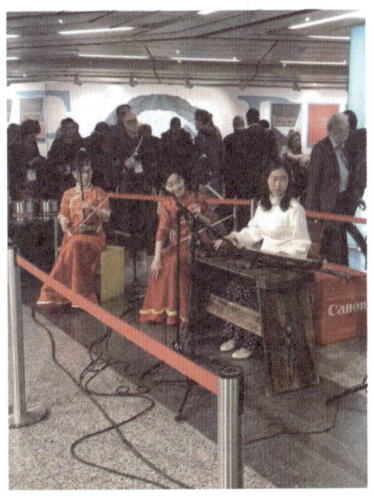

图14　北京协和医院放射科医生演奏民乐

（2）中华医学会放射学分会年会

1）ESR 设立了免费 Booth。

2）ESR 派代表团参会参加讲座。

3）2018 年年会上授予 Bernd Hamm 教授荣誉会员称号。

（3）ESR 要给所有中华医学会放射学分会会员欧洲放射学大会通讯委员的优惠。

（4）ESOR 在中国举办继续教育学习班：北京、成都。

（5）ESR 要将今年年会时的大龙头运回中国。

（6）ESR 希望在 2019 年拍摄两个宣传片，分别介绍 ESR 年会和 CSR 年会。

3. 亚洲大洋洲放射学会年会（AOSR）会谈成果

交流年费的相关事宜，与 AOSR 方协商中英文双语问题。

4. 德国放射学年会（DRG）会谈结果

（1）2018 年 5 月，金征宇教授带队，参加德国放射学会年会并发言。

（2）学会间需要更新谅解备忘录。

（3）2019 年中华医学会放射学分会继续派代表团出席德国放射学会年会，金征宇主任被授予荣誉会员称号。

（4）2019 年中华医学会放射学分会年会，继续邀请德国放射学会会议（oncological and hybrid imaging）Stefan Schoenberg 教授参会。

（5）继续推进 SPARK 计划（图 15，图 16）。

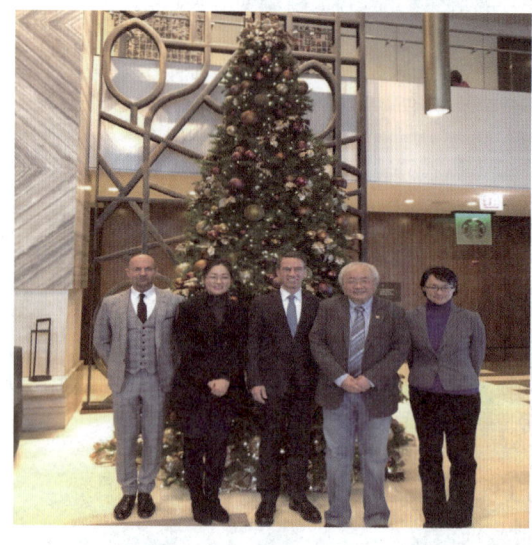

图 15　DRG 会后合影

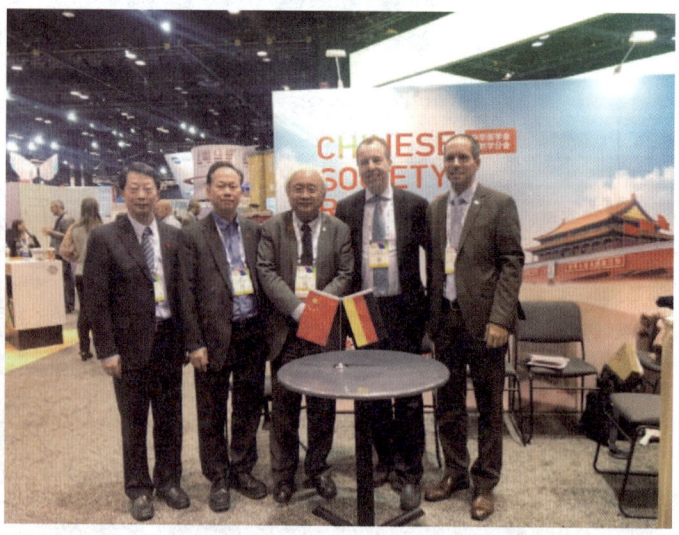

图 16　继续推进 SPARK 计划

5. 法国放射学会年会（JFR）会谈结果

（1）金征宇教授带领代表团参加法国放射学会年会。

（2）金征宇教授获法国放射学会荣誉会员称号。

（3）2018 年中华医学会放射学分会年会期间，两学会签署了框架性谅解备忘录（图 17）。

（4）双方将派代表团参加对方学会的年会，2019年中华医学会放射学分会年会上设立"CCR meets France"会场，Meder教授将争取邀请法国驻中国大使馆官员参加2019中华医学会放射学分会年会。

（5）在双方年会上欢迎设立免费Booth。

（6）2020年，法国放射学会邀请中华医学会放射学分会10名住院医师参加法国放射学会年会，并在会后进行短期法国医院的参观学习（1～2周）。

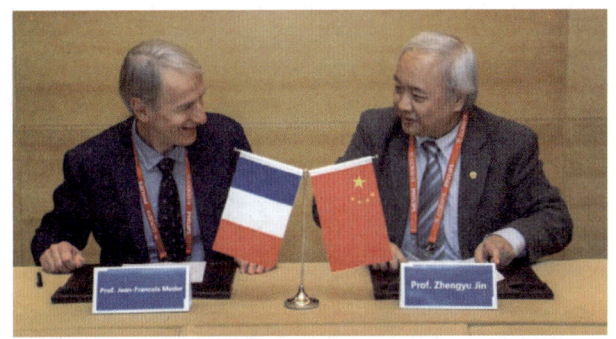

图17 2018年中华医学会放射学分会年会期间，与法国放射学会签署了框架性谅解备忘录

（7）2020年，中华医学会放射学分会邀请法国放射学会10名住院医师参加中华医学会放射学分会年会，并在会后进行短期中国医院的参观学习（1～2周）。

（8）访问教授项目：法国放射学会将派出2～4名教授来中国交流学习（2～3周），在一个城市的1～2家医院参观访问，在此期间可以进行讲座、工作坊等活动，以期促进两国间的学术交流与合作；中华医学会放射学分会也将派出7～10名教授去法国交流学习（2～3周），在一个城市的多家医院参观访问，在此期间学习法国放射科的管理、教学工作方法，以及洽谈科研合作机会。

（9）法国放射学会将邀请创新型相关企业公司参加中华医学会放射学分会并布展。

（10）双方将开通网站链接，促进深入交流。

6. 美国伦琴射线学会年会（ARRS）会谈结果

（1）2018年中华医学会放射学分会年会成功组织了ARRS-青委联合论坛，ARRS派来两位教授授课，并作为点评专家参加英文病例比赛。

（2）金征宇教授带团（包括郑传胜、严福华教授等）参加2019年夏威夷年会，大会授予现任中华医学会放射学分会主委金征宇教授荣誉会员。

（3）中华医学会放射学分会参加了CEDP项目，中华医学会放射学分会青委自由报名，曲金荣教授报名，已提交资料。

（4）美国放射学杂志（AJR）的审稿专家培训Fellowship申请，中华医学会放射学分会青委自由报名，张亚琴教授报名，已提交资料。

7. 国际放射学会（ISR）会谈结果

ISR希望介绍Euro Safe Imaging到中国进行学术交流。

8. 意大利医学放射学会年会（SIRM）会谈结果

（1）两名意大利专家参加了2018年中华医学会放射学分会年会（图18）。

（2）一名中国专家参加了2018年意大利医学放射学会年会（SIRM）。

（3）继续派出代表团参加对方学会的2019年年会及学组会。

（4）继续推进Bracco的leadership项目。

（5）就杂志合作的问题进一步交换意见。

9. 英国放射学会年会（BIR）会谈结果

（1）英国放射学会派出代表团参加2018年中华医学会放射学分会年会。

（2）英国放射学会在中华医学会放射学分会年会上推出了首个免费Booth。

（3）继续派出代表团参加对方学会的2019年年会及学组会。

（4）希望展开深入的杂志合作，2019年做专刊。

（5）讨论年轻住院医师交换项目的可能（图19）。

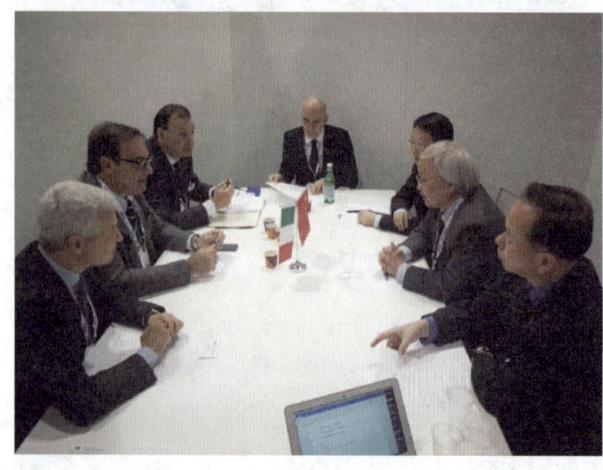 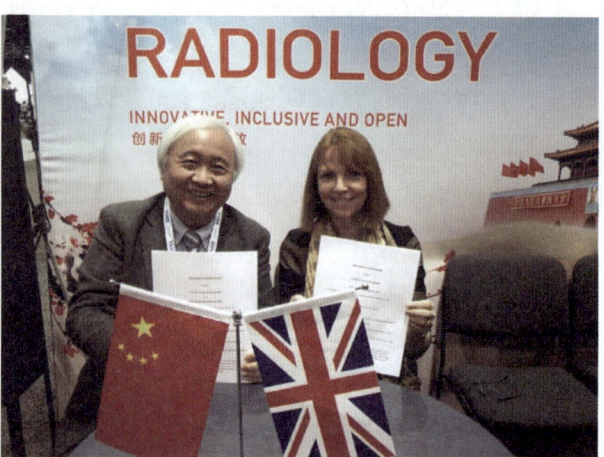

图18　2018年中华医学会放射学分会年会期间，与意大利放射学会的专家进行讨论

图19　2018年中华医学会放射学分会年会期间，与英国放射学会的专家就医师交换项目达成共识

10. 韩国放射学会年会（KSR）会谈结果

（1）中华医学会放射学分会派代表团参加了2018年韩国放射学会年会（图20）。

（2）韩国放射学会派代表团参加了2018年中华医学会放射学分会年会。

（3）两学会在RSNA期间重新签署了谅解备忘录（图21），并同意在2019年年会上互派代表团参会。

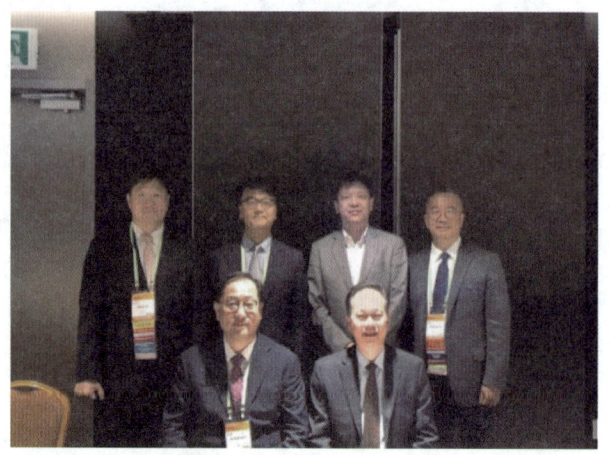 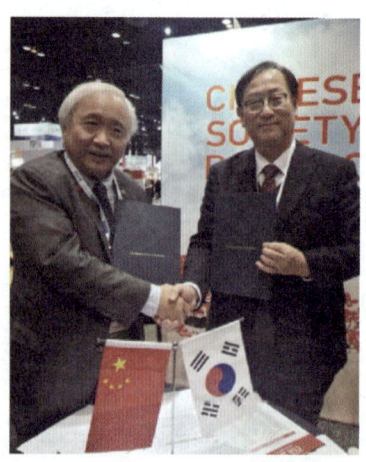

图20　陈敏教授代表中华医学会放射学分会参加2018年韩国放射学会年会

图21　中华医学会放射学分会与韩国放射学会在RSNA期间重新签署了谅解备忘录

11. 其他国家学会

（1）以色列放射学会：在以色列放射学会年会上，学会负责人取得了金征宇教授的联系方式，希望能够进一步沟通交流。

（2）阿曼放射学会：在RSNA年会上与中华医学会放射学分会代表团进行了初步的接触，希望能够进一步沟通交流。

（3）金砖五国放射联盟（南非）在RSNA年会上与中华医学会放射学分会代表团进行了初步的接触，希望能够进一步沟通交流。

2018年中华医学会放射学分会年会期间的学会级别国际会场共设8个会场，各学组分别设有1个英文会场，学会共邀请国外专家37名，学组邀请国外专家50余名。授予Bernd Hamm教授（欧盟放射学会主席）、N Reed Dunnick教授（RSNA前任主席）、Hiroshi Honda教授（日本放射学会主席）荣誉会员。具体国际会场如下。

1）Asia special session

2）Scientific Publication

3）CSR meets DRG 专场

4）RSNA-CSR Symposium

5）European and US special session

6）ARRS&YCCSR – Case Based Review

7）Contrast Agent：present and future

8）Molecular and Physiological MRI

2019年（1~7月）中华医学会放射学分会国际交流的成果与展望

1. 北美放射学会年会（RSNA）会谈成果

（1）在2019年中华医学会放射学分会年会上继续组织RSNA-CSR Conjoint session，以AI为主题。

（2）2019年中华医学会放射学分会年会上授予Richard Ehman教授荣誉会员称号。

（3）2019年中华医学会放射学分会年会安排RSNA的免费Booth。

（4）2019年ECR期间举行了1次会谈（图22）。

2. 欧洲放射学会年会（ESR）会谈成果

（1）2019年ECR上中华放射学会设立展台（图23）。

（2）2019年ECR专门设立了中文EPOS session，展示中国学者风采（图24）。

（3）ESR International Forum - ECR 2019 金征宇教授作为中华放射学会主任委员发言，介绍中国青年放射工作人员的培养：What are the strategies to engage the young generation－situation in China。

（4）2019年中华医学会放射学分会年会：为ESR提供免费Booth，ESR派代表团（ESR主席及教育委员会主任）参会参加讲座。

（5）ESOR将在中国继续举办继续教育学习班：2019年在北京和上海，心脏影像培训，2020年在北京和成都，肿瘤影像培训。

（6）2019年2月ESR来京拍摄宣传片，向国际学者介绍中国文化和中国放射学。

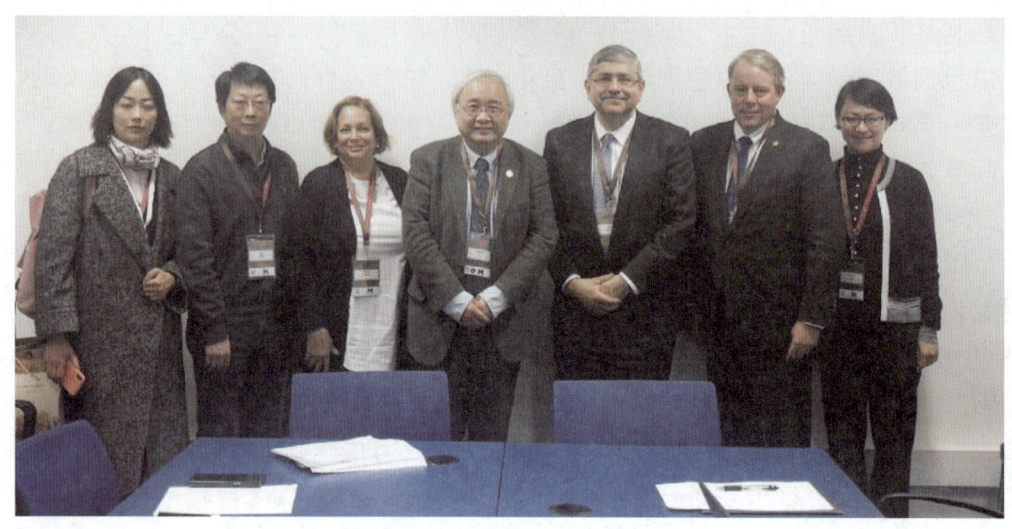

图22 2019年ECR期间，金征宇教授、宋彬、薛华丹教授代表CSR与RSNA举行会谈

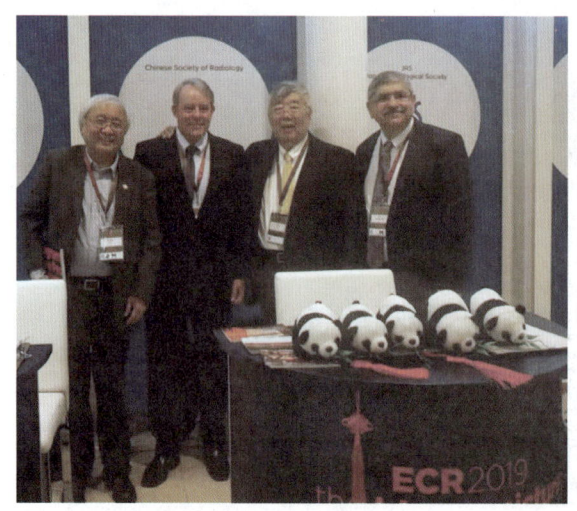

图23 2019年ECR上中华放射学会设立展台

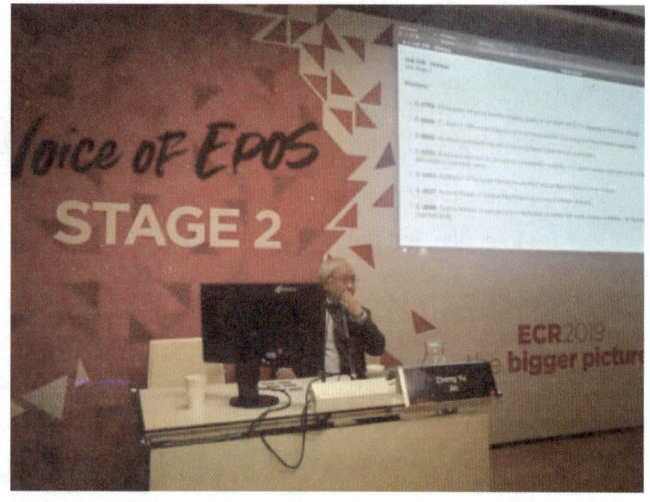

图24 2019年ECR专门设立了中文EPOS session，展示中国学者风采

（7）2019年ECR期间，双方举行会谈。

3. 德国放射学会（DRG）会谈成果

（1）2019年3月ECR期间，金征宇教授代表CSR与DRG会谈（图25～图27）。

（2）2019年5月，金征宇教授带领中华医学会放射学分会代表团参加德国放射学会年会，并被授予德国放射学会荣誉会员称号（图28）。

（3）2019年11月中华医学会放射学分会年会，将继续邀请中德论坛参与其中，Stefan Schoenberg教授将参会。

（4）2019年11月中华医学会放射学分会年会，拟授予Stefan Schoenberg教授（德国放射学会前主席）和Maximillian Reise教授（德国放射学会前主席）中华医学会放射学分会荣誉会员。

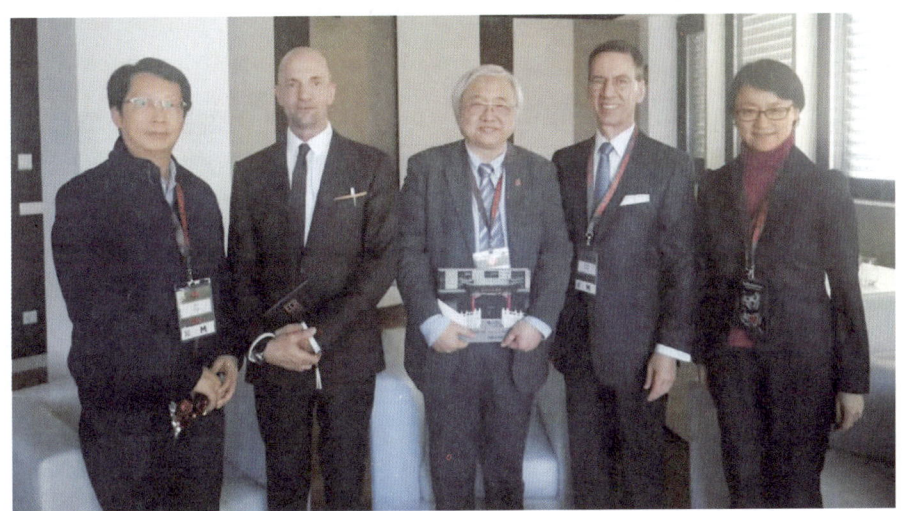

图 25　2019 年 ECR 期间，金征宇教授、宋彬、薛华丹教授代表 CSR 与 ESR 举行会谈

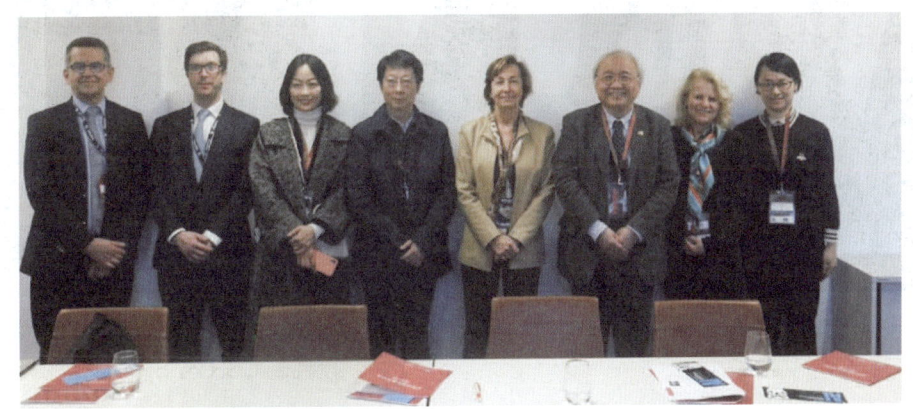

图 26　2019 年 ECR 期间，金征宇教授、宋彬、薛华丹教授代表 CSR 与 ESOR 举行会谈

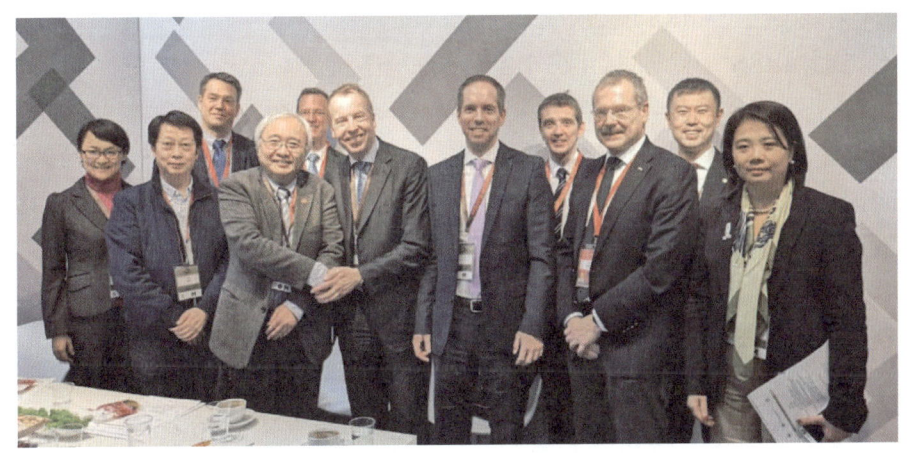

图 27　2019 年 ECR 期间，金征宇教授代表 CSR 与 DRG 会谈

(5)继续推进 SPARK 计划的开展。

4. 法国放射学会(SFR)会谈成果

(1)2019 年 3 月 ECR 期间,金征宇教授代表 CSR 与 SFR 会谈(图29)。

(2)法国放射学会将派出 6 位专家(包括主席、副主席在内)的代表团参加 2019 年中华医学会放射学分会年会,会上设立"CCR meets France"专场。

(3)2019 年 10 月,中华医学会放射学分会将派出两名中国专家参加法国放射学会年会。

(4)2019 年 11 月中华医学会放射学分会年会,拟授予 Jean-Francois Meder 教授中华医学会放射学分会荣誉会员。

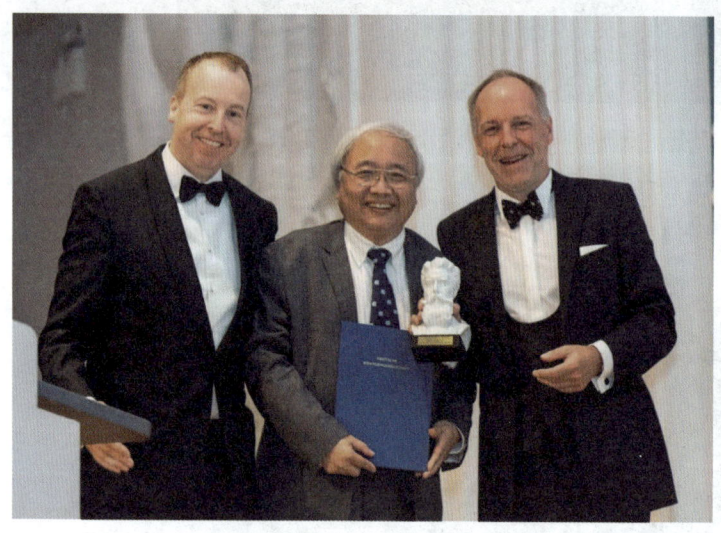 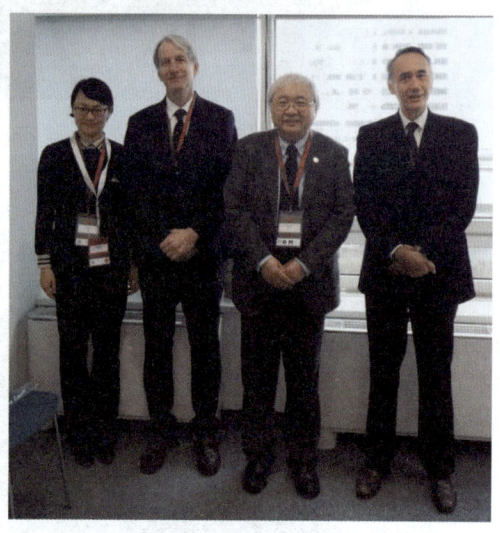

图28 2019 年 5 月,金征宇教授被授予德国放射学会荣誉会员称号　　图29 2019 年 3 月 ECR 期间,金征宇教授代表 CSR 与 SFR 会谈

(5)2019 年 11 月中华医学会放射学分会年会,为法国放射学会提供免费 Booth,宣传法国放射专业和 AI 发展。

5. 美国伦琴射线学会(ARRS)会谈成果

(1)2019 年 5 月 ARRS 年会期间会谈 1 次。

(2)2019 年中华医学会放射学分会年会将继续组织 ARRS-青委联合论坛,ARRS 将派来两位教授授课,并作为点评专家参加英文病例比赛。

(3)2019 年 ARRS 年会:中华医学会放射学分会派出两位专家作为讲者参加 ARRS 2019 年会,并授予金征宇教授 2019 荣誉会员(图30)。

(4)中华医学会放射学分会参加了 CEDP 项目,中华医学会放射学分会青委自由报名,曲金荣教授(河南)获得了该培训机会,顺利学成回国。

6. 意大利放射学会(SIRM)会谈成果

(1)2019 年 3 月 ECR 期间,金征宇教授代表 CSR 与 SIRM 会谈(图31)。

(2)2019 年中华医学会放射学分会年会:SIRM 将派出 10 多位专家的代表团参会,中华医学会放

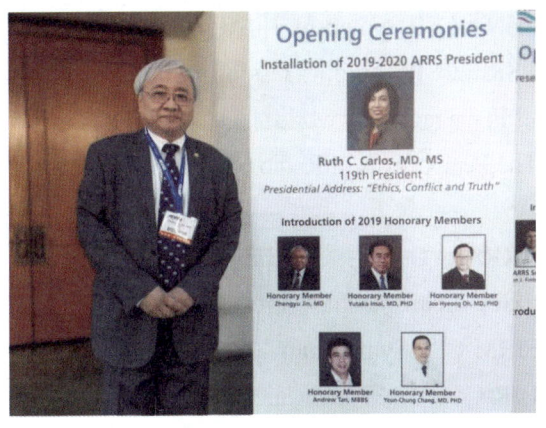

图30 金征宇教授被授予ARRS 2019荣誉会员

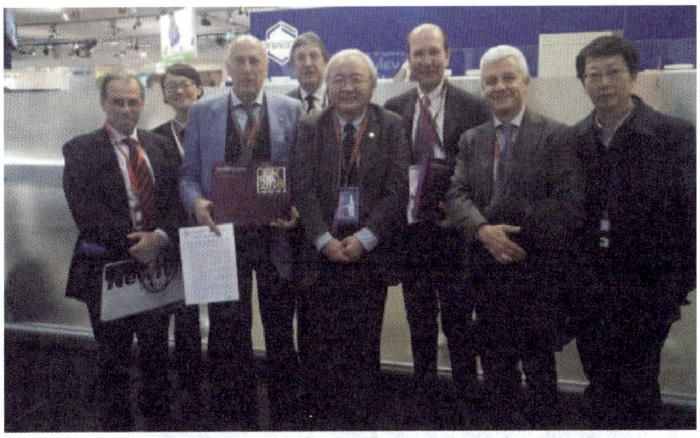

图31 2019年3月ECR期间，金征宇教授代表CSR与SIRM会谈后合影

射学分会为SIRM提供免费Booth做全天中意会场。

（3）继续推进Bracco的leadership项目（第二年）。

7. 英国放射学会（BIR）会谈成果

（1）2019年3月ECR期间，金征宇教授代表CSR与BIR会谈（图32）。

（2）2019年ECR期间，2019年中华医学会放射学分会年会为BIR提供免费Booth，BIR继续派出4人代表团参加中华医学会放射学分会年会。

（3）讨论年轻住院医师交换项目的可能。

8. 亚洲大洋洲放射学会（AOSR）会谈成果

中华医学会放射学分会拟2020年派代表参加在马来西亚吉隆坡举办的AOCR。

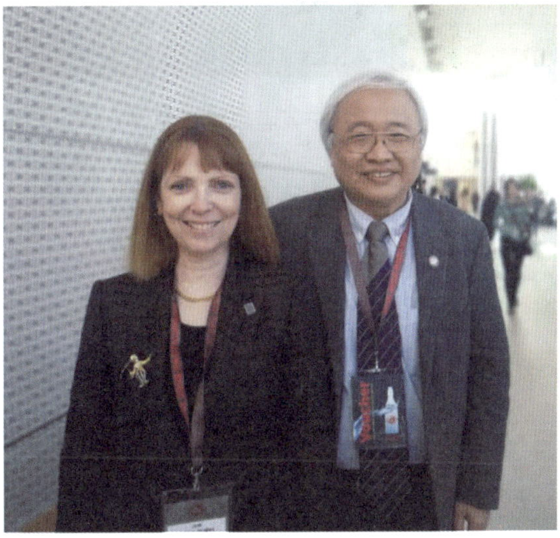

9. 韩国放射学会（KSR）会谈成果

（1）中华医学会放射学分会邀请韩国放射学会代表参加2019年中华医学会放射学分会年会，并做大会发言。

（2）拟授予Seung H. KIM教授中华医学会放射学分会荣誉会员。

10. 其他国家学会会谈成果

（1）日本放射学会（JRS）：中华医学会放射学分会邀请日本放射学会代表参加2019年中华医学会放射学分会年会，并做大会发言。

（2）阿曼放射学会：在ECR2019年会上与中华医学会放射学分会代表团进行了会谈（图33）；邀请中华医学会放射学分会参加2020年在阿曼举行的ISR大会；中华医学会放射学分会邀请阿曼放射学会代表参加2019年中华医学会放射学分会年会。

2019年中华医学会放射学分会年会期间的学会级别国际会场共设以下会场11个。

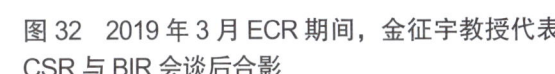

图32 2019年3月ECR期间，金征宇教授代表CSR与BIR会谈后合影

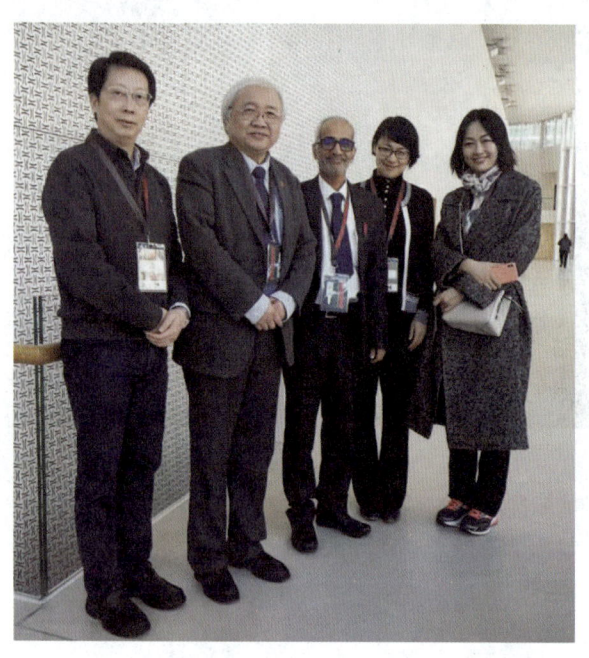

图33 在ECR2019年会上金征宇教授、宋彬教授、薛华丹教授代表CSR与阿曼放射学会进行会谈

- RSNA-CSR Symposium：AI in clinical practice
- ESR－CSR conjoint session：Guidelines and Consensus in the radiology world
- The Perspectives of Radiology：An International Overview
- ARRS&YCCSR：Case Based Review
- SFR：Getting to know French Radiology
- SIRM-CSR Symposium
- BJR-CJAR：AI publications
- FFR session
- MRE session
- DRG-CSR Symposium
- The Golden FINGER

2018年3月30日程敬亮教授带队参加韩国医学磁共振学会年会，在会议期间，和韩国、日本等亚洲主要国家代表进行了交流，倡议成立亚洲医学磁共振学会，加强亚洲同行之间的沟通交流和合作，扩大国际影响。

2018年6月15～20日，ISMRM会议期间，中华医学会放射学分会磁共振学组组长严福华和副组长龚启勇、王梅云与日本、韩国、新加坡同行共同商讨亚洲医学磁共振学会（ASMRM）成立的相关事宜，同时确定第一届ASMRM学术大会在中国召开，严福华担任首届ASMRM主席，龚启勇、王梅云担任执行主席。

2018年11月9日，CCR期间，举办了MR国际高峰论坛，邀请了JMRI杂志主编Mark Eliot. Schweitzer教授以及美国、韩国、日本等国际专家来华讲座。青委会在2018年"中华医学会第二十五次全国放射学学术大学"期间组织了多个分会场，包括ARRS & CCSR-Case based review、英文病例挑战赛等。"ARRS & CCSR-Case based review"会场继承了先前青委会的传统，与美国伦琴放射学会合办，旨在提升大家的临床实战分析能力；本次年会，青委会在此基础上，拓展进行了英文病例挑战赛，邀请"ARRS & CCSR-Case based review"讲者作为评委，现场检验青年临床实战能力。会议期间，ARRS主席亲临现场，与参赛选手亲切交流并合影留念。从讲座到实战，现场的青年医师得到系统地培训，有效提升了青年医师的临床技能。

2018年7月7日在上海举办了post-ISMRM高峰论坛，邀请了业内专家就国际医学磁共振大会的最新进展和与会者分享。

2018年7月21日举办了国产磁共振设备临床应用高峰论坛，为放射学专家、国内磁共振生产厂代表及用户代表进行深入交流搭建平台，鼓励民族企业不断提高国产大型医疗设备的制造水平，利用自身研发和创新方面的优势，对磁共振设备软件和系统不断升级，为设备的运行提供强有力的技术保障，促进医疗健康事业的发展。

第四届亚洲胸部影像学术大会（The 4th Asian Congress of Thoracic Imaging，ACTI 2019）暨中华医学会放射学分会第十五届全国心胸影像学术大会（The 15th Annual Meeting of Chinese Society of Thoracic Radiology，CSCTR 2019）于2019年7月7日在中国国际会议中心拉开帷幕。自2006年第一次在韩国举办以来，ACTI每四年如期举行一次。经过数年的沉淀和升华，ACTI已经成为亚太地区乃自全球在心胸影像领域最负盛名的专业学术会议之一。七月的上海繁花锦簇、生机勃勃。东方明珠侧畔，德高者振臂一呼，贤者应者云集，盛况空前。

ACTI素来以专业学术讲座为主，辅以壁报交流等形式。今年新增"心有灵犀，胸有成竹"的青年医师影像征象演讲争霸赛和影林争霸赛。各路豪杰咸聚于此、摩拳擦掌，想必能为诸位奉上一台好戏。本届会议将历时3天，会议的第一天以胸部疾病鉴别诊断思路的REACH项目、心胸影像系列规范化培训以及青年医师演讲争霸赛预赛为主。

本次大会的项目聚焦肺部感染，马大庆教授会上从细菌性肺炎的一般表现、重症肺炎的影像诊断及鉴别诊断等三个方面分享了细菌性肺炎的影像诊断经验。其他教授也从不同角度对肺部真菌感染的影像表现进行了总结，对肺部常见类型感染进行了全方位覆盖。

肺部小结节的诊断依然是本次大会的热点之一。伴随着对肺小结节的认识逐渐增多和加强，AAH、AIS、MIA及CIA等病变的影像学征象也越来越为大家所熟知。

"心有灵犀，胸有成竹"青年医师胸部征象演讲争霸赛是本次大会的创新性项目，旨在锤炼心胸影像青年精英的教学水平、继往开来！来自全国30家不同单位的青年才俊咸聚于此，展开了激烈角逐。

本次亚洲胸部影像学会的主题是"胸部影像与人工智能"。交流胸部影像的前沿进展及人工智能在胸部影像中的应用等。刘士远教授在会中为我们分享了AI在中国胸部影像诊断中的现状及未来。他指出我国医学影像现在主要存在的问题有三个，即诊断不够精确、影像医师短缺以及诊断效率较低下。而人工智能AI的应用正好能够解决其中的某些问题，补齐短板。AI现在在疾病筛查、病灶量化分析、良恶性评估以及治疗后效果评估等方面取得了一定进展。如通过深度学习来提高AI对病灶的检出率，通过AI软件来评估图像质量以及智能提取恶性影像学征象等。

在提到人工智能提高影像医师效率时，刘教授举例说，数坤冠脉AI分析软件用于评估冠脉时，其准确率与医师诊断基本相同，但工作时间能减少一半。在谈到AI发展时，刘教授指出，影像医生应该在AI的发展中起主导作用，明确AI发展的目标、制订标准、纳入可靠数据及评估AI软件功能等。在谈到医学影像AI的未来时刘教授说，中国重视相关领域发展，AI医学影像研究经费逐年增加，且成立了中国医学影像AI产学研用创新联盟，并于今年三月发布了中国医学影像AI人工智能白皮书，相信医学影像AI的明天是光明的。

四、影像医生的规范化培训

根据2015年国家卫生计生委办公厅印发的《住院医师规范化培训招收实施办法（试行）》，影像住院医师学员招收工作要总体上以需求为导向，推动区域协同，兼顾专业均衡，遵循公开公平、双向选择、择优录取的原则。适用的培训招收对象包括单位委派的培训人员和面向社会招收的培训人员。

省级卫生计生行政部门在深入调查研究本辖区培训需求的基础上，于每年9月向国务院卫生计生行政部门上报下一年度培训招收需求计划。

省级卫生计生行政部门根据国家下达的培训招收计划，向社会公布培训基地情况、公布影像规培招收人数、招收工作流程等相关信息。

申请参加住院医师规范化培训的人员，须符合规定条件。符合报名条件的人员应当根据省级卫生计生行政部门公布的招收计划选报培训基地与培训专业。

培训基地根据所在地省级卫生计生行政部门的规定，自主对培训申请人进行招收考核。

培训基地根据培训申请人填报志愿的顺序及招收考核结果，择优确定拟招收名单，并通过省级卫生计生行政部门规定的网络平台或其他适宜形式对拟招收名单进行公示，公示时间不少于7个工作日。

对在培训招收工作中出现违纪违规的培训基地，视情节轻重给予通报批评直至取消其基地资格，并根据有关规定提请其主管机关、单位对当事人予以相应处分。对在培训招收工作中弄虚作假的培训申请人，取消其本次报名、录取资格；对录取后无故不报到或报到后无故自行退出等情节严重者，3年内不得报名参加住院医师规范化培训。

（一）影像住院医师规范化培训内容与标准

1. 培训目标　能够掌握正确的放射医学相关的临床工作方法。熟悉与放射医学领域相关的临床知识，掌握最基本的相关临床急救技能和方法；明确放射医学在临床疾病诊治过程中的价值和限度。了解以放射医学为主的医学影像学现状和发展前景，建立较为完整的现代医学影像概念（包括放射影像诊断及其治疗）。在初步掌握专业知识的基础上，熟悉放射影像诊断中各种常见病的临床表现（症状、体征和实验室检查），掌握放射影像诊断对这些病变的诊断和鉴别诊断。了解适于影像介入治疗常见疾病的临床表现、各种治疗方法。培训期间，住院医师应通过执业医师资格考试，有良好的职业道德和人际沟通能力。培训结束时，住院医师应具有相当于本专业高年资住院医师的水平，独立从事放射科临床工作的能力，参加地市级及其以上卫生计生行政部门组织的放射医学工作人员放射防护知识培训，并通过考核，获得证书。

2. 培训方法　采取在放射科轮转为主，辅以在超声科、核医学科及其他相关临床科室轮转的形式进行。通过书写病例报告，参加门、急诊工作和各种教学活动，完成规定的病种和基本技能操作数量，学习专业理论知识；认真填写《住院医师规范化培训登记手册》；规范书写病例及影像报告；低年资住院医师参与见习/实习医生的放射科临床教学工作，高年资医师指导低年资医师。

放射科住院医师培训分为3个阶段进行。

第一阶段（第1～15个月）：在医学影像相关的各专业轮转，其中放射科9个月、超声学科3个月、核医学科3个月。

第二阶段（第16～33个月）：在住院医师选定的执业方向相关的专业组内进行培训。各阶段轮转科室及时间安排如表1所示。

表1 轮转科室及时间安排

阶段	轮转科室	时间（月）
第一阶段	放射科[神经（含头颈）、呼吸循环、消化泌尿（含生殖）及骨关节各2个月、介入组1个月]	9
	超声医学科	3
	核医学科	3
第二阶段	放射科	18
合计		33

第三阶段（第34~36个月）：可根据培训基地的具体情况和住院医师本人的需求，安排答辩或轮转临床非指定科室。

3. 培训内容与要求

第一阶段（第1~15个月）：系统掌握和熟悉本专科的基本理论、基本技能和基本操作，初步掌握本专科所涉及的常见病、多发病的基本诊断和治疗原则。了解这些专业组的日常工作程序、内容及涉及的相关临床知识。

（1）放射科（共9个月，其中放射诊断学专业组8个月，介入组1个月）。

1）轮转目的

掌握：放射影像的基本理论，包括X射线、CT和MRI的成像原理和检查方法；放射影像诊断报告书的书写原则。放射防护基本原则与措施。

熟悉：放射影像的观察和分析方法及其诊断原则，电离辐射的生物学效应。

了解：介入放射学的基本理论和应用原则；介入放射学的基本操作技术；X射线投照和CT、MRI检查操作方法；放射影像诊断的临床应用价值和限度，工作场所放射性水平检测。

2）基本要求

要求住院医师完成的工作量为X射线普放≥2000份、X射线造影（在二线指导下操作）≥150例、CT≥400例、MRI≥100例、介入观摩≥30例，住院医师轮转科室及疾病名称见表2。

表2 住院医师轮转科室及疾病报告书

系统（检查技术）	疾病名称
神经系统（以CT和MRI为主）	脑血管病（包括出血及梗死），脑肿瘤（包括脑膜瘤等），脑外伤
呼吸循环系统（以X射线片和CT为主）	肺部感染（包括肺结核等），肺部肿瘤（包括良恶性肿瘤），气管、支气管疾病（包括支气管扩张等），纵隔肿瘤，胸膜疾病（包括胸腔积液等），主动脉疾病，心包疾病（包括心包积液等）
消化、泌尿系统（以CT和造影为主）	肝硬化（包括食道静脉曲张），胰腺炎，胆系炎症与结石，肝脏肿瘤（包括良性及恶性肝脏肿瘤），胰腺肿瘤（包括良性及恶性胰腺肿瘤） 胆系肿瘤，消化道溃疡（包括造影检查），消化系统空腔脏器肿瘤（包括造影检查），泌尿系炎症与结石，泌尿系肿瘤（包括肾、输尿管、膀胱等肿瘤）
骨关节系统（以X射线片为主）	骨折与脱位，骨肿瘤（包括良性及恶性骨肿瘤） 骨关节炎性疾病（包括骨结核、类风湿关节炎、强直性脊柱炎），退行性骨关节病
放射性检测	工作场所放射性水平

（2）超声医学科（3个月，应包括腹部、心脏、妇产、小器官及周围血管等亚专业的轮转）。

1）轮转目的

掌握：超声医学基础知识，包括超声医学基本原理、超声诊断基础和诊断原则及其在临床的应用；超声常用术语；能基本正确书写诊断报告，并完成下表所列疾病的报告书写。

熟悉：超声诊断的步骤、图像分析方法，包括检查前准备、操作程序和手法、观察内容和指标、分析及诊断原则。常见病和多发病的超声表现。

了解：超声仪器的类型、原理和结构。

2）基本要求疾病报告书的病种见表3。

表3　轮转超声医学科书写报告包含的病种

系统	病种
超声基础	超声基本原理、伪像、超声仪器及探头、超声诊断原则
腹部	肝弥漫性病（肝炎、肝硬化、脂肪肝），肝局灶性病变（肝囊肿、肝血管瘤、肝细胞癌），胆囊疾病（炎症、结石、息肉、胆囊癌）
	胰腺（急慢性炎症、良恶性肿瘤），脾脏（肿大、占位性病变）
	泌尿系结石及梗阻，泌尿系肿瘤（包括肾、输尿管、膀胱）
	前列腺病变，残余尿测定
妇产科	子宫疾病（肌层病变、内膜病变），卵巢囊肿和肿瘤（常见类型）
	正常早孕及孕11～14周超声检查，正常中晚孕，异常妊娠及妊娠合并症（流产、异位妊娠、羊水及胎盘异常），常见胎儿结构畸形，妊娠滋养细胞疾病
心脏	先天性心脏病（常见类型），后天获得性心脏病（瓣膜病、冠状动脉粥样硬化性心脏病、心肌病、心包疾病，心脏肿瘤）
小器官及血管	甲状腺（炎症性疾病、甲状腺肿、结节性甲状腺肿、甲状腺癌），乳腺（增生、炎症、良恶性占位），颈椎动脉（动脉粥样硬化、支架）
	四肢动脉（动脉粥样硬化、动脉瘤），四肢静脉（血栓、静脉瓣功能不全、动静脉瘘），腹部血管病变

（3）核医学科（3个月）

1）轮转目的

掌握：核医学基础理论和基本知识，包括核医学的内容和特点；放射性核素示踪技术的原理；放射性核素显像的原理、类型和图像分析方法；核医学仪器设备的分类，单光子显像设备（SPECT、SPECT/CT）和正电子核素显像设备（符合线路SPECT、PET、PET/CT）的工作原理和临床价值；常用放射性药物的定位机制，放射性药品临床使用的基本要求及制备的基本原理，放射性核素体内外治疗的基本原理；核医学中的放射性污染及防护措施。

熟悉：常用核素显像的显像原理、显像剂、图像分析及临床应用，主要包括骨显像、肾动态显像、甲状腺显像、心肌灌注显像、肺通气/灌注显像、正电子及单光子肿瘤显像、脑血流灌注显像等。

了解：核素显像基本操作（包括放射性药物注射、图像采集及处理等）；核医学体外分析技术的特点和基本原理，体外放射分析的基本类型和基本操作技术；脏器功能测定的原理及应用，甲状腺摄碘（^{131}I）试验及有效半减期测定；放射性核素治疗甲状腺功能亢进、分化型甲状腺癌（术后残留、复发或转移）和恶性肿瘤骨转移骨痛的原理、方法及适应证和禁忌证；核医学常用检查和治疗方法与其他影像技术诊断及治疗手段的比较；医学影像图像融合技术的优势。

2）基本要求 要求正确采集病历、书写核医学影像诊断报告200份，具体要求见表4。

表4 病历书写要求

检查名称	包含主要疾病名称	检查名称	包含主要疾病名称
骨显像	骨转移瘤、骨关节病	甲状腺显像	甲状腺结节、甲状腺肿
心肌灌注显像	心肌缺血、心肌梗死	肺显像	肺栓塞、慢性阻塞性肺疾病
肿瘤代谢显像	肺部肿瘤、淋巴瘤、消化系统肿瘤	脑血流灌注显像	脑血管病
肾动态显像	肾衰竭、肾积水	放射性检测	工作场所放射性污染水平

第二阶段（第16~33个月）：放射科住院医师应继续在本专业的头颈和中枢神经系统、呼吸和循环系统、消化及泌尿生殖系统、骨关节系统和介入诊疗五个专业组内轮转，每个专业组培训时间为3~4个月。也可根据基地安排，按照X射线普放、X射线造影、CT、MRI、介入的轮转方式轮转放射影像学专业，每个专业组培训时间为3~4个月。

（1）轮转目的

掌握：下表所列疾病的影像诊断和鉴别诊断要点；不同系统常见疾病多种影像检查方法的优选；各种以X射线为基础的影像检查技术的理论知识，包括X射线相关对比剂的成像特点及成像原理；自主操作完成多层螺旋CT的各种基本图像后处理方法；在二线医师指导下，自主操作胃肠造影机进行各种消化道造影检查。

熟悉：MRI基础检查序列的成像原理、方法及其临床应用；放射防护基本知识、规则和要求；影像对比剂的使用规范及不良反应的相关基本知识。

了解：临床少见病或罕见病的影像特点；放射影像专业临床研究工作的基本方法。

（2）基本要求

本阶段培训期间，住院医师完成的报告及操作总量要求：X射线普放≥3000例、X射线造影（在二线指导下操作）≥300例、CT≥1200例、MRI≥400例，报告书写包括的疾病种类见表5。

表5 报告书写应包括的疾病种类

系统	病种
头颈和中枢神经系统（MRI和CT检查为主）	脑血管病：脑出血、脑梗死等
	神经系统肿瘤：胶质瘤、脑膜瘤、垂体瘤、转移瘤等
	颅脑外伤：颅内血肿、脑挫裂伤等
	神经系统变性疾病：多发性硬化等
	颅内感染：脑脓肿、脑膜炎等
	脊髓病变：椎管内肿瘤等
	头颈部肿瘤（包括鼻咽癌、喉癌等）
	中耳乳突炎症：急慢性炎症、胆脂瘤型中耳炎等
	鼻旁窦病变：鼻窦炎、鼻窦肿瘤等
	眶内病变：外伤、眶内肿瘤等

（待表）

(续表)

系统	病种
呼吸和循环系统（X射线平片和CT检查为主，纵隔病变增加MRI检查）	肺部感染：大叶性肺炎、支气管肺炎、肺脓肿、肺结核等
	肺间质病变：间质性肺炎、肺间质纤维化等
	气道病变：支气管扩张、复发性多软骨炎、支气管异物等
	肺部肿瘤：错构瘤、血管瘤、肺癌
	纵隔肿瘤：胸腺瘤、淋巴瘤、畸胎瘤、神经源性肿瘤等
	胸膜病变：胸腔积液、气胸和液气胸、胸膜粘连、肥厚和钙化等
	心脏病变：先天性心脏病、风湿性心脏病、冠状动脉粥样硬化性心脏病等
	心包病变：心包积液、缩窄性心包炎等
	主动脉病变：真性及假性主动脉瘤、主动脉夹层等
	肺动脉病变：肺动脉高压、肺动脉栓塞等
	头颈及下肢动脉病变：动脉粥样硬化性疾病等
消化系统（消化道造影、CT和MRI检查为主）	急腹症（以腹部X射线平片和CT为主要检查方法）：胃肠道穿孔、肠梗阻、阑尾炎、腹部外伤等
	食管病变：食管静脉曲张、食管癌、食管异物等
	胃及十二指肠病变：十二指肠憩室、胃和十二指肠溃疡、胃癌、壶腹癌等
	空回肠病变：克罗恩病等
	结直肠病变：结直肠癌、溃疡性结肠炎等
	肝脏病变：肝细胞癌、肝囊肿、肝海绵状血管瘤、肝转移癌、肝硬化等
	胆系病变：胆囊癌、高位胆管癌、胆总管恶性肿瘤（包括梗阻性黄疸）、胆系炎症、胆系结石等
	胰腺病变：胰腺炎、胰腺癌、胰腺囊腺瘤、胰岛细胞瘤等
	脾脏病变：脾梗死等
泌尿生殖系统（包括腹膜后病变，以CT和MRI检查为主）	肾脏病变：包括肾脏囊性病变、肾癌、肾盂癌、泌尿系结核等
	输尿管及膀胱病变：输尿管肿瘤、膀胱肿瘤、泌尿系结石等
	肾上腺病变：肾上腺增生、肾上腺腺瘤、嗜铬细胞瘤等
	前列腺病变：前列腺增生、前列腺癌等
	女性生殖系统病变（以MRI检查为主）：子宫肿瘤（子宫肌瘤、子宫内膜癌、子宫颈癌）、卵巢肿瘤等
骨关节系统（X射线平片、CT检查为主，辅以MRI检查）	骨关节外伤：骨折、关节脱位等
	骨肿瘤：骨瘤、骨软骨瘤、骨巨细胞瘤、骨肉瘤、骨转移瘤等
	骨关节炎症：化脓性骨关节炎、骨关节结核、类风湿关节炎、强直性脊柱炎等
	退行性骨关节病：颈椎病、腰椎退行性变、膝关节退行性变等
	骨代谢病：佝偻病等

针对个人需求，住院医师可有选择性地轮转介入诊疗部分。对于接受此轮转安排的住院医师，应达到以下要求。

1）台上实习时应能够在上级医师指导下对患者进行消毒铺巾、换药等简单操作作为一助或二助参与简单的介入操作。

2）掌握穿刺插管，选择性动脉造影及穿刺活检等介入基本操作，了解导丝、导管等各种介入器械的结构特点与使用方法。

3）掌握常见疾病的造影表现、各种介入治疗方法。

4）熟悉各项常见介入操作的适应证、禁忌证，介入导管室的各项规章制度，包括消毒隔离制度。

5）了解患者接受介入操作术后的注意事项、常见并发症及其处理原则。

介入轮转期间完成观摩或参与操作的介入技术见表6。

表6　介入技术

血管介入技术	非血管介入技术
头颈部动脉造影	插管肠道造影
胸腹部动脉造影	经皮穿刺胆道造影
四肢动脉造影	CT引导下肿物穿刺活检术
上/下腔静脉造影	CT引导下积液置管引流术
动脉球囊/支架成形术	
动脉栓塞术	

（3）较高要求

1）完成2次读书报告或病例讨论，作为平时的考核成绩。

2）翻译1篇专业英文综述，并在科内报告，鼓励完成1篇综述、个案报道或原著性论文。

3）参加其他临床科室的病例讨论会1～2次。

其他：

第34～36个月可根据培训基地和住院医师的具体情况，安排答辩或轮转临床指定科室。

可选择的临床科室包括内科、外科、儿科、妇产科、神经内科、神经外科、耳鼻咽喉科和口腔科等，可根据专业特点适当调整各科室轮转时间。

（4）其他要求

轮转各临床科室需完成病例摘要分析1份。

（二）影像医生规范化培训考核

影像住培医师培训考核依照2015年国家卫生计生委办公厅印发的《住院医师规范化培训考核实施办法（试行）》执行。培训考核包括过程考核和结业考核两部分，目的是评估培训对象是否达到放射科《住院医师规范化培训内容与标准（试行）》规定的要求。

1. 过程考核　过程考核是对培训对象在培训期间临床能力水平与素质的动态评价，由培训基地组织实施，主要包括日常考核、出科考核、年度考核，内容涉及医德医风、临床职业素养、出勤情况、临床实践能力、培训指标完成情况和参加业务学习情况等方面。培训基地应当按照《住院医师规范化培训内容与标准（试行）》的规定，严格过程考核。

2. 结业考核　结业考核是衡量培训整体效果的结果性综合评价，由省级卫生计生行政部门组织实施，分为临床实践能力考核和专业理论考核两部分。

临床实践能力考核主要检验培训对象是否具有规范的临床操作技能和独立处理本专业常见多发疾病的能力，采取模拟操作或临床操作等形式进行，各地应当严格要求，根据实际情况确定考核通过率。专业理论考核主要评价培训对象综合运用临床基本知识、经验，安全有效规范地从事临床诊疗活动的能力，原则上采用人机对话形式进行，考核试题应当从国家设立的理论考核题库中抽取。

3. 结果评定与使用　省级卫生计生行政部门应当于每年6月底前公布本辖区结业考核结果，通过结业考核者，由省级卫生计生行政部门颁发国家统一制式的《住院医师规范化培训合格证书》。

4. 监督管理　对培训考核中违纪违规行为的处理，参照《医师资格考试违纪违规处理规定》有关精神执行。

(三) 影像医生专科培训必备的知识和技能

医学影像学科涉及面广，整体性强，发展迅速，是独立而成熟的学科，它的研究范围主要是由以下三部分组成：①放射影像学，包括传统的普遍放射、计算机体层成像（CT）、磁共振成像（MRI）、介入放射学。②超声影像学（US），包括B型超声、超声心动图、介入超声。③核医学，包括γ照相、单光子发射计算机断层照相（SPECT）、正电子发射计算机断层照相（PET）和介入核医学。

放射科专科医师规范化培训对象是已取得医学影像科住院医师规范化培训合格证书的临床医师，培训方案目前全国尚未形成统一标准，一般培训时间不少于24个月，部分地区为36个月，本文以24个月为例说明。

1. 培训目标　培养良好的医疗保健通识素养，扎实的专业素质能力，基本的专科特长和相应科研能力的临床医师。使受训医师基本掌握本学科的专业理论、专业知识、专业技能，具有对临床各科常见疾病的影像学表现做出正确的诊断能力，同时要了解医学影像和核医学的现状和发展前景，建立较为完整的现代医学影像概念（包括影像诊断及其治疗）。

2. 培训必备的知识与技能　放射专科医师规范化培训时间不少于24个月，通过相关考核后，取得放射科专科医师规范化培训合格证书。

（1）应具备的知识

1) 掌握放射科常见疾病及少见疾病的典型与不典型表现的影像诊断及治疗，熟悉、了解少见病、疑难病的影像诊断及治疗，同时具备一定的临床经验和临床思维能力。

2) 具备扎实的专业知识，从而可通过疾病的影像学表现，指导临床治疗及判断疾病预后。

3) 系统掌握放射科相关的理论，了解本专业国内外发展状况并关注其最新进展，在工作中为其他学科提供影像方面的帮助。

（2）应具备的技能

1) 掌握放射科各项检查的操作手法和介入治疗的相关技能操作，比如造影的技术、并发症的处理及与放射科相关的急救措施。

2) 具有能指导低年级医师对临床各科常见病的影像诊断能力。

3) 具有一定的科研能力及论文撰写能力，掌握专业相关科学研究方法，同时学会总结临床资料。

4) 习惯关注专业领域前沿，与国际接轨，养成创新思维。

5) 具有一定的组织及协调能力，可以协助上级医师的工作及科里相关工作的安排。

3. 培训要求　掌握和熟悉常见病及少见病的放射影像学诊断和鉴别诊断，掌握临床合理的检查手段、方法和要求。培训期内完成一定疾病种类及例数，基本达到低年资主治医师的诊断与操作水平。

第一阶段（第1~18个月）

1. 掌握常见病、多发病的影像诊断及鉴别诊断，熟悉疑难病、少见病的影像学表现。

2. 熟悉放射科各岗位工作流程,能够胜任放射科各岗位(包括门诊及急诊)工作。
3. 通过科室内各亚学科轮转,熟悉各系统的相关专业知识及相适应的检查方法。
4. 参加多学科的学术会议。
5. 协助上级医师日常工作安排及科内轮转工作。

第二阶段(第19~24个月)
1. 掌握部分少见及疑难病例影像学诊断及鉴别诊断。
2. 组织并完成科室内会诊及教学读片,参加危重病例的科内讨论。
3. 带教实习本科生及住院医师规培生。
4. 至少熟悉一项放射前沿新技术,并知晓其与临床联系的相关特点。
5. 撰写并发表论文,知晓论文发表流程。

一名合格的放射科专培医师应该掌握的疾病知识及相关的技术需求(基本标准)见表7。

表7 放射科专培医师应该掌握的疾病知识及相关的技术需求

系统	疾病种类
中枢神经及五官系统 (MRI和CT检查为主)	脑肿瘤:胶质瘤、脑膜瘤、松果体区肿瘤、血管性肿瘤、转移瘤等
	脑血管病:脑出血、脑梗死、蛛网膜下腔出血、血管畸形、烟雾病等
	颅脑外伤:颅骨损伤、颅内血肿、脑挫裂伤等
	颅内感染:脑脓肿、脑膜炎、脑囊虫病、脑血吸虫等
	脑白质病变:多发性硬化、同心圆性硬化、肾上腺脑白质营养不良、阿尔茨海默病等
	先天性颅脑畸形:透明隔发育异常、胼胝体发育不良、灰质异位症、脑裂畸形等
	脊柱和脊髓病变:椎管狭窄、椎间盘脱出、椎管内肿瘤或肿瘤样病变等
	咽部疾病:鼻咽癌、口咽及口底肿瘤、炎症、淋巴瘤等
	中耳乳突病变:急慢性炎症、胆脂瘤、常见肿瘤等
	鼻窦病变:鼻窦炎、鼻窦肿瘤等
	眶内病变:外伤、眶内肿瘤、甲状腺眼病等
呼吸循环系统 (X射线平片和CT检查为主, 纵隔病变可增加MRI检查)	两肺病变:肺炎(大叶性肺炎、支气管肺炎、间质性肺炎)、肺脓肿、肺结核、肺癌(中央型、周围型、支气管肺泡癌)、转移癌、肺真菌病、肺囊肿、肺不张、肺气肿、特发性肺纤维化、结节病等
	胸膜病变:胸腔积液、气胸和液气胸、胸膜粘连、胸膜肥厚、胸膜钙化、胸膜间皮瘤等
	支气管病变:支气管扩张、支气管异物、支气管破等
	纵隔病变:胸腺瘤、淋巴瘤、神经源性肿瘤、皮样囊肿、畸胎瘤、纵隔气肿等
	心脏和大血管病变:高血压性心脏病、风湿性心脏病、瓣膜病、房间隔缺损、心包积液、主动脉瘤、主动脉夹层、冠状动脉狭窄等
消化系统 (消化道造影、CT和MRI检查为主)	急腹症:胃肠道穿孔、肠梗阻、肠套叠、肠扭转、腹部外伤等
	胃肠道病变:食管静脉曲张、食管癌、胃和十二指肠溃疡、胃癌、结肠癌、直肠癌等
	肝脏病变:肝囊肿、肝脓肿、肝血管瘤、肝硬化、肝细胞癌、胆管细胞癌、转移瘤、寄生虫病等
	胆囊及胆道病变:急慢性胆囊炎、胆石症、胆囊癌
	胰腺病变:急慢性胰腺炎、囊腺瘤、囊腺癌、胰腺癌、神经内分泌肿瘤、实性假乳头状瘤
泌尿生殖系统 (CT及MRI检查为主)	肾脏病变:肾结石、肾囊肿、肾血管平滑肌脂肪瘤、肾癌、肾嗜酸性腺瘤、肾结核、肾挫裂伤等
	输尿管病变:输尿管结石、输尿管结核、输尿管肿瘤等
	膀胱病变:膀胱炎、膀胱结核、膀胱癌、膀胱血管瘤等
	前列腺病变:前列腺增生、前列腺癌等
	子宫病变:子宫肌瘤、子宫内膜异位、宫颈癌、子宫内膜癌等
	卵巢病变:卵巢囊肿、卵巢囊腺瘤、卵巢畸胎瘤、卵巢癌等
	后腹膜腔其他病变:肾上腺肿瘤、肾上腺增生、间叶源肿瘤等
	乳腺病变:乳腺癌、乳腺少见肿瘤、乳腺增生、乳腺炎等

(待表)

(续表)

系统	疾病种类
肌骨系统 （X射线平片、CT检查为主，辅以MRI检查）	骨关节外伤：骨折、关节脱位等 骨关节感染：化脓性关节炎、化脓性骨髓炎、骨关节结核、脊柱结核等 骨肿瘤及肿瘤样病变：骨瘤、骨样骨瘤、骨母细胞瘤、骨化性纤维瘤、内生软骨瘤、骨巨细胞瘤、动脉瘤样骨囊肿、骨肉瘤、骨软骨肉瘤、骨髓瘤、转移瘤等 骨软骨缺血坏死：股骨头、月骨、距骨缺血坏死等 软组织病变：脂肪瘤、血管瘤、骨化性肌炎、脂肪肉瘤、恶性纤维组织细胞瘤等
儿童影像	新生儿缺血缺氧脑病，脑室周围白质软化，气管性支气管，食管闭锁伴食管气管瘘，先天性肺囊腺瘤样畸形，肺隔离症，肺透明膜病，室间隔缺损，法洛四联症，先天性巨结肠，胆总管囊肿，肾盂输尿管连接部梗阻，肾母细胞瘤，发育性髋关节脱位等
介入 （放射影像诊断专业医师）	1）经皮血管造影术［含脑/脊髓血管造影、颌面部血管造影、腹腔实质脏器（肝、肾、脾等）血管造影、消化道血管造影、盆腔脏器血管造影、四肢血管造影等］ 2）经皮经腔实体肿瘤血管内灌注化疗栓塞术（含肝癌、肺癌、肾癌、胰腺癌、胃癌、妇科肿瘤、脊柱肿瘤、肢体实体瘤等） 3）各种经皮穿刺活检/引流术
介入 （介入治疗专业医师）	血管介入： 1）经皮血管造影术［含脑/脊髓血管造影、颌面部血管造影、腹腔实质脏器（肝、肾、脾等）血管造影、消化道血管造影、盆腔脏器血管造影、四肢血管造影等］ 2）神经介入治疗［含颅内动脉瘤栓塞术、脑血管畸形栓塞术、脑硬膜/海绵窦动静脉瘘栓塞术、颅颈部（含颅内）血管球囊-支架成型术、颅内及颌面部肿瘤栓塞术等］ 3）经皮经腔实体肿瘤血管内灌注化疗栓塞术（含肝癌、肺癌、肾癌、胰腺癌、胃癌、妇科肿瘤、脊柱肿瘤、肢体实体瘤等） 4）急诊介入（含各类实体脏器破裂出血、肢体外伤、骨盆骨折、消化道出血、咯血等急诊介入诊疗） 5）外周动脉闭塞性病变腔内成型和支架植入术（含主动脉夹层/动脉瘤，下肢动脉硬化闭塞、肾动脉狭窄等） 6）静脉系统介入（包括经颈静脉肝内门腔静脉分流术、布加综合征、腔静脉滤器植入、下肢静脉曲张、上消化道出血等） 非血管介入： 1）经皮穿刺活检/引流术 2）骨关节介入（椎间盘摘除/减压术、椎体成形术等） 3）经皮肝穿刺胆道引流术/支架植入术 4）射频消融术（肝癌、肺癌、胰腺癌、肾癌、骨肿瘤等） 5）放射性粒子植入术（各类实体瘤/转移瘤） 6）非血管腔道支架植入术（含食管-胃十二指肠支架植入、肠道支架植入、气管支架植入、尿道支架植入等） 7）输卵管再通术

一名合格的放射科专培医师应该具备的其他业务能力（较高标准）：

1. 缜密的逻辑思维能力　熟悉全身各系统的发生发展过程、临床表现，及其与影像学表现之间的关系。

2. 良好的医德医风及较强的组织与沟通能力　能正确处理医患关系，树立人性化的职业理念，展现出较高的医学人文素养。

3. 较强的团队合作精神及创新进取精神。

4. 一定的教学能力　能够指导、带教低年级医师进行影像学诊断，组织并召开科内病例讨论会。

5. 较强的科研能力及资料总结、论文撰写的能力　熟悉多种文献检索方法，了解科研选题、设计和相关实施的基本流程。

6. 过硬的外语能力　熟悉本专业英文词汇及相关英文文献，做到用英语口语进行学术交流。

五、影像科医师的继续教育

影像科医师经过住培及专培后，走上工作岗位，仍需每年接受一定数量的影像医学继续教育，以保持专业知识不断更新，适应医学发展需要。中华医学会放射学分会据此成立专业工作委员会并与医学影像相关公司联合举办多种形式继续教育培训班。

（一）中华医学会放射学分会继续教育工作委员会成立

2018年11月，在中华放射学学术大会2018暨中华医学会第二十五次全国放射学学术大会中召开之际，中华医学会放射学分会继续教育工作委员会成立（图34），作为2018年新一届中华放射学会最新成立的委员会之一，继续教育工作委员会旨在为全国影像医师提供继续教育、职业培训、技能考核等相关服务，以最终实现全国影像医师专业水平提高为目标。

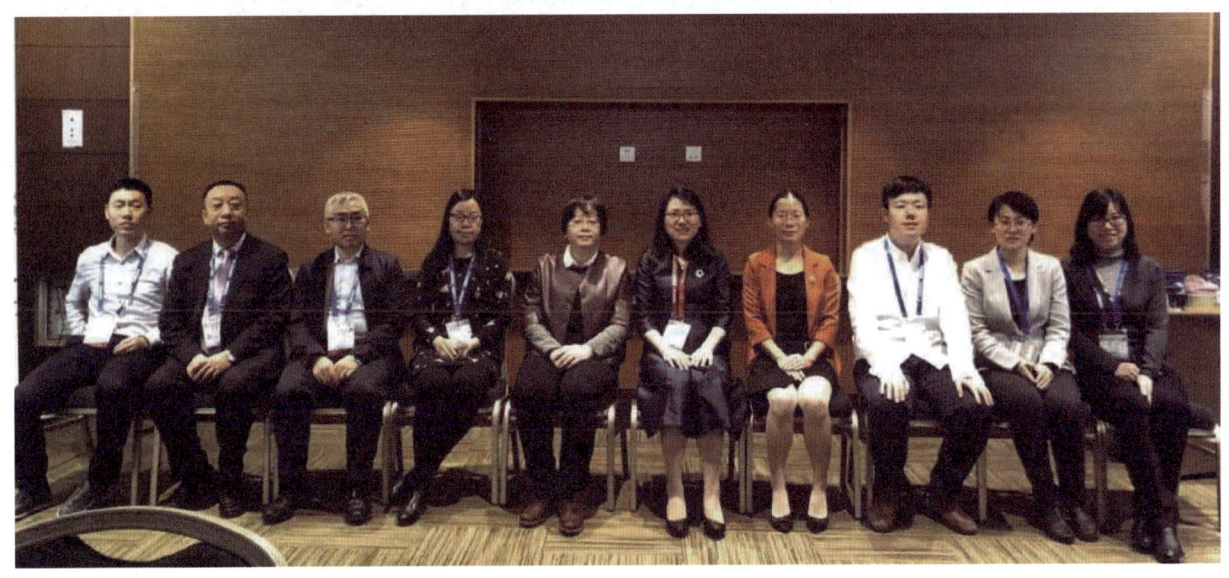

图34　首届继续教育工作委员会部分委员合影

首届委员会由东南大学附属中大医院居胜红教授担任主任委员，天津医科大学医学影像学院张雪君教授及北京协和医院冯逢教授担任副主任委员。

（二）首届影像医学专业研究生临床能力展示赛

为进一步加强影像医学专业研究生临床能力质量培养，提高影像医学研究生技能素质，首届影像医学专业研究生临床能力展示赛由中华医学会放射学分会主办，中华医学会放射学分会继续教育工作委员会和天津医科大学共同承办。

2018年10月25日，展示赛初赛于天津医科大学隆重召开（图35），来自22所医学院校的66名选手展开激烈角逐，通过"基础理论考核（上机答题）＋微课演讲展示赛"两个环节的竞争，最终广西医科大学、东南大学、中国医科大学、昆明医科大学、北京协和医学院、空军军医大学、广州医科大学、南昌大学、南京医科大学、华南理工大学、天津医科大学11支队伍闯入决赛。

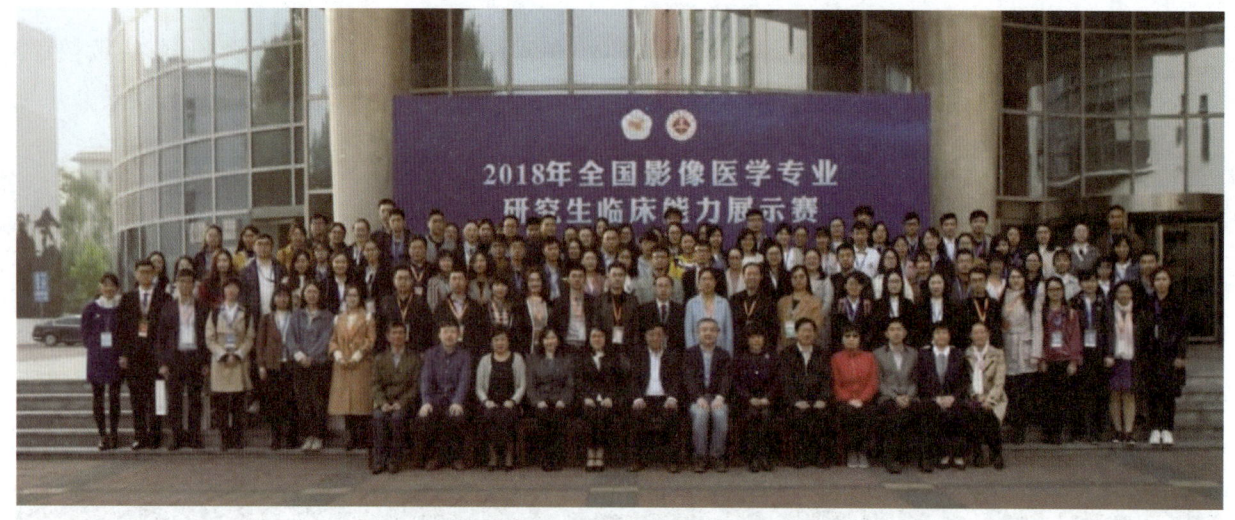

图35 2018年全国影像医学专业研究生临床能力展示赛合影

2018年11月10日，在中华放射学会年会期间举行的决赛赛场，经过影像名词你说我猜、影像病例你述我断、病名抢答抽丝剥茧、风险挑战胜者为王及微课演讲鏖战巅峰五大环节的角逐，各参赛队伍展示了年轻影像医师的风采，最终东南大学参赛队伍拔得头筹。

（三）中华医学会放射学分会-公司合作继续教育项目

1. REACH项目 由中华医学会放射学分会发起的REACH（READ& WATCH）项目即典型病例读片继续教育公益项目是结合目前新形势下放射科医师日常工作繁重，缺乏整块时间进行系统学习的现状，探索线上微信公众订阅号互动读片、线下现场专题读片、典型病例成册出版三位一体的继续教育新模式。

微信公众订阅号线上项目构筑"口袋学习基地"，项目在移动客户端通过微信设立"REACH医学影像"主题公众平台，微信平台有以下优点。

（1）网络化学习：不受时间、地点限制，只要能上网即可实现学习。

（2）碎片化阅读：不需要专门安排固定时间学习，可以在任何时间阅读微信平台推送内容，即使中途被打断也不影响阅读的连续性。

（3）交互式学习：病例的问题为引导式的启发读者正确的诊断思维，阅读者也可以在相关病例的评论环节发表自己的意见、建议、心得等，如果涉及相关专业问题会有专人负责解答（有一定迟滞性）。

（4）及时反馈：为了加强对读片相关问题更深一步理解，在选择相应问题答案后立即知晓正确与否，同时附正确答案、相关疾病的鉴别诊断专家点评，以便大家加深对该类疾病的认知。

线下在全国各地开展由中华医学会放射学分会及各专业委员会与各省市医学会放射学分会组织的现场病例读片会，对典型病例进行深度剖析、探讨，各专业委员会组织本专业全国顶尖专家从线上走到线下与全国同道面对面交流、答疑解惑（表8）。

表8　2018年REACH项目时间表

时间	巡讲内容	地点
2018年3月31日	中华医学会放射学分会REACH儿科巡讲	广东省深圳市
2018年3月31日	中华医学会放射学分会REACH肌骨巡讲	江苏省南通市
2018年4月15日	中华医学会放射学分会REACH神经巡讲	陕西省西安市
2018年5月26日	中华医学会放射学分会REACH神经巡讲	浙江省杭州市
2018年6月9日	中华医学会放射学分会REACH神经巡讲	青海省西宁市
2018年6月16日	中华医学会放射学分会REACH腹部巡讲	福建省福州市
2018年7月1日	中华医学会放射学分会REACH腹部巡讲	浙江省杭州市
2018年7月13日	中华医学会放射学分会REACH腹部巡讲	广西省南宁市
2018年7月21日	中华医学会放射学分会REACH心胸巡讲	云南省曲靖市
2018年8月5日	中华医学会放射学分会REACH骨肌巡讲	湖北省武汉市
2018年8月18日	中华医学会放射学分会REACH巡讲	新疆维吾尔自治区伊犁市
2018年9月1日（上午）	中华医学会放射学分会REACH儿科巡讲	安徽省合肥市
2018年9月1日（下午）	中华医学会放射学分会REACH介入巡讲	辽宁省鞍山市
2018年9月7日	中华医学会放射学分会REACH腹部巡讲	上海市
2018年9月9日	中华医学会放射学分会REACH头颈巡讲	安徽省阜阳市
2018年9月15日	中华医学会放射学分会REACH头颈神经巡讲	甘肃省白银市
2018年9月15日	中华医学会放射学分会REACH乳腺巡讲	江西省抚州市
2018年9月16日（上午）	中华医学会放射学分会REACH腹部巡讲	贵州省
2018年10月13日	中华医学会放射学分会REACH头颈巡讲	青海省西宁市
2018年11月7-11日	中华医学会放射学分会REACH头颈巡讲	北京市
2018年11月24日	中华医学会放射学分会REACH头颈巡讲	福建省石狮市
2018年11月	中华医学会放射学分会REACH心胸巡讲	山东省
2018年12月	中华医学会放射学分会REACH腹部巡讲	河南省

2. 对比剂安全与规范（USER）项目　U：Universal普及，S：Security安全，E：Education教育，R：Radiology放射学。USER也喻为所有对比剂使用者，呼吁重视安全规范普及教育。

本项目由中华医学会放射学分会发起，江苏恒瑞医药股份有限公司支持，培训项目包括最新指南解读、碘剂急性和迟发型不良反应解读、对比剂肾病、钆对比剂安全性、对比剂不良反应应对的SOP、对比剂临床应用风险分层评估与干预等的培训，也包括放射护理操作SOP、急救心肺复苏（CRP）流程、规范护理和急救演练等护理相关流程演练，颁发中华医学会放射学分会质控与安全培训中心资质证书（表9）。

表9 USER项目2018年时间表

时间	会议名称	地点
2018年5月19日	对比剂规范与安全继续教育项目（USER）重庆站	重庆市
2018年5月3日	对比剂规范与安全继续教育项目（USER）成都站	成都市
2018年5月12日	对比剂规范与安全继续教育项目（USER）贵州站	贵阳市
2018年7月21日	对比剂规范与安全继续教育项目（USER）南昌站	南昌市
2018年7月21日	对比剂规范与安全继续教育项目（USER）山东站	曲阜市
2018年8月25日	对比剂规范与安全继续教育项目（USER）河北站	张家口市
2018年9月15日	对比剂规范与安全继续教育项目（USER）吉林站	延边市
2018年9月27日	对比剂规范与安全继续教育项目（USER）郑州站	郑州市
2018年10月	对比剂规范与安全继续教育项目（USER）西安站	西安市
2018年10月	对比剂规范与安全继续教育项目（USER）南京站	南京市
2018年10月	对比剂规范与安全继续教育项目（USER）长沙站	长沙市
2018年11月	对比剂规范与安全继续教育项目（USER）福州站	福州市

3. 影领之影像质量管理论坛 近年来，随着影像技术的飞速发展，无论是硬件设备还是图像后期处理的软件性能都有较大提升，大大提高了图像分辨率，尤其是近年来AI技术及精准影像的发展，为临床疾病的诊断及指导治疗提供了越来越重要的价值。

但伴随着影像技术高速发展的同时，也带来了一系列的问题，比如不同医院间影像及报告互认，比如基层医院如何做出更好的图像，比如各种检查技术的规范和统一，比如个性化精准影像的执行，比如规范化对比增强的开展，这一系列问题的解决，将会引领医学影像发展从量变走向质变，减少患者重复检查，避免反复检查带来的时间和费用乃至精神上巨大的损耗，提升和改善患者满意度。

中华医学会放射学分会携手GE药业开展"影领之影像质量管理论坛"继续教育项目，搭建影像质量管理继续教育论坛，统一影像技术（包括CT、MR及普放）的标准化、影像图片一致化、影像报告规范化、流程管理精细化及人才培养持续化，为影像互认迈出坚实的一步。

形式：专家团现场巡讲（受众50~100人）+网络直播（受众不限）。

场次：10次全国巡讲（基层城市为主），每次一天巡讲一个主题（表10）。

表10 影领之影像质量管理论坛10次全国巡讲

日期	主题	内容
1月	CT检查规范	CT平扫各部位检查技术、图像标准、影像报告规范、重要部位解剖、住院医师规培管理
3月	CT增强检查规范	CT对比增强影响因素、实质增强CT检查规范、CTA检查规范、对比剂及ADR管理、增强图像标准解读、增强CT报告规范、住院医师规培管理
4月	MR检查规范	MR平扫各部位检查技术规范、图像标准、影像报告规范、重要部位解剖、住院医师规培管理、MR序列优化
5月	MR增强检查规范	MR对比增强检查规范、MRA检查规范、对比剂及ADR管理、增强图像标准解读、增强MR报告规范、住院医师规培管理、MR序列优化
6月	普放检查规范	各部位摄片标准体位规范、普放图像标准解读、普放报告规范、普放特殊检查规范（钡餐、T管造影、子宫输卵管造影等）、住院医师规培管理

（待表）

（续表）

日期	主题	内容
7月	CT 检查规范	CT 平扫各部位检查技术、图像标准、影像报告规范、重要部位解剖、住院医师规培管理
8月	CT 增强检查规范	CT 对比增强影响因素、实质增强 CT 检查规范、CTA 检查规范、对比剂及 ADR 管理、增强图像标准解读、增强 CT 报告规范、住院医师规培管理
9月	MR 检查规范	MR 平扫各部位检查技术规范、图像标准、影像报告规范、重要部位解剖、住院医师规培管理、MR 序列优化
11月	MR 增强检查规范	MR 对比增强检查规范、MRA 检查规范、对比剂及 ADR 管理、增强图像标准解读、增强 MR 报告规范、住院医师规培管理、MR 序列优化
12月	普放检查规范	各部位摄片标准体位规范、普放图像标准解读、普放报告规范、普放特殊检查规范（钡餐、T 管造影、子宫输卵管造影等）、住院医师规培管理

4."磁影芳华"——中华医学会放射学分会磁共振专业委员会全国巡讲活动 本项目为 2018 年开始与中华医学会放射学分会磁共振专业委员会新合作的学术巡讲活动，意在汇聚专委会优秀的学术力量，扎根基层，面向二、三线城市的中心医院，为全面提高基层影像科医师的 MR 诊断水平而打造的全国性巡讲活动（图 36）。

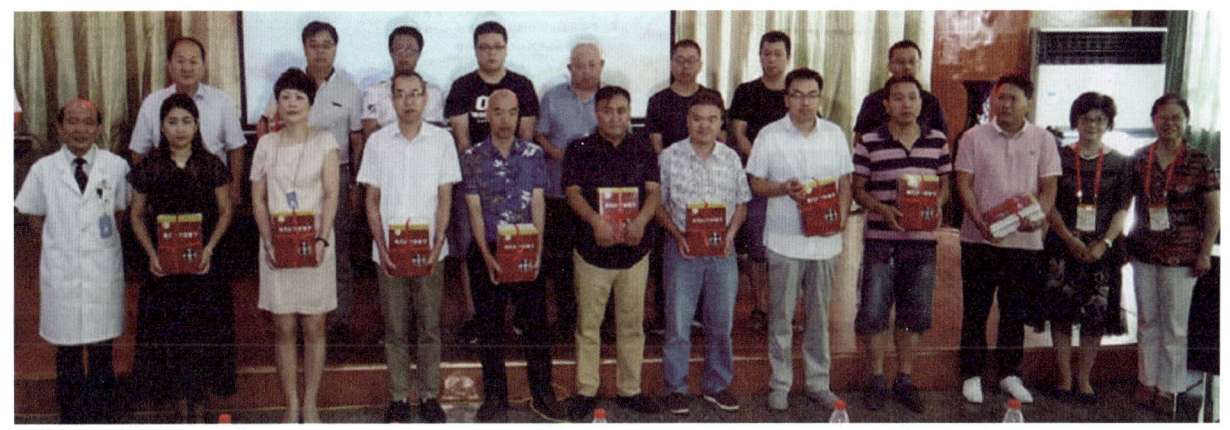

图 36　2018 年中华医学会放射学分会磁共振专委会继续教育项目部分专家和学员合影

2018 年 7 月 29 日、8 月 11 日，分别在安徽六安、新疆喀什举办"磁影芳华"中华医学会放射学分会磁共振专业委员会继续教育项目，授课专家团队精心准备了以基础医学影像诊断为主，现阶段学术科研为辅的授课内容，深入浅出地剖析了人体各重要器官疾病的影像学诊断要点、难点，为广大影像医师带来了极为丰盛的饕餮盛宴。

5."中华医学会放射学分会腹部专业委员会病例读片大赛" 此项目从 2013 年就开始与中华医学会放射学分会腹组合作，首次活动出现在中华医学会放射学分会腹组年会（长沙），通过赛前病例展示、赛中技师投票、专家解析、公布获奖医师的方式，将学术性和趣味性相结合，深受广大参会学者的好评与喜爱。通过 2014 年郑州、2015 年厦门、2016 年哈尔滨、2017 年成都这一路走来，"中华医学会放射学分会腹部专委会病例读片大赛"已经成为"腹部专委会年会"和"CCR 年会"的精品项目，每场参与学者约 400 人并逐年提升。2018 年在"CCR 年会"举办腹部读片大赛（图 37）。

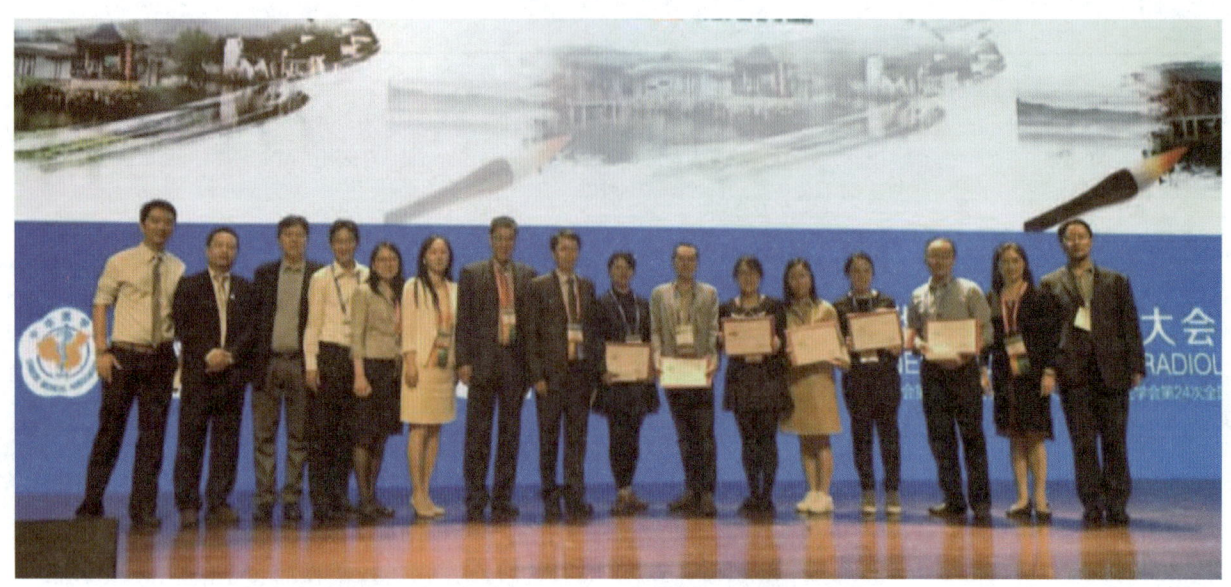

图 37　中华医学会放射学分会腹部专委会病例读片大赛

6. 影像加油站　此项目从2014年由中华医学会放射学分会与北陆药业联合发起，依托各学组专家，分部位、分领域、分系统的开展基层医院的学术巡讲活动，当年与"CARE"项目、"Reach"项目共同被列为"中华医学会放射学分会三大巡讲活动"。2018年展开全国巡讲4～5场，进一步向三、四线城市拓展（图38）。

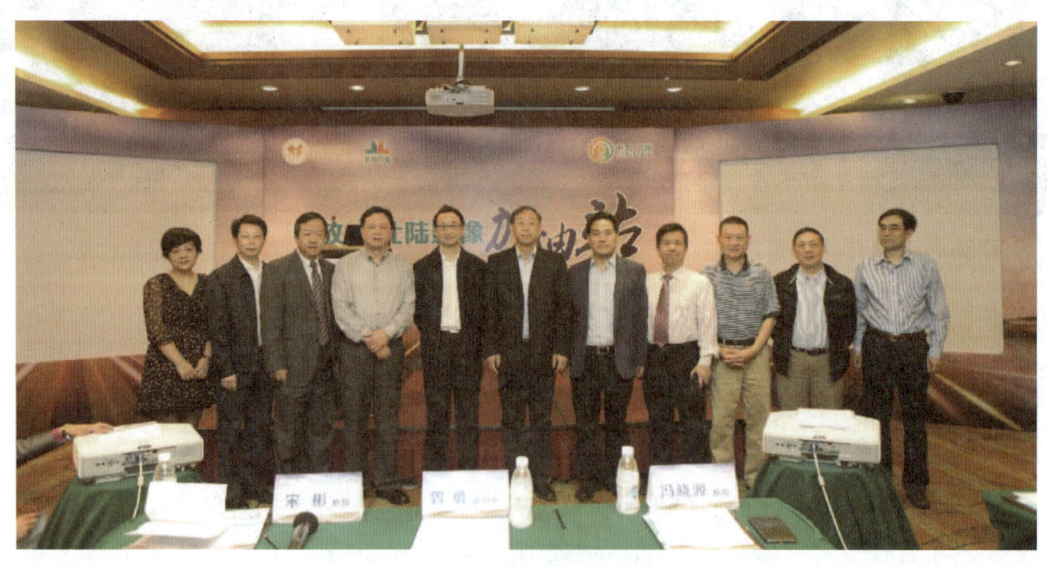

图 38　2018年影像加油站部分专家合影

7. Discovery读片大赛　2013年，由中华医学会放射学分会神经学组组长、首都医科大学附属天坛医院放射科主任高培毅教授与北陆药业共同发起，意在医学影像与临床相全面结合、"放射科医生不能只做读片匠"这两大宗旨孕育出了——"Discovery"病例读片大赛活动。该项目在中华医学会放射学分会神经学组青年委员中，随机抽取三人作为一组参赛队，共计六组。以抽签的形式决定答题顺序，并按此顺序抽取相应的题库试题。题库试题源自于天坛医院放射科，难易程度分为高（难度系数1.0）、中（难度系数0.7）、低（难度系数0.5）三档，每组的三名选手共答题9道，由评委专家进行现场打分，9道题所得分数乘以相应的难度系数再求和作为该组选手的最后得分，并以此为依据获得名次。"Discovery"病例读片大赛是集学术性、专业性、趣味性为一体的大型学术活动项目，在每年的CCR年会上，都会聚集众多的学者前来参与，堪称CCR年会的学术"饕餮盛宴"。

8. 中国放射科医师Leaders培训项目　在国家"一带一路"的大背景下，中意两国加强了各方面的合作，医疗领域的合作是其中最重要的内容之一。作为意大利杰出的医药企业代表博莱科公司深感肩负的社会责任与历史使命，不遗余力地支持和推动中意之间医疗领域的交流与合作。

为提升中国放射科医师的管理水平，拓展国际视野与合作，2016年初，博莱科公司与中华国际医学交流基金会（CIMF）合作，共同创立了中国放射科医师Leaders培训项目（图39）。

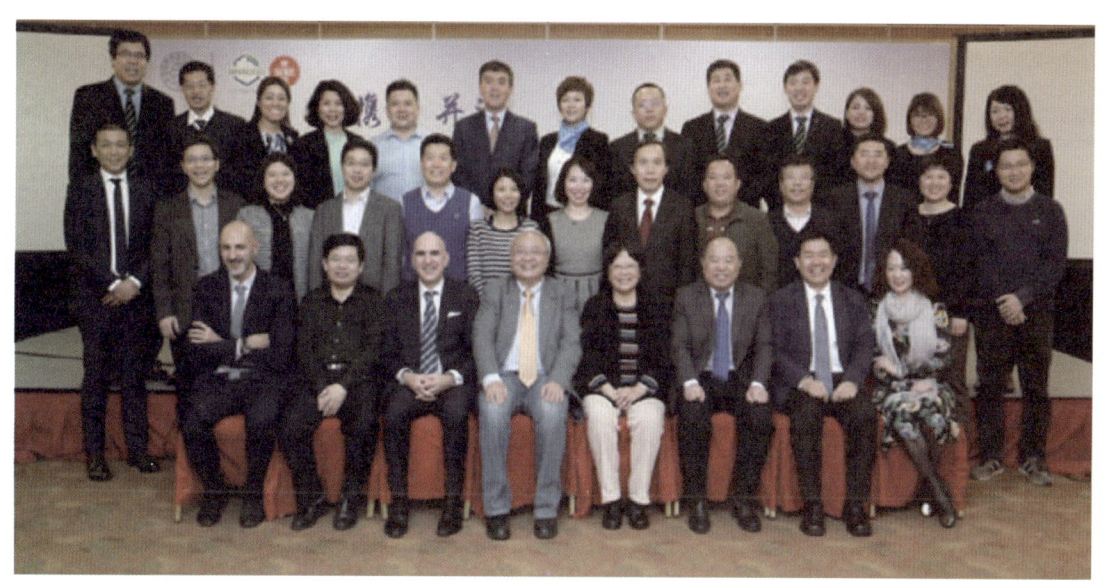

图39　Leaders培训项目

自2016到2018年，三年间共有三批60余位来自全国各地的优秀放射科医师通过严格遴选，参加了该项目，他们走入世界顶尖学府——历史悠久的意大利博科尼商学院，接受了该大学最具特色的定制课程——领导力课程的培训，之后，又参观了多家意大利和德国两国最具特色的大型医院，并就热点话题和当地的放射学会进行了研讨。

自2018年起，Leaders项目覆盖范围由北京、上海、广州和成都四市，扩展至全国，惠及更多的放射科医师。

9. 中德学会交流系列项目　由中华医学会放射学分会、德国放射学会（GCR）、中华国际医学交流基金会共同组织，在2018年5月10日GCR期间由金征宇主委代表中华医学会放射学分会，与德国放射学会签订了双方学会的合作备忘录，明确了今后的五大合作重点：

规范：以中华医学会放射学分会CCTA共识为基础，发表双方增强扫描共识。

教育：在双方年会（GCR及CCR）上举办中德专场；中华医学会放射学分会代表团继续参加德

国放射学会年会，并作学术报告展现中国学术进展。

数字化：中德医院点对点之间的虚拟院际交流。

人才：分级的星火计划将为更多不同层级青年放射人才提供国际交流的机会。

新技术应用：人工智能技术在医学影像领域的应用开发，以肝部影像为试点。

10. 磁共振领域继续教育项目（表11）

表11 中华医学会放射学分会磁共振领域继续教育项目

项目名称	项目合作方	活动地点	活动时间	项目性质
从经典到卓越磁共振对比剂巡讲	中华医学会放射学分会磁共振学组	4个省市/年	2018~2021年	依托省级年会平台的继续教育项目
创新驱动临床神经影像巡讲	中华医学会放射学分会神经学组	4个省市/年	2018~2021年	依托省级神经年会平台的继续教育项目
肝脏卓越影像巡讲	中华医学会放射学分会腹部学组	4个省市/年	2018~2021年	依托省级腹部年会平台的继续教育项目
肝脏影像大师巡讲	中华医学会放射学分会腹部学组	5个省市/年	2018~2021年	拜耳主办会议，1位海外专家

六、人工智能在医学影像领域应用的现状和前景

2018年10月，中华医学会放射学分会（CSR）和中国医学影像AI产学研用创新联盟（CAIERA）发起，携手中国医学装备人工智能联盟影像委员会共同展开医学影像AI产业现状和发展需求展开调研（http://www.caiera.cn/AIinstroduction.aspx）。本次调研是我国围绕医学影像AI的首次大规模公益性调研。调研的主要对象为中国范围内的影像医师（以下简称医师）和从事医学影像相关研究的科研工作者（以下简称研究者）。调研结果显示，医学影像AI产业在中国处于蓄势待发阶段，机遇与挑战并存，加快信息化建设步伐、完善患者隐私和数据安全、数据分享等行业政策和法规，加强AI相关知识培训和宣传，搭建产学研用合作交流平台和相关转化机制，将有利于中国医学影像AI产业向着标准化和规范化的方向发展。

（一）医师组调研结果

1. 调研样本分布　本次医师调研问卷总计5142份，调研区域覆盖全国31个地区，包括5个自治区，4个直辖市和22个省份，其中华东地区（1535个，占30%），西南地区（933个，占18%），华北地区（676个，占13%），东北地区（609个，占12%），西北地区（569个，占11%），中南地区（820，占16%）。参与调研的医师来自2135家医院，其中47%为三级医院，48%为二级医院，其余5%为一级医院及其他医疗机构。

在医师总体年龄分布上，30~50岁占比最多。在三级和二级医院中年龄分布与总体分布相似。在医师总体学历分布上，本科最多，其次是硕士，分别占比是58%和22%。更为关注AI的大多是15年以上高年资医师，二级医院主治医师和副主任医师的总占比达到67%，在三级医院中总占比51%（表12，表13）。在受访医师职务的统计描述中，27%是行政主任，13%是行政副主任。

表 12　参与调研医师的年龄分布

年龄（岁）	总体分布（人，%）	三级医院（人，%）	二级医院（人，%）
<30	987（19）	648（21）	318（16）
30~40	1730（34）	1055（35）	639（33）
>40~50	1687（33）	897（29）	740（38）
>50	738（14）	456（15）	263（13）
合计	5142（100）	3056（100）	1960（100）

表 13　参与调研医师的职称分布

职称	总体分布（人，%）	三级医院（人，%）	二级医院（人，%）
研究生及住培生	526（10）	377（12）	133（7）
住院医师	910（18）	483（16）	406（21）
主治医师	1614（31）	830（27）	740（38）
副主任医师	1331（26）	742（24）	560（29）
主任医师	761（15）	624（20）	121（6）
合计	5142（100）	3056（100）	1960（100）

调查结果提示，中青年的医师更为关心 AI 的发展，其中本科及硕士学历为主，且此种趋势在三级及二级医院中较为一致。在制订发展规划及策略时，应充分关注这部分人群的需求及意愿。

2. AI 研究现有基础　72% 医师所在的医院没有建立专门的 AI 研究部门，27% 的医师并不知道医院是否建立了此部门，只有 1% 的医院建立了专门的部门，二级医院基本没有设立。在三级医院中有科研成果转化相关部门的医院占比 27%，而二级医院只有 8%。在医院 AI 研究团队中，79% 的医院科室中没有从事 AI 研究或开发的工科人员，而在那些有从事 AI 研究或开发的工科人员的医院科室中，52% 的医院科室有 1~2 名硕士（表 14），二级医院中 96% 科室没有从事 AI 研究或开发的工科人员。

结果提示，三级和二级医院建立 AI 研究部门方面基本是空白，且缺乏科研转化部门。只要少部分三级医院有小规模的 AI 研究团队。应当呼吁加强组建 AI 研发团队和产品转化相关的积极性。

表 14　具备 AI 研究团队中从事 AI 研究或开发的硕士及以上学历工科人员的科室数目分布

例数（名）	总体分布（人，%）	三级医院（人，%）	二级医院（人，%）
1~2	568（52）	497（51）	57（70）
3~5	237（22）	227（23）	10（12）
>5	278（26）	260（26）	15（18）
合计	1083（100）	984（100）	82（100）

在对医院和科室信息化建设现状的统计中，52%医师所在的科室没有建立影像结构化报告，38%的医师所在的科室拟建立，只有10%医师所在的科室已经建立并正在使用。二级医院建立并正在使用影像结构化报告的比例更低，只有3%。对正在使用影像结构化报告的科室的疾病类型进行分类发现，对肺结节或肺癌、结直肠癌、乳腺或乳腺癌的疾病类型建立影像结构化报告的较多。在医院信息化建设水平上，总体来看，63%的患者信息可在同一系统内查询，31%需在不同系统内查询，6%不可查询。结构化报告普及率较低，这种情况在二级医院中更为明显，只有3%，大多数医院患者信息是不可获得的，说明建设并完善信息平台和AI研究相关数据管理方面有很大提升空间。

3. 合作现状　合作现状中84%的医师未与相关企业或科研院所进行合作，15%的医师和5家以下相关企业或科研院所合作，三级和二级医院的分布与总体类似。74%的医师表示仅听说过并没有使用过相关产品，20%的医师使用过相关产品，只有5%的医师正在参与研发和1.0%的医师有相关成果。在二级医院中，90%的医师表示仅听说过并没有使用过相关产品（表15）。使用AI产品的科室中88%产品类别是肺结节筛查，6%的是冠脉分析，余下依次是骨龄、乳腺和前列腺智能诊断。

表15　影像医师对AI产品的了解程度

对AI产品了解程度	总体分布（人，%）	三级医院（人，%）	二级医院（人，%）
仅听说过，没有使用过相关产品	3779（74）	1925（63）	1755（90）
使用过相关产品	1043（20）	864（28）	159（8）
正在参与研发	267（5）	224（7）	37（2）
已经参与研发，有相关成果	53（1）	43（1）	9（1）
合计	5142（100）	3056（100）	1960（100）

目前阶段，AI在医学影像的应用发展仍处于起步阶段，合作现状中大多数的医师没有参与过AI相关研究，而且没有和相关企业或科研院所合作；大部分医师，尤其是绝大部分二级医院没有使用过AI产品。如何搭建AI相关合作交流平台应当引起高度重视。

4. 数据共享及数据安全　在合作中医师可以提供的图像数据资源占比89%，其次是临床资料（76%）、数据图像标注（70%）、提出临床需求和临床问题（70%）、产品反馈信息（52%）。在AI合作中医师最认可的数据分享方式是免费提供数据但共享科研论文或专利（55%），25%的医师同意免费分享数据，但AI产品需要优惠使用，而提出去中心化不离院共享和付费购买的医师比例共占20%。二级和三级医院与总体的情况类似。二、三级医院医师针对是否有必要进行数据脱敏和签署保密协议的问题，74%的医师认为有必要，23%的医师不清楚相关政策，3%的医师认为没有必要。

对于数据共享及数据安全，医师总体认知基本一致，对于数据分享抱着开放的态势，愿意对数据进行有前提的共享，但需要对数据进行脱敏并签署保密协议。同时，也愿意针对临床资料、数据图像标注和临床问题、产品反馈信息进行交流和指导。

5. 存在问题　总体来看，医师认为AI研究过程中存在的最大问题是缺乏行业标准（65%）、AI产品与临床医师承担的法律责任划分（63%）、医师缺乏AI领域的相关知识（59%）、以及AI产品的可信度（56%）和工作量庞大需要大量人力投入（45%）。三级医院与总体类似，只是在"AI产品的可信度"的担心比"医师缺乏AI领域的相关知识"更多。而在二级医院中，相比缺乏行业标准，医师更担心的问题似乎是"医师缺乏 AI 领域的相关知识",这部分占 64%。56% 的医师认为 AI 可能会出现漏诊或误诊从而导致致命医疗操作,27% 的医师认为 AI 可能会执行不力或无法工作,还有 13% 的医师认为 AI 对医疗行业没有任何负面影响。在二级和三级医院中的调研情况与总体几乎一致。

对于 AI 研究中存在的问题,各级医院在一定程度上存在共识,三级医院中更为关注缺乏行业标准,在二级医院中,医师更担心的问题是医师缺乏 AI 领域的相关知识,这也提示尽快建立行业标准并普及 AI 相关知识必将极大推进 AI 领域发展。

6. 前景展望　二、三级医院的医师对医学 AI 研究前景的看法基本一致。89% 的医师认为还需要很长时间的探索,25% 的医师认为短时间内无法取得实际效果,8% 的医师认为影像医师最终会被取代,仅 3% 的医师认为是一时热度,没有实际应用价值。医师个人(及团队)最感兴趣的医学 AI 领域是病灶筛查及检测(84%),其次是疾病诊断(65%)、疾病预后分析及治疗疗效评价(64%),然后是医疗教育(41%)。二、三级医院的情况与总体相似。医师最期望与科研院所进行合作,总体支持度达 88%,期望与企业进行合作的比例在 50%,自己组建 AI 团队占比 25%。医师最希望科研院校或企业在合作中提供 AI 设备及软件试用(88%),其次是图像处理算法构建(73%),然后是科研设计思路和经费资助(均在 60% 以上)。有 67% 的医师期待的 AI 合作产出形式是 AI 产品,其次是课题、文章、专利,31% 的医师期待的是个人收益。而在三级医院中更期待课题和文章,两者占比均在 70%,其次才是 AI 产品、专利和个人收益。更多的医师预期科研产出时间在两年以上,占 50%,预期在 1~2 年的占 43%,余下 7% 的医师预期在 1 年以内就可以产出成果。

在医学影像 AI 前景展望方面,医师对 AI 发展抱着相对冷静和客观的态度,期望与科研院所共同研究,最感兴趣是病灶筛查及检测和疾病诊断,期待在 1~2 年间共同合作产出 AI 产品。因此,围绕医师临床实践中的实际需求,逐步开展科学研究和相关转化是切实可行的办法。

(二)科研院校组调研结果

1. 调研样本分布　本次调研中研究者问卷共 120 份,覆盖全国 19 个地区,包括 1 个特别行政区、4 个直辖市和 14 个省份。在年龄分布上,30 岁以下的最多(69%),其次是 30~40 岁(18%)。在学历分布上,硕士和博士共占 91%。在医学影像 AI 研究团队规模上,小于 5 人的团队占比 49%,28% 的团队规模在 10 人以上。在职称分布上,66%(79 名)为学生,其次是副教授(副研究员)13%(16 名)、讲师(助理研究员)12%(14 名)、教授(正研究员)8%(10 名)、工程师 1 名。大多数研究者的研究方向是图像分类/分割/目标检测、视频图像分析、分子影像,占比分别是 42%、40%、36%。其次是成像方法研究、图像重建算法研究、强化学习和生物特征识别,占比均在 12% 左右,较冷门的研究方向是控制系统与控制工程、自然语言处理和自动驾驶,占比均低于 5%。

医学影像 AI 研究团队主力为 30 岁以下的硕士和博士,大多数研究者关注的研究方向是图像分类/分割/目标检测、视频图像分析、分子影像。结合医师调研结果,中青年将成为未来人工智能的主力军,需要关注如何调动科研人员的积极性。

2. AI 研究现有基础　45% 的被访研究者表示并不知道所在高校/研究所是否已建立 AI 研究院/研究机构,同样也有 45% 的人表示并没有建立相应机构,只有 10% 的研究者知道已建立了 AI 研究院/研究机构。已建立 AI 研究院/研究机构的名称主要是人工智能学院。45% 的被访研究者表示所在高校/研究所具有科研成果转化的相关部门，剩下55%的被访研究者表示不知道或没有相关部门。

与医师的调研结果一致，AI研究院或成果转化部门建立严重不足。因此，呼吁学校或医院的管理机构应当加强AI交叉团队的建立，并尽快完善相关部门和管理机制。

3. 合作现状 科研院所开展合作的医院数量大多为5家以下，占比64%，除了医疗机构，47%的科研院所现阶段并没有与其他的科研院所合作，39%开展研究机构间合作的数量在5家以下。接近50%的科研院所现阶段没有与相关企业合作，43%的机构有5家以下的合作企业。64%的研究者表示仅听说过没有使用过AI相关产品，只有18%的表示正在参与研发，14%的表示使用过相关产品，只有4%的研究者表示已经参与研发并有相关成果。

目前阶段，科研院所开展合作的医院数量大多在5家以下，接近半数科研院所现阶段没有与相关企业合作。利用公开医学影像数据库进行研究，有超过30%的科研院所没有从医院获得医学影像数据，大多数研究者表示仅听说过没有使用过AI相关产品。以上数据说明医院、科研机构及企业间的合作非常薄弱，搭建医学影像AI各方的合作交流平台并完善建立有效机制是重要问题。

4. 数据共享及数据安全 AI合作中研究者最认可的数据分享方式是数据免费但科研论文共享（72%），其次是免费但AI产品优惠（19%），付费购买的人群比例占9%。只有15%的研究者掌握维护数据安全的关键技术并拥有实践经验，30%的研究者了解维护数据安全的流程及注意事项，35%的研究者表示数据安全很重要，但不知如何保证数据安全。

各方均认同的方式是数据免费但科研论文共享，值得注意的是医师更为关注的数据安全问题，目前仅15%的研究人员掌握或了解维护数据安全的关键技术并拥有实践经验，这种状况急需改善。在进一步完善建立数据安全体制和措施的前提下，AI将有长足的发展空间。

5. 存在问题 被调查的研究者们认为AI研究过程中存在的主要问题是科研成果与产品转化距离太远，研究难以快速进行实用（53%）。其次是工作量庞大，需要大量人力投入（52%）。其他问题依次是缺乏行业标准（45%）、AI产品的可信度（39%）、医师缺乏AI领域的相关知识（38%）、AI产品与临床医师承担的法律责任划分（36%）。37%的研究者表示在AI发展中面临的最大困难是医院、科研院所及企业的配合，29%的人认为是数据获取与处理，其他依次是资本注入、算法支持和政策支持，占比分别是14%、12%和7%。

与医师相比，两方对于AI的关注问题略有不同，医师更关注行业标准的建立并AI相关知识的普及的问题，而研究者更关心科研成果与产品转化的困难。这也提示尽快推进建立针对各环节的行业标准和出台相关政策是当务之急。

6. 前景展望 针对医学AI研究前景的看法问题，绝大部分（86%）的研究者认为会研究出辅助医师的产品，28%的研究者认为短时间内无法取得实际效果，7%的研究者认为是一时热度，没有实际应用价值，还有5%的研究者认为影像医师最终会被取代。科研人员最感兴趣的医学AI领域是病灶筛查及检测（71%），其次是疾病诊断（66%）、疾病预后分析及治疗疗效评价（58%），最后是医疗教育（36%）。研究者在合作中可以提供的首要资源是发表论文（65%），其次是科研课题设计（56%），然后是算法研究、产品研发和产品使用培训，分别占比40%、30%和19%。85%的研究者希望医院能在合作中为其提供影像及临床数据，其次是图像标注、共同申请科研课题、AI医学软件转化协助及使用反馈、临床课题确定和研究经费支持，占比分别是56%、53%、47%、46%和39%。有

67%的研究者期待的AI合作产出形式主要是论文，其次是专利、AI产品和课题，占比分别是62%、56%和50%。26%的研究者期待的是个人收益。80%的研究者预期科研产出时间在1年以上，其中更多的研究者预期在1~2年（43%），预期在2年以上的占37%。研究者表示最希望提供的支持是搭建和AI企业合作平台，支持度为69%。其次是介绍医院的课题和数据，开展科研，占比为66%。定期举办学习班对医师培训AI相关知识，占比是64%。

研究者与医师都对未来愿望有较为共同的认识，感兴趣领域相一致即病灶筛查及检测、疾病诊断。但相比较医师对于临床的关注，研究者在合作中更关注科研产出。搭建各方合作交流平台，普及医学影像和AI等相关知识必将会促进深层次合作和发展。

（三）本专业近几年发展的热点

中国现阶段医学影像AI发展中较为突出的优势包括：首先，在医师和研究者群体中，中青年医师、高年资医师和放射科管理者普遍关注AI技术，参与AI研究的研究者中以青年学生居多，更偏向年轻化，这为进一步AI产业的发展带来广阔前景。其次，医师与研究者需求一致，医师在合作中能提供研究者需求的图像数据、临床资料、数据图像标注、提出临床需求和临床问题、产品反馈信息，且大多数医师对此类资料的分享持积极态度，医师与研究者均有着比较热切的合作意愿。最后，合作中医师及研究者共同认可的数据分享方式是医师提供免费数据，两者共同开展科学研究且共享科研论文，对于数据安全的重要性也达成共识。

目前存在的挑战：①在医学影像AI领域，无论是医院或科研机构在AI研究基础方面，如AI研究院或成果转化部门、结构化报告等都较为薄弱。建立良好的行业环境，推动政策和法规的制订，将会实现医师及研究人员的双赢局面。②AI产品在医学影像的应用场景目前还非常局限，大多数集中在肺结节。医院、科研机构及企业间的合作相对薄弱。搭建医工结合平台，创造更多合作交流机会。③大部分医师和研究者认为数据安全重要，各家医疗单位的数据不愿开放和分享很大程度上是基于信息安全的因素，但只有少数研究者有掌握维护数据安全的关键技术和实践经验。加强患者隐私管理、数据脱敏等共识或法规制订，有望在数据共享核心问题上突破。④大部分影像医师认为本领域最大的问题是缺乏行业标准和AI相关知识，并对AI产品可信度和应用后法律责任划分等表示担忧。研究者更关心AI研究和转化本身，并认为将科研成果转化为产品具有挑战性。加强AI相关知识和政策法规的普及和学习，通过建立规范化大样本数据中心，从而提高产品的泛化性和鲁棒性，将有助于解决这一问题。

2019年3月，《中国医学影像AI白皮书》中文版首次正式发布，阐述了在全国开展的医学影像AI产业现状和发展需求调研报告。

七、公益活动

中华医学会放射学分会三年来将"一带一路走基层"为主要内容不断深入和推广"强基层"活动。2018年已经推出了四个具有影响力的学术品牌活动——"从经典到卓越""磁影芳华基层影像行""MRI club""谈磁论影MRI名家巡讲"，于2018年5月在"海上丝绸之路"起点福建泉州正式启动。目前已经开展的内容如下。

"从经典到卓越"第一站——甘肃白银，第二站——新疆乌鲁木齐，第三站——重庆。

"磁影芳华"第一站——安徽六安，第二站——新疆喀什。

"MR Club" 2018年8月24日在天津启动，分别在沈阳（2018年10月14日）、泉州（2018年10月26日）、南京（2018年11月16日）举办了学术活动。

"谈磁论影MRI名家巡讲"于2018年12月30日在浙江温州举办。

为了响应国家中西部扶贫协作的号召，在中华医学会放射学分会主任委员金征宇教授的大力支持下，山西省放射学会主任委员张辉教授的大力配合下，中华放射学会青年委员会发起为山西省贫困地区放射工作人员赠书活动。来自全国各地的书籍带着全国青年委员的爱寄到了山西太原。山西省青委委员山西医科大学第二医院甄俊平教授将收到的书籍整理、分发、转赠给贫困地区的放射工作人员。本次活动共收到赠书200余本，进一步提升了帮扶工作的实效，体现了"精准扶贫"，在一定程度上可满足贫困地区放射工作人员专业知识学习的需求，提升其专业技能和素质。后期，青委会还将和山西省贫困地区放射工作人员建立微信帮扶群，通过微信为当地放射医师实现远程会诊，此举得到山西省放射界的一致好评，也为后期扩大帮扶中西部地区的范围积累了宝贵的经验。

八、参与制订的各种诊疗规范、指南及专家共识

1. 《钆对比剂临床安全性应用中国专家建议》，2018年4月19日在北京召开启动会；2018年7月21日在江苏苏州举行第二次研讨会；2018年9月7日在上海中华放射学会磁共振学组与中华放射学会质量控制与安全工作委员会共同举行了第三次研讨会，讨论定稿《钆对比剂临床安全性应用中国专家建议》，并给《中华放射学杂志》投稿。

2. 《精神分裂症高分辨脑结构MRI数据采集、质控及分析中国专家共识》，龚启勇教授主持，于2018年CCR期间发布，并给《中华放射学杂志》投稿。

3. 《磁共振成像安全管理中国专家共识》。

4. 《MR价值的专家共识》（ISMRM）解读。

5. 《颅内血管壁高分辨力MR成像：ASNR专家共识解读》。

6. 《中国临床肿瘤学会（CSCO）原发性肝癌诊疗指南》，指南推荐肝硬化背景下HCC应通过无创影像学（包括增强CT、常规增强MRI及钆塞酸二钠增强MRI）诊断，不推荐常规肝活检。动脉晚期不均质强化、门静脉期或延迟期造影剂廓清，是HCC的典型影像表现。增强影像学不典型的肝脏结节，推荐肝活组织检查确诊。

7. 《中国抗癌协会胰腺癌综合诊治指南》，指出胰腺癌的影像学检查要遵循完整、精细、动态、立体的原则。诊断方法包括胰腺CT、MRI、PET／CT和超声内镜4种方式，其中胰腺CT是指南推荐的首选检查，建议必要时采用CTA来判断肿瘤与血管的关系。MRCP与MRI薄层动态增强联合应用可以有助于囊腺瘤、IPMN的鉴别诊断，以及明确胰、胆管的扩张及侵犯情况。

8. 《中国临床肿瘤学会（CSCO）胃癌诊疗指南》，CT多期增强扫描结合多平面重建用于胃癌的常规诊断，不能进行增强扫描时可考虑MRI代替。腹部MRI推荐作为CT怀疑肝转移时的进一步检

查手段，有条件者可考虑肝脏特异性对比剂检查。有条件的中心可考虑开展超声内镜。

9.《中国临床肿瘤学会（CSCO）结直肠癌诊疗指南》，明确影像学在结直肠癌疗前分期、危险度分层、疗效评价及预后评估中的价值。直肠癌新辅助放化疗效果的 MR 影像评价标准及价值，以及目前直肠癌新辅助治疗评价的局限和方向；推荐胸部增强扫描用于颈胸部淋巴结及其他转移灶的诊断，强调肺部高分辨率重建图像诊断肺转移瘤的重要性。

10.《中国临床肿瘤学会（CSCO）肾癌诊疗指南》，指南强调影像学在肾癌诊断、可切除性评价、疗效评估及主动监测中的价值。

11.《中国结直肠癌肝转移诊断和综合治疗指南》，指南明确了不同影像学检查在结直肠癌肝转移中的诊断价值，更精确地区分了适用条件和适用人群，明确诊断目标，使诊断策略更具有针对性，在提高早期诊断和复发监测精确度的同时，避免过度检查造成的医疗资源浪费。

12.《国家卫计委原发性肝癌诊疗规范》（2017 年版）。

13.《诊断性介入肺脏病学快速现场评价临床实施指南》。

14.《中国肝细胞癌经动脉化疗栓塞治疗（TACE）临床实践指南》。

15.《植入式给药装置介入专家共识》。

16.《世界臭氧联合协会（WFOT）臭氧临床治疗医学指南》（2018 年版）。

17.《中国门静脉高压经颈静脉肝内门体分流术（TIPS）临床实践指南》（2018 年版）。

18.《经导管动脉灌注化疗药物应用原则——中国肿瘤介入专家共识》（2017 年版）。

19.《结直肠癌肺转移多学科综合治疗专家共识》（2018 年版）。

20.《胸部肿瘤经皮穿刺活检中国专家共识》。

21.《影像引导射频消融治疗肺部肿瘤专家共识》（2018 年版）。

22.《高场磁共振引导经皮穿刺肺活检专家共识》。

23. *Expert consensus workshop report: Guidelines for thermal ablation of primary and metastatic lung tumors*（2018 edition）。

24. *Expert consensus on image-guided radiofrequency ablation of pulmonary tumors*（2018 edition）。

25. *Chinese multidisciplinary expert consensus：Guidelines on percutaneous transthoracic needle biopsy*

26.《影像学引导肾癌冷冻消融专家共识》（2019 年版）。

27.《影像学引导骨与软组织肿瘤冷冻消融治疗专家共识》（2018 年版）。

28.《影像学引导肺癌冷冻消融治疗专家共识》（2018 年版）。

29.《影像学引导不可逆电穿孔胰腺癌消融治疗专家共识》（2018 年版）。

30.《放射性 ^{125}I 粒子植入治疗胰腺癌中国专家共识》（2017 年版）。

31.《下肢深静脉血栓形成介入治疗规范的专家共识》（第 2 版）。

32.《影像引导下肾上腺肿瘤消融治疗专家共识》（2019 年版）。

33.《载药微球治疗原发性和转移性肝癌的技术操作推荐》。

34.《完全植入式静脉输液装置植入技术操作规范中国介入专家共识》（2018 年版）。

第三章 影像科重要学术成果

一、在国际和国内获得的重要研究项目、基金、成果、奖项、专利（排名不分先后）

（一）神经组

1. 陈峰，国家自然科学基金地区项目，"GABAA受体基因多态性对槟榔依赖者前扣带回神经网络调控的多模态MRI研究"，主持。

2. 陈峰，海南省重大科技计划项目，"基于互联网的海南省急危重症救治与放射影像学数据共享的关键技术研究与示范"，子课题负责人。

3. 邓德茂，国家自然科学基金地区科学基金项目，"针刺治疗经前期综合征的脑网络调节机制研究"，在研，主持。

4. 李咏梅，重庆市科学技术委员会-重庆市基础研究与前沿探索专项项目、主持。

5. 马军，国家自然科学基金面上项目，"基于深度学习的脑垂体瘤MRI医学影像智能识别与诊断"，主持。

6. 马林，国家重点研发计划，"新型纳米氧化铁磁共振造影剂的宏量制备及临床转化研究"，课题主持。

7. 马林，国家自然科学基金应急管理项目，"急进高原人群脑形态、脑功能动态变化的多模态磁共振成像研究"，主持。

8. 汪晶，国家自然科学青年基金项目，"联用心脏磁共振技术及遗传学手段研究RBM20基因突变在左室心肌致密化不全心肌病中的作用及机制-从基因型到影像表型"，主持。

9. 王渊，陕西省自然科学基础研究计划面上项目，"三叉神经痛患者颅神经与痛觉相关脑区交互对话的多模态磁共振研究"主持。

10. 王渊，西安市科技计划项目，"磁共振曲面重建、仿真内窥镜联合弥散张量成像在三叉神经痛的应用研究"主持。

11. 徐海波，国家自然科学基金面上项目，"创伤性意识障碍的神经网络及其脑刺激后表型的fMRI和MOST研究"主持。

12. 詹松华，上海市科委2018年度"科技创新行动计划"临床医学领域项目，"针灸治疗血管性痴呆的脑效应机制研究"，第一负责人。

13. 张辉，国家自然科学基金面上项目，"基于多序列磁共振影像组学的脑胶质瘤IDH新分型及预后预测研究"，主持。

14. 张志强，国家自然科学基金面上项目，"基于多时间尺度癫痫网络模式学习的常规 MRI 阴性癫痫分型研究"，主持。

15. 周俊林，国家自然科学基金面上项目，"基于能谱 CT 的脑胶质瘤放疗疗效的影像学定量评估"，主持。

奖励

1. 高波，可逆性后部脑病综合征发病机制和防治关键技术创新及应用，山东省科技进步奖二等奖。

2. 江桂华，基于多模态磁共振影像技术探索终末期肾病患者大脑功能和结构改变的系列研究，广东省科技进步奖二等奖。

3. 吕粟，树·兰医学青年奖。

4. 吕粟，华夏医学科技奖一等奖。

5. 宋焱，磁共振新技术在老年神经系统疾病中的应用，2018 年度北京医学科技奖三等奖。

6. 宋焱，第六届北京优秀医师奖。

7. 郑阳，王晓明，Magnetization Transfer and Amide Proton Transfer MRI of Neonatal Brain Development. 辽宁省自然科学学术成果奖（学术论文）二等奖。

8. 尹建忠，阿尔茨海默病和轻度认知障碍患者脑微结构及代谢改变的研究。天津市科学技术进步奖，二等奖，2018 年。

9. 周俊林，兰州大学 2018 年度隆基教育教学奖。

专利

方向明，乳腺癌分子探针及其制作方法，第一发明人。

方向明，一种双层核壳结构分子载体，第一发明人。

(二) 头颈组

1. 陶晓峰，国家自然科学基金重大研究计划，"MET 靶向纳米显像系统在头颈部鳞癌可视化诊疗中的研究"，主持。

2. 陶晓峰，国家自然科学基金面上项目，"基于高场 MRI- 光学双模分子成像在头颈部鳞癌边缘微侵润检测的研究"，主持。

3. 鲜军舫，国家自然科学基金面上项目，"同向性偏盲脑重组改变与盲视形成的发生机制研究"，主持。

4. 张水兴，国家自然科学基金面上项目，"多模 MRI 影像组学定量评价鼻咽癌乏氧微环境及改善乏氧分子机制研究"，主持。

5. 唐作华，国家自然科学基金面上项目，"基于多模态功能磁共振研究视网膜色素变性 melanopsin 基因治疗的视路变化及其机制"，主持。

6. 丁忠祥，国家自然科学基金面上项目，"基于多模态磁共振成像及影像组学的鼻咽癌放疗后脑损伤机制研究",主持。

7. 巴方,王振常,国家自然科学基金面上项目,"伴冻结步态帕金森病患者治疗前后的脚桥核(PPN)多模态MR影像学表征研究",主持。

8. 李静,国家自然科学基金,"基于多模态影像学的视乳头区域微循环灌注评估及NAION发病机制研究",主持。

9. 吕晗,国家自然科学基金,"基于静息态功能磁共振单侧静脉源性耳鸣的脑中枢化机制研究",主持。

10. 张斌,国家自然科学基金青年项目,"基于机器学习算法的影像组学模型多分类预测鼻咽癌治疗抵抗",主持。

11. 胡昊,国家自然科学基金青年项目,"基于多模态MRI的活动期Graves眼病纤维化-激素抵抗的关联研究",主持。

12. 张水兴,广东省自然科学基金重点项目,"基于多模MRI影像组学定量评价鼻咽癌乏氧微环境及改善乏氧放疗增敏可视化研究",主持。

13. 王振常,空间站工程航天医学实验项目,"基于多模态影像学的短期、中长期微重力环境下眼与脑血流动力学及功能的动态演变规律研究",主持。

14. 朱凌,上海交通大学附属第九人民医院"交叉"研究基金项目,"基于头颈部CT影像的淋巴结病变人工智能诊断辅助系统的研发和推广",主持。

15. 赵雯,韩丹等,云南省科技厅-昆明医科大学应用基础研究联合专项面上项目,"基于CT影像组学模型预测甲状腺癌中央组淋巴结转移风险的研究",201801CH00645,2019/07-2022/06,10万元,课题指导。

16. 赵雯,韩丹等,中国健康促进基金会"2018甲状腺中青年医生研究项目","基于CT影像组学模型预测甲状腺癌中央组淋巴结转移风险的预测研究",课题指导。

17. 陈正光,北京市首都临床特色应用研究与成果推广,"泽泻汤加减减轻梅尼埃病(痰湿型)急性期膜迷路水肿临床疗效的评价研究",主要负责MRI设计。

18. 张水兴,广东省研究生教育创新计划项目-学位与研究生教育改革研究项目(重点),"人工智能时代影像专业学位研究生科研能力培养初探",主持。

19. 吕晗,北京市医管局"青苗"人才计划。

20. 王振常第一完成人,鲜军舫第二完成人,教育部科学技术进步奖一等奖,"神经眼科的影像体系创建与推广"。

21. 马辉参与(排名第二),2018年湖北省科技进步奖二等奖,"颞骨高分辨CT和MRI临床影像学关键技术创新及应用"。

22. 杨亚英,赵卫,杨斌,韩丹等,云南省科技进步奖三等奖,"能谱纯化及SAFAIR技术在CTA诊断颅内动脉瘤中对图像质量及辐射剂量影像的探索"。

23. 吴莉,刘流,王福科,韩丹等,云南省科技进步奖三等奖,"MSC联合移植修复面神经及MR活体示踪研究及应用",。

24. 吴莉,刘流,王福科,韩丹等,云南省卫生科技成果一等奖,"MSC联合移植修复面神经及

MR 活体示踪研究及应用"。

25. 许晓泉，吴飞云，刘虎，江苏省卫计委医学新技术引进奖一等奖，"多模态磁共振成像在眼眶肿瘤鉴别诊断中的临床应用"。

26. 吕晗，欧洲放射学年会（ECR2018）青年医师奖（Invest in the Youth）。

27. 鲜军舫，朱华彬，赵波，陈青华，张宗锐，王世军，实用新型专利，ZL 2017 2 1589720.1，一种用于磁共振成像的眼部线圈装置。

（三）骨骼肌肉学组

1. 袁慧书，国家自然科学基金面上项目，"基于影像的计算机深度学习对脊柱原发肿瘤精准诊断及预后评估的价值研究"，主持。

2. 袁慧书，科技部国家重点研发计划，"早产儿脑发育成熟度及相关损伤的影像研究与临床验证"，主持。

3. 王绍武，国家自然科学基金面上项目，"多模态 MR 影像揭示软组织肉瘤组织学类型及浸润边界的实验研"主持。

4. 程晓光，国家自然科学基金，"基于影像组学的老年髋部骨折风险评估"，负责人。

5. 李小明，国家自然科学基金重点项目（2020.1 至 2024.12），"超早期非创伤性股骨头缺血性坏死发病机制的影像学研究"，主持。

6. 程晓光，北京市自然基金 - 海淀专项，"基于影像组学的老年骨质疏松性骨折风险评估"，负责人。

7. 李绍林，中山大学国防科研重点培育项目，"南部战区特殊环境对指战员作战能力影响及防控体系建立"负责人。

8. 陈爽，国家自然科学基金面上项目，"透明质酸类软骨靶向 MR 造影剂对关节软骨特异性成像效能及机制的探讨"，负责人。

9. 牛金亮，山西省重点研发计划国际科技合作方面，"基于 IVIM 骨髓微环境的影像组学预测急性髓细胞白血病预后研究"，在研，主持。

10. 葛英辉，河南省卫计委 - 省部共建项目，"FFR-CT 联合负荷心肌 MR 灌注对冠状动脉粥样硬化性心脏病心血管不良事件预测价值"，项目主持。

11. 葛英辉，国家自然科学基金资助项目，联合申报项目（第二名），"基于稀疏变量统计分布积分的低剂量 CT 重建研究"。

12. 葛英辉，河南省人民医院 "23456" 领军人才工程 "5" 项目。

13. 葛英辉，河南省卫健委 "51282" 创新人才工程项目 - 领军人才项目。

14. 白荣杰，国家自然科学基金面上项目，"基于 MR 成像的足和踝精细解剖及损伤机制研究"。

15. 汤光宇，国家自然科学基金面上项目，"基于 11.7T 核磁共振波谱的骨髓脂肪酸代谢组学对骨质疏松发生机制的研究"。

16. 柳林，吉林省卫生服务能力提升项目，"新型低剂量 DR 摄影及全景拼接技术规范化操作培训与推广"。

17. 柳林，吉林省卫生计生科研计划，"3.0T 多模态 MRI 成像对急性脊髓炎损伤的早期诊断与预后评估"。

18. 姚伟武，上海交通大学"交大之星"计划医工交叉研究基金，"基于大数据多模态影像全器官模型研究骨关节炎发病机制"，在研，主持。

19. 邹月芬，2018 年国家自然科学基金青年项目，"基于多模态 MRI 的兔失神经后骨骼肌损伤的演变"。

20. 杨炼，湖北省自然科学基金，"磁共振金属成像对人工髋关节术后假体松动的早期诊断"，主持。

奖项

1. 汤光宇，多模态影像学新技术对骨关节退行性疾病早期诊断的创新应用，2019 年度上海市医学科技奖三等奖。

2. 于静红，腰椎黄韧带肥厚骨化的数字化研究，2017 年度内蒙古自治区医学会科学技术三等奖。

专利

1. 程敬亮，一种辅助骨折患者核磁共振检查用托架。
2. 白荣杰，实用新型名称：拇指外展固定支具。
3. 汤光宇，实用新型专利：膀胱尿道磁共振无创造影设备。
4. 姚伟武，关节影像评估平台。

（四）介入组

1. 上海交通大学第六医院程英升教授团队

（1）程英升，上海市重中之重临床重点学科（医学影像学），2018。

（2）程英升，国家自然科学基金面上项目，"仿生食管水凝胶复合纤维支架治疗食管瘘的实验研究"。

（3）程英升，国家重点研发计划子课题，"基于锥束 CT 和灌注技术在脑血管介入治疗中的整合解决方案的研究"。

2. 东南大学附属中大医院滕皋军教授团队

（1）滕皋军，"面向多脏器恶性肿瘤的精准介入内放疗手术机器人的研制"，负责人。

（2）郭金和，"经导管肾交感神经射频消融术治疗 2 型糖尿病犬的实验研究"，负责人。

（3）朱海东，"生物可降解药物涂层胆道支架治疗良性胆道狭窄的实验研究"，负责人。

（4）秦永林，"数字减影血管造影系统的剂量降低技术的研究与临床验证"，子课题负责人。

3. 北京大学肿瘤医院朱旭教授团队

（1）朱旭，2017 年，国家重点研发计划国产创新骨科机器人等高端诊疗装备区域应用示范重大专项子课题，"课题肝肺肿瘤微创介入冷冻消融应用示范及其支撑技术规"，课题负责人。

（2）朱旭，2019 年，北京市科委配套国家重点研发计划国产创新骨科机器人等高端诊疗装备区域应用示范重大专项子课题,"课题肝肺肿瘤微创介入冷冻消融应用示范及其支撑技术规范",课题负责人。

(3)刘鹏,2019年,中国健康促进基金会肿瘤介入科研基金,"载药微球加载伊立替康栓塞治疗神经内分泌肿瘤肝转移的单中心临床研究",课题负责人。

4. 中国医学科学院肿瘤医院李肖教授团队

(1)李肖,国家重点研发计划,"基于增强现实导航的肺癌介入诊治一体化关键技术研究",牵头单位,项目负责人。

(2)李肖,国家自然科学基金面上项目,"糖代谢异常在肝癌介入中的作用及治疗研究",项目负责人。

(3)李肖,国家自然科学基金面上项目,"金纳米颗粒涂层支架光热效应预防大鼠气道支架植入后支架相关狭窄的实验研究",项目负责人。

5. 河南省肿瘤医院黎海亮教授团队

(1)黎海亮,河南省医学科技攻关省部共建项目,"动脉灌注化疗联合微球栓塞与全身静脉化疗治疗晚期贲门癌及PRR11、LncRNA-MEG3表达与疗效的相关性的前瞻性、随机对照研究",主持。

(2)黎海亮教授团队,国家自然科学基金,"PRR11诱导EMT促进胃癌侵袭转移的机制研究",主持。

(3)黎海亮教授团队,"TACE联合索拉非尼VS TACE联合门静脉癌栓粒子植入治疗HCC伴门静脉癌栓的前瞻性、多中心、队列研究",主持。

6. 上海瑞金医院王忠敏教授团队

(1)王忠敏教授团队,2017年上海市科委,"紫杉醇原位控释支架治疗食管恶性梗阻的实验研究",主持。

(2)王忠敏教授团队,2017国家自然科学基金项目,"Myosin II-YAP信号轴调节胰腺癌CAFs活化介导^{125}I放射性粒子辐射抵抗的机制研究",主持。

(3)王忠敏教授团队,2018年上海市科委,"医学引导类D打印模板辅助^{125}I放射性粒子组织间植入治疗中晚期胰腺癌的临床研究",主持。

(4)王忠敏教授团队,2018上海交通大学"转化医学交叉研究基金"项目,"新型非对称载药控释食道支架的研发与临床应用",主持。

(5)王忠敏教授团队,2018黄浦区领军人才,"新一代ROBO1 CAR-NK细胞药物非临床安全性研究",主持。

7. 华中科技大学武汉协和医院郑传胜教授团队

(1)郑传胜,国家自然科学基金面上项目,"增敏型褪黑素-纳米凝胶介入治疗肝癌的疗效及机制研究",主持。

(2)熊斌,国家自然科学基金面上项目,"载阿帕替尼温敏纳米凝胶栓塞肝癌及抑制肿瘤血管新生的机理研究",主持。

(3)刘一鸣,国家自然科学基金青年项目,"载阿霉素金纳米粒凝胶治疗肝癌的机制及疗效研究",主持。

（4）郑传胜，中国健康促进基金会，"载表阿霉素Callispheres微球化疗栓塞治疗肝细胞癌的多中心临床研究"，主持。

（5）郑传胜，湖北省陈孝平科技发展基金会，"TACE联合阿帕替尼治疗中晚期肝癌的前瞻性多中心临床研究"，主持。

（6）周国锋，中国健康促进基金会，"CalliSpheres微球治疗结直肠癌肝转移：伊立替康对肿瘤HIF-1α通路的影响及其抗肿瘤作用"，主持。

（7）周国锋，武汉市卫生和计划生育委员会，"载伊立替康微球化疗栓塞术治疗结直肠癌肝转移时对HIF-1α通路的作用及机制研究"，主持。

（8）周国锋，湖北省卫生和计划生育委员会，"载地塞米松微球对肝癌介入栓塞术后缺氧应答及代谢模式作用的研究"，主持。

（9）周国锋，湖北省分子影像重点实验室，"结直肠癌肝转移化疗栓塞：伊利替康对肿瘤通路的影响及其抗肿瘤的作用"，主持。

（10）刘一鸣，湖北省分子影像重点实验室，"载阿霉素金纳米粒凝胶治疗肝癌的机制及疗效研究"，主持。

（11）肖书萍，湖北省分子影像重点实验室，"时机理论在国产CalliSpheres载药微球治疗原发性肝癌的患者中护理研究"，主持。

（12）梁斌，国家自然科学基金面上项目，"化疗栓塞联合PD-1免疫检查点阻断剂疗法治疗肝癌的疗效与机制研究"，项目负责人。

（13）卢浩浩，2017年湖北省分子影像重点实验室，"免疫干预血管炎症反应抑制支架内再狭窄"，项目负责人。

（14）阚雪锋，湖北省自然科学基金面上项目，"射频消融联合去氧肾上腺素治疗肝癌的基础研究"，项目负责人。

（15）钱坤，国家自然科学基金青年项目，"应用新型载3-BrOP纳米碘油介入治疗肝癌的疗效及机制研究"，主持。

（16）肖书萍，湖北省分子影像重点实验室，"时机理论在国产CalliSpheres载药微球治疗原发性肝癌的患者中护理研究"，项目负责人。

8. 中国人民解放军总医院肖越勇教授团队

肖越勇教授团队，国家自然科学基金项目，"低剂量CT透视介入微创机器人的研究"，项目负责人。

9. 南方医科大学南方医院何晓峰教授团队

（1）赵玮，中国健康促进基金会肿瘤介入科研基金，"CalliSpheres携载纳米药物的可行性实验研究"，项目负责人。

（2）庞桦进，2017年广东省科技发展专项基金项目，"B型主动脉夹层腔内修复术后主动脉重塑的形态学和计算流体力学模拟研究"。

（3）王江云，2017年广东省科技发展专项基金项目，"咖啡酸联合PVA对Walker-256大白鼠移植性肝癌栓塞后疗效分析及抑制无氧酵解的机制"。

10. 浙江大学附属第一医院孙军辉教授团队

孙军辉，浙江省自然科学基金重点项目，"纳秒脉冲电场消融序贯内皮祖细胞导向内皮抑素/自杀融合基因治疗肝癌的研究"，项目负责人。

11. 北京医院李晓光教授团队

（1）2019年首都卫生发展科研专项项目，"从中医'热者寒之'理论探讨晚期非小细胞肺癌一线化疗失败后微创冷消融术疗效的前瞻性多中心随机对照研究"，分负责人。

（2）2019年国家重点研发计划，"肺癌中医防治方案的循证优化及机制研究 - IIIb/IV期非小细胞肺癌（NSCLC）绿色治疗方案的多中心随机对照临床研究"，分负责人。

奖励

1. 程英升，2018年中国医院院长"杰出业绩奖"。
2. 程英升，2018年人民网"国之名医-优秀风范"称号。
3. 滕皋军，亚太介入放射学会（APSCVIR）金奖（2019）。
4. 潘涛，郭金和，凌龙、钱玥，董永华，尹华清，朱海东，滕皋军，2018 JVIR Editor's Award for Top Laboratory Investigation（JVIR最佳实验研究奖）（Effects of Multi-Electrode Renal Denervation on Insulin Sensitivity and Glucose Metabolism in A Canine Model of Type 2 Diabetes Mellitus；2018）。
5. 滕皋军，2018年中国医师奖。
6. 滕皋军，2017年美国介入放射学会（SIR）金奖。
7. 郑传胜，2018年国家科技进步奖二等奖。
8. 郑传胜，2018年"白求恩式好医生"提名奖。
9. 郭金和，2017年"国之名医-优秀风范"荣誉称号。
10. 黎海亮，2017年河南省科学技术进步三等奖，项目名称：磁共振不同扩散模型联合T2WI评价宫颈癌宫旁浸润及同步放化疗疗效的临床研究。
11. 黎海亮，2017年河南省科学技术进步二等奖，项目名称：肝动脉化疗栓塞联合全身及局部干预治疗晚期及难治性原发性肝癌。
12. 王忠敏，2017年江苏省科学技术奖三等奖。
13. 王忠敏，2017年首届国家名医高峰论坛"国之名医–优秀风范"称号。
14. 王忠敏，2017年"黄浦区医务工匠"称号。
15. 王忠敏，2018年中华医学科技奖二等奖。
16. 王忠敏，2018年八师石河子市第十六批拔尖人才。
17. 王忠敏，2018黄浦工匠。
18. 王勇，陆建，郭金和，江苏省卫生计生委2018年度医学新技术引进一等奖（可携带^{125}I粒子新型气管支架治疗恶性气道梗阻）。
19. 朱海东，2017年"国之名医-青年新锐"荣誉称号。
20. 朱悦琦，2017年人民网"国之名医-青年新锐"称号。
21. 朱悦琦，2018年中国医师协会介入医师分会"中国介入新锐"称号。

22. 熊斌，2017年林贵-刘子江中华医学会放射学分会介入大会青年介入研究奖。
23. 熊斌，2019年中国介入新锐。
24. 刘一鸣，2019年中国医师协会介入医师分会年会（CCI2019）优秀论文奖。
25. 李晓光，2018年第六届北京优秀医师。

专利

1. 何晓峰，实用新型专利：一种便携式臭氧洗浴护理设备。
2. 肖越勇，一种利用CT透视引导遥控实时穿刺的机器人装置。
3. 李玲、郑传胜、曾军、耿志琦，用于子宫输卵管再通术的腿托。
4. 李玲、郑传胜、曾军，介入导丝用防滑器。
5. 李玲、曾军、郑传胜，脑血管造影用头部可调节固定装置。
6. 李玲、耿志琦、曾军、郑传胜，面部无菌单支撑架。
7. 李玲、曾军、梁斌、耿志琦、郑传胜，介入手术用无菌B超探头套膜。
8. 郑传胜，一种TIPS手术用支架限流装置。
9. 操焱焱，可紧固导管防移位的介入导管鞘。
10. 操焱焱，引流管远端固定及隐藏装置。
11. 王忠敏、丁晓毅、陆健、黄蔚、刘辉、陈翠华、江荣华、李常青、冷德嵘、房留琴、张子蔚，实用新型专利：一种热凝器。

（五）儿科组

1. 张小安，2018年国家自然科学基金项目，"基于快速FLAIR DKI及影像组学的小儿脑性瘫痪早期精准诊断方法的建立"，主持。
2. 彭芸，国家自然科学基金项目，"弥散张量成像建立0-2岁婴幼儿脑白质模板的研究与验证"，主持。
3. 钟玉敏，"十三五"科技部重大专项"增材制造与激光制造"子课题，"高影像对比度材料复杂医疗模型及其临床应用"，主持。
4. 邵剑波，2017年科技部国家重点研发项目子项目，"新生儿局灶性白质损伤预后评估的MRI新技术集成及其临床应用"，主持。
5. 宁刚，国家重点研发计划项目子课题，"3.0T儿科专用磁共振核心部件及系统研发的子课题早产儿肺部疾病磁共振解决方案与临床验证"，主持。
6. 赖灿，国家科技部重大专项，"新生儿局灶性白质损伤预后评估等磁共振成像技术集成及其临床应用"，项目组骨干成员。
7. 邵剑波，国家级课题，"建立中国儿童临床常规检验指标参考区间"。
8. 邵剑波，2017年新加坡儿科科研合作项目，"儿童肿瘤与肾功能影像研究"。
9. 汪俊萍，2019年国家自然科学基金一般项目，"催产素通路基因多态性对正常个体脑结构、功能及奖赏依赖人格影响的神经机制"主持。

10. 邵剑波，2017年中国医院协会三等奖，"基于医联体建设探索儿科协同发展改革模式"。（2017-CHA-03-001-12）。

11. 燕飞，教育部科学技术进步奖一等奖，"神经眼科的影像体系创建与推广"，第7完成人。

此外，近三年儿科学组承担省市级科研、成果37项，省市级获奖13项。

二、发表的文章、著作、教材及精彩文献点评（排名不分先后）

（一）神经组

1. Gao B, Lyu C, Lerner A, McKinney AM. Controversy of posterior reversible encephalopathy syndrome: what have we learnt in the last 20 years? J Neurol Neurosurg Psychiatry, 2018, 89 (1): 14-20.

2. Zhang X, Li J. Neurothekeomas: Multiple Symmetric Tumors in Both Hands. JAMA Neurol. 2018, 75 (12): 1565.

3. Xiao Y, Sun H, Shi S, et al. White Matter Abnormalities in Never-Treated Patients With Long-Term Schizophrenia. Am J Psychiatry, 2018, 175 (11): 1129-1136.

4. Li F, Lui S, Yao L, et al. Altered White Matter Connectivity Within and Between Networks in Antipsychotic-Naive First-Episode Schizophrenia. Schizophr Bull 2018, 44 (2): 409-418.

5. Zhang W, Xiao Y, Sun H, et al. Discrete patterns of cortical thickness in youth with bipolar disorder differentially predict treatment response to quetiapine but not lithium. Neuropsychopharmacology, 2018, 43 (2): 2256-2263.

6. Gao X, Zhang W, Yao L, et al. Association between structural and functional brain alterations in drug-free patients with schizophrenia: a multimodal meta-analysis. J Psychiatry Neurosci, 2018, 43 (2): 131-142.

7. Lou X, Tian CL, Ma L. Evolution of unilateral basal ganglia lesion over sixteen months. JAMA Neurol, 2018, 75 (3): 376-377.

8. Li SJ, Wang Y, Qian L, et al. Alterations of white matter connectivity in preschool children with autism spectrum disorder. Radiology, 2018, 288 (1): 209-217.

9. Fu Chaoping, Duan Xiaohui, Cao Minghui, et al. Targeted magnetic resonance imaging and modulation of hypoxia with multifunctional hyaluronic acid-MnO2 nanoparticles in glioma. Advanced Healthcare Materials, 2019, 1900-1947.

10. Wu Dan, Duan Xiaohui, Guan Qingqing, et al. Mesoporous polydopamine carrying manganese carbonyl responds to tumor microenvironment for multimodal imaging-guided cancer therapy. Advanced Functional Materials, 2019, 29 (16): 1900-1995.

11. Liang Huiyi, Peng Bo, Dong Cong, et al. Cationic nanoparticle as an inhibitor of cell-free DNA-induced inflammation. Nature Communications, 2018, 9 (1): 4291.

12. Zhang Xiang, Zheng Chushan, Yang Zehong, et al. Axillary sentinel lymph nodes in breast cancer: quantitative evaluation at dual-energy CT. Radiology, 2018, 289 (2): 337-346.

13. Lu Liejing, Wang Yong, Zhang Fang, et al. MRI-visible siRNA nanomedicine directing neuronal differentiation of neural stem cells in stroke. Advanced Functional Materials, 2018, 28 (14): 1706-1769.

14. Cao Minghui, Mao, Jiaji, Duan, Xiaohui, et al. In vivo tracking of the tropism of mesenchymal stem cells to malignant gliomas using reporter gene-based MR imaging. International Journal of Cancer, 2018, 142 (5): 1033-1046.

15. YaFan Zhou, Jing Wang, ManFei Deng, et al. The Peptide-Directed Lysosomal Degradation of CDK5 Exerts Therapeutic Effects against Stroke. Aging and disease, 2019, 5 (10): 1-6.

16. Wang Y, Zhong S, Chen G, et al. Altered cerebellar functional connectivity in remitted bipolar disorder: A resting-state functional magnetic resonance imaging study. Aust N Z J Psychiatry, 2018, 52 (10): 962-971.

17. Liying Xu, Suhyun Hong, Yao Sun, et al. Dual T1 and T2 weighted magnetic resonance imaging based on Gd3＋ loaded bioinspired melanin dots. Nanomedicine: nanotechnology, biology, and medicine, 2018, 14 (6): 1743-1752.

18. Bo Wu, Shuting Lu, Hui Yu, et al. Gadolinium-chelate functionalized bismuth nanotheranostic agent for in vivo MRI/CT/PAI imaging-guided photothermal cancer therapy. BIOMATERIALS, 2018, 159: 37-47.

19. Jianzhong Yin, Haizhen Sun, Zhiyun Wang, et al. Diffusion kurtosis imaging of acute infarction: Comparison with routine diffusion and followup MRI. Radiology, 2018, 287 (5): 651-657.

20. Yin H. Disease Definition for Schizophrenia by Functional Connectivity Using Radiomics Strategy. Schizophrenia Bull, 2018, 20 (5): 1053-1059.

著作及教材

1. Peter H，Judith K，Claire M. 数字乳腺X线摄影：全面解析. 王骏，朱菊，李开信，等，译. 天津：天津科技翻译出版有限公司，2018.

2. 李咏梅. 急性缺血性脑卒中多模式CT检查技术. 湖北：长江出版社，2018.

3. 李咏梅、曾春、王静杰，等. 中枢神经系统脱髓鞘疾病影像学. 北京：人民卫生出版社，2018.

4. 罗天友，李咏梅. 腹部放射诊断学. 北京：人民卫生出版社，2018．

5. 罗天友，李咏梅. 消化系统疾病. 北京：人民卫生出版社，2018.

6. 苗延巍. 医学影像学数字课程. 北京：高等教育出版社，2018.

7. 徐克，龚启勇，韩萍. 医学影像学. 北京：人民卫生出版社，2018

8. 宋焱，于春水. 颅脑影像诊断学. 北京：人民卫生出版社，2018.

9. 孙志华. 神经放射诊断学. 北京：人民卫生出版社，2018.

10. 龚启勇，冯晓源. 神经放射诊断学. 北京：人民卫生出版社，2018.

11. 谢晟. 医学影像学 北京：人民卫生出版社，2018.

12. 龚启勇，冯晓源. 神经放射诊断学. 北京：人民卫生出版社，2018.

13. 尹建忠. 多部位联合增强CT成像临床应用. 北京：人民卫生出版社．2018.

14. 卢光明. 动态对比增强磁共振定量成像. 北京：人民卫生出版社．2018.

15. 郑穗生，刘斌. CT 诊断与临床－中枢神经、头颈及骨骼肌肉. 合肥：安徽科学技术出版社，2018.

（二）头颈组

1. Wu Y, Fan Q, Zeng F, et al. Peptide-Functionalized Nanoinhibitor Restrains Brain Tumor Growth by Abrogating Mesenchymal-Epithelial Transition Factor (MET) Signaling. Nano Lett, 2018, 12 (9): 5488-5498.

2. Zhang B, Tian J, Pei S, et al. Machine Learning-Assisted System for Thyroid Nodule Diagnosis. Thyroid, 2019.

3. Mo X, Zhang S. Multiple Odontogenic Cysts and Intracranial Calcification: Gorlin-Goltz Syndrome. Radiology, 2018, 289 (1): 29.

4. Qiu J, Wang K, Lian Z, et al. Prediction and understanding of AIE effect by quantum mechanics-aided machine-learning algorithm. Chem Commun (Camb), 2018, 54 (57): 7955-7958.

5. Zhang L, Dong D, Li H, et al. Development and validation of a magnetic resonance imaging-based model for the prediction of distant metastasis before initial treatment of nasopharyngeal carcinoma: a retrospective cohort study. EBioMedicine, 2019, 40: 327-335.

6. Liu K, Zhao X, Lu X, et al. Effect of selective serotonin reuptake inhibitor on prefrontal-striatal connectivity is dependent on the level of TNF-α in patients with major depressive disorder. Psychol Med, 2018, 6: 1-9.

7. Zhongxiang Ding, Han Zhang, Xiaofei Lv, et al. Radiation-induced brain structural and functional abnormalities in presymptomatic phase and outcome prediction. Human Brain Mapping, 2018, 39 (1): 407-427.

8. Han Z, Zhang S, Fujiwara K, et al. Extradomain-B Fibronectin-Targeted Dextran-Based Chemical Exchange Saturation Transfer Magnetic Resonance Imaging Probe for Detecting Pancreatic Cancer. Bioconjug Chem, 2019, 30 (5): 1425-1433.

9. Yajun Li, Lin Lu, Manjun Xiao, et al. CT Slice Thickness and Convolution Kernel Affect Performance of a Radiomic Model for Predicting EGFR. Scientific Reports, 2018, 8 (1): 17913.

10. Guo J, Liu Z, Shen C, et al. MR-based radiomics signature in differentiating ocular adnexal lymphoma from idiopathic orbital inflammation. Eur Radiol, 2018, 28 (9): 3872-3881.

11. Xiao Z, Zhong Y, Tang Z, et al. Standard diffusion-weighted, diffusion kurtosis and intravoxel incoherent motion MR imaging of sinonasal malignancies: correlations with Ki-67 proliferation status. Eur Radiol, 2018, 28 (7): 2923-2933.

12. Deng Y, Liu K, Cheng D, et al. Ventral and dorsal visual pathways exhibit abnormalities of static and dynamic connectivities, respectively, in patients with schizophrenia. Schizophr Res, 2019, 206: 103-110.

13. Gao L, Huang P, Dong Z, et al. Corrigendum: Modified Xiaoyaosan (MXYS) Exerts Anti-depressive Effects by Rectifying the Brain Blood Oxygen Level-Dependent FMRI Signals and Improving Hippocampal Neurogenesis in Mice. Front Pharmacol, 2018, 3 (9): 1420.

14. Gao L, Huang P, Dong Z, et al. Modified Xiaoyaosan (MXYS) Exerts Anti-depressive Effects by

Rectifying the Brain Blood Oxygen Level-Dependent fMRI Signals and Improving Hippocampal Neurogenesis in Mice, Front Pharmacol 2018, 28 (9): 1098.

15. Ding JR, Zhu F, Hua B, et al. Presurgical localization and spatial shift of resting state networks in patients with brain metastases. Brain Imaging Behav, 2019, 13 (2): 408-420.

16. Xiao Z, Tang Z, Qiang J, et al. Intravoxel Incoherent Motion MR Imaging in the Differentiation of Benign and Malignant Sinonasal Lesions: Comparison with Conventional Diffusion-Weighted MR Imaging. AJNR Am J Neuroradiol, 2018, 39 (3): 538-546.

17. Qian W, Xu XQ, Hu H, et al. Dynamic contrast-enhanced MRI in orbital lymphoproliferative disorders: Effects of region of interest selection methods on time efficiency, measurement reproducibility, and diagnostic ability. J Magn Reson Imaging, 2018, 47 (5): 1298-1305.

18. Zhu L, Wang J, Shi H, et al. Multimodality fMRI with perfusion, diffusion‐weighted MRI and 1H-MRS in the diagnosis of lympho-associated benign and malignant lesions of the parotid gland. Journal of Magnetic Resonance Imaging, 2019, 49 (2): 423-432.

19. Xiao Z, Tang Z, Qiang J, et al. Differentiation of olfactory neuroblastomas from nasal squamous cell carcinomas using MR diffusion kurtosis imaging and dynamic contrast-enhanced MRI. J Magn Reson Imaging, 2018, 47 (2): 354-361.

20. Feng Q, Chen Y, Liao Z, Jiang H, Mao D, Wang M, Yu E, Ding Z. Corpus Callosum Radiomics-Based Classification Model in Alzheimer's Disease: A Case-Control Study, Front Neurol, 2018, 9 (7): 1-7.

21. Huang P, Gao T, Dong Z, et al. Neural circuitry among connecting the hippocampus, prefrontal cortex and basolateral amygdala in a mouse depression model: Associations correlations between BDNF levels and BOLD-fMRI signals. Brain Res Bull, 2018, 142: 107-115.

22. Xiaopeng Guo, Yumo Zhao, Man Wang, et al. The posterior pharyngeal wall thickness is associated with OSAHS in patients with acromegaly and correlates with IGF-1 levels. Endocrine, 2018, 61: 526-532.

23. Wang R, Tang Z, Sun X, et al. White Matter Abnormalities and Correlation with Severity in Normal Tension Glaucoma: A Whole Brain Atlas-Based Diffusion Tensor Study. Invest Ophthalmol Vis, Sci 2018, 59 (3): 1313-1322.

24. Wang Q, Chen W, Wang H, et al. Functional and Anatomic Interhemispheric Homotopic Connectivity in Primary Open-Angle Glaucoma: A Combined Resting State-fMRI and DTI Study. Invest Ophthalmol Vis Sci, 2018, 59 (5): 1861-1868.

25. Chen Q, Zhang B, Dong Y, et al. Comparison between intravenous chemotherapy and intra-arterial chemotherapy for retinoblastoma: a meta-analysis. BMC Cancer, 2018, 18 (1): 486.

26. Xiaopeng Guo, Lu Gao, Yanan Zhao, et al. Characteristics of the upper respiratory tract in patients with acromegaly and correlations with obstructive sleep apnoea/hypopnea syndrome. Sleep Mcdicinc, 2018, 48. 27-34.

27. Ma G, Xu XQ, Hu H, et al. Utility of Readout-Segmented Echo-Planar Imaging-Based Diffusion Kurtosis Imaging for Differentiating Malignant from Benign Masses in Head and Neck Region. Korean J Radiol, 2018, 19 (3): 443-451.

28. Liu J, Han Z, Chen G, et al. CEST MRI of sepsis-induced acute kidney injury. NMR Biomed, 2018, 6 (13): 12-15.

29. Jiang J, Xiao Z, Tang Z, et al. Differentiating between benign and malignant sinonasal lesions using dynamic contrast-enhanced MRI and intravoxel incoherent motion. Eur J Radiol, 2018, (1); 98: 7-13.

30. Ren J, Tian J, Yuan Y, et al. Magnetic resonance imaging based radiomics signature for the preoperative discrimination of stage I-II and III-IV head and neck squamous cell carcinoma. European journal of radiology, 2018, 106: 1-6.

31. Ren JL, Yuan Y, Li XX, et al. Histogram analysis of apparent diffusion coefficient maps in the prognosis of patients with locally advanced head and neck squamous cell carcinoma: Comparison of different region of interest selection methods. European journal of radiology, 2018, 106: 7-13.

32. Pei S, Cong S, Zhang B, et al. Diagnostic value of multimodal ultrasound imaging in differentiating benign and malignant TI-RADS category 4 nodules. Int J Clin Oncol, 2019, 24 (6): 632-639.

33. Zhong Y, Xiao Z, Tang Z, et al. Intravoxel incoherent motion MRI for differentiating sinonasal small round cell malignant tumours (SRCMTs) from Non-SRCMTs: comparison and correlation with dynamic contrast-enhanced MRI. Clin Radiol, 2018, 73 (11): 966-974.

34. Yang J, Zhang G, Li Q, et al. Photoacoustic imaging for the evaluation of early tumor response to antivascular treatment. Quant Imaging Med Surg, 2019, 9 (2): 160-170.

35. Zhang B, Liu J, Dong Y, et al. Extrinsic warming of low-osmolality iodinated contrast media to 37℃ reduced the rate of allergic-like reaction. Allergy Asthma Proc, 2018, 39 (6): e55-e63.

36. Yan Zou, Yan Yang, Wenliang Fan, et al. Microstructural Alteration of Brain in Adults with Prelingual Sensorineural Hearing Loss: A Diffusion Kurtosis Imaging Study. Otol Neurotol, 2018, 39 (10): e936-e943.

37. Li X, Yuan Y, Ren J, et al. Incremental prognostic value of apparent diffusion coefficient histogram analysis in head and neck squamous cell carcinoma. Academic radiology, 2018, 25 (11): 1433-1438.

38. Shangwen Xu, Jihui Xi, Chen Lin, et al. Cognitive decline and white matter changes in mesial temporal lobe epilepsy. Medicine, 2018, 97 (33): e11803.

39. Ren J, Yuan Y, Wu Y, et al. Differentiation of orbital lymphoma and idiopathic orbital inflammatory pseudotumor: combined diagnostic value of conventional MRI and histogram analysis of ADC maps. BMC medical imaging, 2018, 18 (1): 6.

40. Huang W, Liu J, Zhang B, et al. Potential value of non-echo-planar diffusion-weighted imaging of the nasopharynx: A primary study for differential diagnosis between recurrent nasopharyngeal carcinoma and post-chemoradiation fibrosis. Acta radiologica, 2019.

41. Wang YJ, Xu XQ, Hu H, et al. Histogram analysis of apparent diffusion coefficient maps for the differentiation between lymphoma and metastatic lymph nodes of squamous cell carcinoma in head and neck region. Acta Radiol, 2018, 59 (6): 672-680.

42. Shen J, Xu XQ, Su GY, et al. Intravoxel incoherent motion magnetic resonance imaging of the normal-appearing parotid glands in patients with differentiated thyroid cancer after radioiodine therapy. Acta Radiol, 2018,

59 (2): 204-211.

43. Bentao Y, Jing L, Jiyong D. MR imaging and CT features of oncocytic papilloma of the sinonasal tract with comparison to inverted papilloma. The British Journal of Radiology, 2018.

44. Wang Q, Chen W, Qu X, et al. Reduced Cerebral Blood Flow in the Visual Cortex and Its Correlation With Glaucomatous Structural Damage to the Retina in Patients With Mild to Moderate Primary Open-angle Glaucoma. J Glaucoma, 2018, 27: 816-822.

45. Luo XL, Zhang B, Lian Z, et al. Value of two-cycle docetaxel, cisplatin, and 5-fluorouracil induction chemotherapy in hypopharyngeal carcinoma. Neoplasma, 2018, 65 (2): 269-277.

46. Ma G, Zhu LN, Su GY, et al. Histogram analysis of apparent diffusion coefficient maps for differentiating malignant from benign parotid gland tumors. Eur Arch Otorhinolaryngol, 2018, 275 (8): 2151-2157.

47. Zhang B, Dong Y, Guo B, et al. Application of noninvasive functional imaging to monitor the progressive changes in kidney diffusion and perfusion in contrast-induced acute kidney injury rats at 3. 0 T. Abdom Radiol (NY), 2018, 43 (3): 655-662.

48. Zhu L, Chen Y, Yang J, et al. Evaluation of the dental spectral cone beam CT for metal artefact reduction. Dentomaxillofacial Radiology, 2019.

49. Lu P, Tian G, Liu X, et al. Differentiating Neuromyelitis Optica-Related and Multiple Sclerosis-Related Acute Optic Neuritis Using Conventional Magnetic Resonance Imaging Combined With Readout-Segmented Echo-Planar Diffusion-Weighted Imaging. J Comput Assist Tomogr, 2018, 42 (4): 502-509.

50. Jiang J, Li SJ, Wu L, et al. Quantitative Analysis of Cartilage Invasion by Laryngeal Carcinoma with Dual-Energy CT Iodine Overlay Images and Spectrum Curve. Iran J Radiol. Iran J Radiol, 2019, 16 (1): 632-635.

51. Yawen, Lv Han, Zhao Pengfei, et al. Neuroanatomical alterations in patients with early stage of unilateral pulsatile tinnitus: A voxel-based morphometry study. NEURAL PLASTICITY, 2018, 2018, 1-7.

52. Zhang Peng, Wang Zheng, Yu Fengxia, et al. The clinical presentation and collateral pathway development of congenital absence of the internal carotid artery. Journal of Vascular Surgery, 2018, 68 (4): 1054-1061.

53. Lv Han, Wang Zhenchang, Elizabeth Tong, et al. Max Wintermark, Resting-State Functional MRI: Everything That Nonexperts Have Always Wanted to Know. American Journal of Neuroradiology, 2018, 39 (8): 1390-1399.

54. Liu Xuehuan, Yin Hongxia, Zhu Hua, et al. Three-dimensional visualization of rat retina by X-ray differential phase contrast tomographic microscopy. Microscopy Research and Technique, 2018, 8 (1): 655-662.

55. Lv Han, Zhao Pengfei, Liu Zhaohui, et al. Lateralization effects on functional connectivity of the auditory network in patients with unilateral pulsatile tinnitus as detected by functional MRI. Progress in Neuro-Psychopharmacology & Biological psychiatry, 2018, 8 (1): 228-235.

56. 钱雯，胡昊，马高，等. MRI动态增强定量分析联合扩散加权成像鉴别良性眼眶淋巴增生性疾病与淋巴瘤的价值. 中华放射学杂志，2018，52（2）：91-95.

57. 吴莉，江杰，谢晓洁，等. 先天性感音神经性耳聋HRCT内耳关键性结构定量测量及意义.

中华耳科学杂志，2018，16（5）：598-603.

58. 李小圳，张雪，哈春云，等. 梅尼埃病患者海马相关脑功能连接改变的初步研究. 中华耳科学杂志，2018，16（5）：611-614.

59. 李小圳，张雪，哈春云，等. 梅尼埃病患者海马相关脑功能连接改变的初步研究，中华耳科学杂志，2018，16（5）：611-614.

60. 李铮，梁熙虹，鲜军舫. MR在颈静脉球体瘤诊断及分型中的价值. 中华耳科学杂志，2018，16（05）：13-17.

61. 鲜军舫，马林，王倩. 耳部影像学进展、挑战与未来. 中华耳科学杂志，2018，16（05）：9-12.

62. 刘丹丹，崔莹，赵波，等. 自动管电流模式下管电压对CT辐射剂量和影像质量影响的模体研究. 中华放射医学与防护杂志，2018，（9）：710-714.

63. 刘丹丹，牛延涛. 不同扫描中心结合自动管电流调制技术和自动管电压调制技术在CT扫描中对辐射剂量影响的模体研究. 中华放射医学与防护杂志，2018，38（8）：621-625.

64. 徐琪，黄义，陈唯唯，等. 三例甲状舌管癌的影像学诊断及文献复习. 临床放射学杂志，2018，37（12）：2128-2131.

65. 常雯，吴莉，韩丹. 鼻腔鼻窦恶性黑色素瘤的影像学研究进展. 临床耳鼻咽喉头颈外科杂志，2018，32（12）：960-962.

66. 张夏，赵雯，韩丹，等. 能谱曲线对甲状腺癌与颈部转移淋巴结相关性的价值. 中国医学影像学杂志，2018，26（7）：505-509.

67. 李淑娟，韩丹，鲁仁财，等. 双能量CT评估喉癌喉软骨侵犯的临床价值. 中国临床医学影像杂志，2018，29（2）：87-91.

68. 沈莎莎，常雯，韩丹，等. 头颈部黏液表皮样癌CT表现. 中国医学影像学杂志，2018，26（5）：360-364.

69. 冯琪，毛德旺，王玫，等. 基于静息态功能成像的遗忘型轻度认知障碍患者核心脑网络变化研究. 磁共振成像，2018，9（5）：326-333.

70. 许尚文，陈自谦，王晓阳，等. MR扩散加权联合动态增强评估乙型病毒性肝炎肝纤维化分级的研究. 医学影像学杂志2018，28（1）：78-82.

71. 张璐，罗小宁，莫笑开，等. 进展期鼻咽癌（Ⅲ-Ⅳb期）远处转移风险分析模型构建以及验证. 南方医科大学学报，2018，38（12）：1459-1464.

72. 陈自谦. 大型医学影像设备质量控制与质量管理的现状与思考. 中国医疗设备，2018，33（10）：1-6，18.

73. 付丽媛，梁永刚，陈自谦，等. 基于美国放射学院（ACR）标准的医用磁共振成像系统质量控制检测及处置界限建立. 中国医疗设备，2018，33（10）：7-11.

74. 梁永刚，付丽媛，陈自谦，等. 磁共振成像系统的主磁场均匀性检测. 中国医疗设备，2018，33（10）：12-14.

75. 熊晖，陈自谦，钟群，等. 磁共振质量控制参数中均匀度检测方法的对比研究. 中国医疗设备，2018，33（10）：15-18.

76. 林迪逵，吴剑威，李威，等. 基于随机Hough变换圆检测算法的MRI质量控制空间线形度自动检测程序设计. 中国医疗设备，2018，33（10），27-30.

77. 黄志峰，许尚文，肖慧，等. 基于Web与Node.js的医用磁共振设备动态管理系统的设计与实现. 中国医疗设备，2018，33（10）：23-26.

78. 陈坚，陈自谦，刘冰川等. CT设备质量控制检测及其处置界限建立. 中国医学装备2018，15（12）：20-252.

79. 梁永刚，付丽媛，陈自谦，等. 磁共振成像系统质量控制检测标准及其评价指标. 中国医疗装备，2018，15（12）：11-14.

80. 付丽媛，梁永刚，陈自谦，等. 磁共振成像系统质量控制检测及其处置界限建立. 中国医疗装备，2018，15（12）：15-19.

81. 尹红霞，刘雅文，杨娉娉，等. 正交鸟笼头线圈质量控制检测与建立处置界限的初步实践. 中国医学影像技术，2018，34（1）：123-127.

82. 王蓬，赵鹏飞，王振常. 颞骨及咽鼓管胚胎型横纹肌肉瘤1例. 中国医学影像技术，2018，34（7）：5-6.

83. 赵智勇，赵鹏飞，王振常. 左颌下腺放线菌病1例. 中国医学影像技术，2018，34（5）：797-797.

84. 王振常，王贵生，陈晓霞. 医学救援，影像先行. 中国急救复苏与灾害医学杂志，2018，13（5）：418-419.

85. 王振常. 锥形束CT在颞骨影像的应用展望. 中华医学杂志，2018，98（23）：1809-1809.

86. 丁贺宇，赵鹏飞，吕晗，等. 高分辨CT观察面神经管迷路段与耳蜗的解剖关系. 中国医学影像技术，2018，34（3）：331-334.

87. 赵智勇，王振常，丁贺宇，等. CT评估成人后髁导静脉及其骨管. 中国医学影像技术，2018，34（7）：985-988.

88. 李瑞，赵鹏飞，王振常. 颞下颌关节色素沉着绒毛结节性滑膜炎1例. 中国医学影像技术，2018，34（7）：1089-1089.

89. 李瑞，张伶，张鹏，等. 短暂性单眼视野缺损眼部动脉血流动力学改变及颅内段颈内动脉狭窄特点. 中国动脉硬化杂志，2018，26（3）：260-264.

90. 张征宇，尹红霞，王振常，等. 锥形束CT面神经管成像的可行性分析. 中华医学杂志，2018，98（23）：1832-1836.

91. 张征宇，王争，尹红霞，等. 锥形束CT对单神经管的测量价值分析. 中华医学杂志，2018，98（37）：2978-2981.

92. 张征宇，王振常，尹红霞. 锥形束CT：颞骨精细影像诊断的新方法. 生命科学仪器，2018，16：65-70.

93. 丁贺宇，赵鹏飞，吕晗，等. 高分辨CT观察面神经管迷路段与耳蜗的解剖关系. 中国医学影像技术，2018，34（3）：331-334.

94. 王振常. 人工智能真的战胜影像医生了吗. 中国医院院长. 2018.

95. 文戈. 医学影像学. 北京：人民卫生出版社，2018.

96. 王振常、满凤媛，郝大鹏，等. 中华医学影像案例解析宝典头颈分册，北京：人民卫生出版社，2018.

97. 鲜军舫，王振常，罗德红，等. 头颈部影像诊断必读. 2版. 北京：人民军医出版社，2018.

98. 万经海，徐震纲，刘绍严，等. 颅底肿瘤外科学. 北京：人民卫生出版社，2018.

99. 鲜军舫，王振常，罗德红，等. 头颈部影像诊断必读. 2版. 北京：人民军医出版社，2018.

100. 王振常，鲜军舫，满凤媛，等，Diagnostic Imaging Of Ophthalmolgy，Springer Dordrecht，2018.

101. 王振常，李坤成，鲜军舫，等. 影像案例诊断思维解析. 北京：人民卫生出版社，2018.

102. 周义成，夏军，陈军，等. 同影异病影像诊断与鉴别. 北京：人民卫生出版社，2018.

103. 王振常、耿左军. 医学影像学. 3版. 北京：人民卫生出版社，2018.

104. 金征宇. 放射学高级教程. 北京：中华医学电子音像出版社，2018.

（三）心胸学组

1. Ma M, Bu L, Shi L, et al.Effect of loading dose of atorvastatin therapy prior to percutaneous coronary intervention in patients with acute coronary syndrome: a meta-analysis of six randomized controlled trials. Drug Design Development and Therapy, 2019, 13: 1233-1240.

2. Huang C, Liang J, Lei X, et al.Diagnostic Performance of Perfusion Computed Tomography for Differentiating Lung Cancer from Benign Lesions: A Meta-Analysis. Medical science monitor: international medical journal of experimental and clinical research, 2019, 25: 3485-3494.

3. Zhang D, Xu P, Qiao H, et al.Carotid DSA based CFD simulation in assessing the patient with asymptomatic carotid stenosis: a preliminary study. Biomedical Engineering Online, 2018, 17.

4. Gao P, Mei C, He L, et al.Designing multifunctional cancer-targeted nanosystem for magnetic resonance molecular imaging-guided theranostics of lung cancer. Drug Delivery, 2018, 25 (1): 1811-1825.

5. Li Fan, Mengjie Fang, Zhaobin Li, et al.Radiomics signature: a biomarker for the preoperative discrimination of lung invasive adenocarcinoma manifesting as a ground-glass nodule. European Radiology, 2019, 29 (2): 889-897.

6. Li FAN, QingChu LI, WenTing TU, et al.Changes in Quantitative Parameters of Pulmonary Nonsolid Nodule Induced by Lung Inflation According to Paired Inspiratory and Expiratory Computed Tomography Imaging. European radiology, 2019, 28.

7. Li Fan, Yun Wang, Ying Zhou, et al.Lung cancer screening with low-dose CT: baseline screening results in Shanghai. Acad Radiol, 2018, 14 (18): 30-35.

8. Li Fan, Mengjie Fang, Wenting Tu, et al.Radiomics Signature: A Biomarker for the Preoperative Distant Metastatic Prediction of Stage I Nonsmall Cell Lung Cancer. Acad Radiol, 2018, 5 (18): 90-92.

9. Wenting Tu, Zhaobin Li, Yun, et al.The "solid" component within subsolid nodules: imaging definition, display, and correlation with invasiveness of lung adenocarcinoma, a comparison of CT histograms and subjective evaluation. European Radiology, 2019, 29 (4): 1703-1713. IF=4.078.

10. Li Q, Gu YF, Fan L, et al.Effect of CT window settings on size measurement of the solid component in subsolid nodules: evaluation of prediction efficacy of the degree of pathological malignancy in lung adenocarcinoma. British journal of radiology, 2018, 9 (10): 88-90. IF=1.814.

11. Jiali Cai, Dongming Xu, Shiyuan Liu, et al.The Added Value of Computer-aided Detection of Small Pulmonary Nodules and Missed Lung Cancers. J Thorac Imaging, 2018, 33 (6): 390-395. IF=1.624.

12. Fan R, Shi X, Qian Y, et al.Optimized categorization algorithm of coronary artery calcification score on non-gated chest low-dose CT screening using iterative model reconstruction technique. Clinical Imaging 2018, 29 (52): 287-291. IF=1.014.

13. Nie K, Zhang YX, Zhu L, et al.Prognostic value of metabolic tumour volume and total lesion glycolysis measured by 18F-fluorodeoxyglucose positron emission tomography/computed tomography in small cell lung cancer: A systematic review and meta-analysis. J Med Imaging Radiat Oncol, 2018. IF=1.478.

14. R Jiang Dan, Zhimin Wang, Cong Shen, et al.Small airway dysfunction may be an indicator of early asthma: findings from high-resolution CT. Ann Allergy Asthma Immunol, 2019, (122): 498-501.

15. Jiang Dan, Wang Zhimin, Yu Nan, et al.Airway remodeling in asthma: evaluation in five consecutive bronchial generations using high-resolution computed tomograph. Respiratory Care, 2018, 63 (11): 1399-1406.

16. Wei X, Ding Q, Yu N, et al.Maging Features of Chronic Bronchitis with Preserved Ratio and Impaired Spirometry (PRISm). Lung, 2018, 196 (6): 649-658.

17. Wei X, Yu N, Ding Q, et al.The features of AECOPD with carbon dioxide retention. BMC Pulm Med, 2018, 18 (1): 124.

18. Wei Xia, Ma Zhengquan, Yu Nan, et al.Risk factors predict frequent hospitalization in patients with acute exacerbation of COPD.International Journal of Chronic Obstructive Pulmonary Disease, 2018, 13: 121-129. IF=3.157

19. Yu N, Yuan H, Duan HF, et al.Determination of vascular alteration in smokers by quantitative computed tomography measurements. Medicine, 2019, 98 (7): 14-18.

20. Jia Y, Ji X, He T, et al.Quantitative Analysis of Airway Tree in Low-dose Chest CT with a New Model-based Iterative Reconstruction Algorithm: Comparison to Adaptive Statistical Iterative Reconstruction in Routine-dose CT. Acad Radiol, 2018, 25 (12): 1526-1532.

21. Wang R, Yu N, Zhou S, et al.Limitations of an automated embolism segmentation method in clinical practice. J Xray Sci Technol, 2018, 26 (4): 667-680.

22. Ruifeng Wang, XiaoyiDuan, Cong Shen, et al.A retrospective study of SPECT/CT scans using SUV measurement of the normal pelvis with Tc-99m methylene diphosphonate. J Xray Sci Technol, 2018.

23. Li Y, Dai YL, Yu N, et al.Sex-related differences in bronchial parameters and pulmonary function test results in patients with chronic obstructive pulmonary disease based on three-dimensional quantitative computed

tomography. J Int Med Res, 2018, 46 (1): 135-142.

24. Yan Lin, Changchun Ma, Tedros Bezabeh, et al.1H NMR-based metabolomics reveal over lapping discriminatory metabolites and metabolic pathway disturbances between colorectal tumor tissues and fecal samples. Int J Cancer, 2019.

25. JiaHao Liang, Yan Lin, Ting Ouyang, et al.NMR-based metabolomics and metabolic pathway networks from patient-matched esophageal carcinoma, adjacent noncancerous tissues and urine. World J Gastroenterol, 2019, 25 (25): 3218-3230. IF=3.51

26. Huang Y, Lin Y, Hu W, Ma C, Lin W, Wang Z, Liang J, Ye W, Zhao J, Wu R. Diffusion Kurtosis at 3.0T as an in vivo Imaging Marker for Breast Cancer Characterization: Correlation With Prognostic Factors. J Magn Reson Imaging, 2019, 49 (3): 845-856.IF=3.72

27. Huizhen Xin, Haijun Li, Honghui Yu, JingjingYu, Juan Zhang, Wenjing Wang, Dechang Peng. Disrupted resting-state spontaneous neural activity in stable chronic obstructive pulmonary disease. International Journal of Chronic Obstructive Pulmonary Disease, 2019, 14: 499-508. IF=2.92

28. Chen L, Fan X, Li H, Ye C, Yu H, Gong H, Zeng X, Peng D, Yan L. Topological eorganization of the Default Mode Network in Severe Male Obstructive Sleep Apnea. Frontiers in Neurology, 2018, 9: 363. IF=3.51

29. Chen LT, Fan XL, Li HJ, Ye CL, Yu HH, Xin HZ, Gong HH, Peng DC, Yan LP.Aberrant brain functional connectome in patients with obstructive sleep apnea.Neuropsychiatr Dis Treat, 2018, 14: 1059-1070. IF=2.195

30. Yang S, Yang L, Teng L, Zhang S, Cui Y, Cao Y, Shi H. Visceral pleural invasion by pulmonary adenocarcinoma ≤3cm: the pathological correlation with pleural signs on computed tomography.Journal of Thoracic Disease. 2018; 10 (7): 3992-3999. IF=1.804

31. Cui Y, Cao Y, Song J, Dong N, Kong X, Wang J, Yuan Y, Zhu X, Yan X, Greiser A, Shi H, Han P. Association between Myocardial Extracellular Volume Fraction and Strain Analysis through Cardiovascular Magnetic Resonance with Histological Myocardial Fibrosis in Heart Transplant Patients. Journal of Cardiovascular Magnetic Resonance, 2018, 20: 25. IF=5.474

32. Han X, Zhang J, Fan J, Cao Y, Gu J, Shi H.Radiological and Clinical Features and Outcomes of Patients with Primary Pulmonary Salivary Gland-Type Tumors. Can Respir J, 2019. IF=1.286

33. Yuan Y, Cai J, Cui Y, Wang J, Alwalid O, Shen X, Cao Y, Zou Y, Liang B. CMR-derived extracellular volume fraction (ECV)in asymptomatic heart transplant recipients: correlations with clinical features and myocardial edema. International Journal of Cardiovascular Imaging, 2018, 34 (12): 1959-1967. IF=2.036

34. Wang J, Zhou G, Liang B, Joyman M, Pan F, Zhao D, Zheng C. Combination of Aortic Stent-Graft and Arterial Embolization for Multiple Bronchial Artery Aneurysms Associated with Diffuse Bronchial-Pulmonary Arterial Fistulas. Journal of Vascular and Interventional Radiology, 2018, 29 (9): 1283-1285. IF=2.758

35. YS Ye, YM Ren, XM, Wu. Characterization of Calibrated Gelatin Sponge Particles in a Rabbit Renal Embolization Model. CardioVascular and Interventional Radiology, 2019. IF=2.210

36. Cen R L, Cui F, Wan Q, Chen L, Huang X Y, Zhou J X, Li S B, Zeng Q S, He J X. Preoperative localisation of pulmonary ground-glass opacity using medical adhesive before thoracoscopic resection. Eur Radiol,

2018, 28 (10): 4048-4052. IF=4.027

37. Xiaohuan Pan, Xinguan Yang, Jingxu Li, Yubao Guang, et al. Is a 5-mm diameter an appropriate cut-off value for the diagnosis of atypical adenomatous hyperplasia and adenocarcinoma in situ on chest computed tomography and pathological examination? J Thorac Dis, 2018, 10: S790-S796.IF=1.804

38. Jingxu Li, Tingting Xia, Xinguan Yang, Yubao Guang, et al. Malignant solitary pulmonary nodules: assessment of mass growth rate and doubling time at follow-up CT.J Thorac Dis, 2018, 10: S797-S806. IF=1.804

39. Xinguan Yang, Xiaohuan Pan, Hui Liu, Yubao Guang, et al. A new approach to predict lymph node metastasis in solid lung adenocarcinoma: a radiomics nomogram. J Thorac Dis, 2018, 10: S807-S819.IF=1.804

40. Xinguan Yang, Jianxing He, Jiao Wang, Yubao Guang, et al. CT-based radiomics signature for differentiating solitary granulomatous nodules from solid lung adenocarcinoma.Lung Cancer, 2018, 125: 109-114. IF=4.52

41. Xinguan Yang, Juhong Jiang, Xiao Dong, Yubao Guang, et al. Correlations between computed tomography and positron emission tomography/computed tomography findings and pathology in 6 cases of pulmonary epithelioid angiosarcoma. Medicine, 2018.IF=0.92

42. Wan Q, Deng Y, Lei Q, Li Xinchun et al. Differentiating between malignant and benign solid solitary pulmonary lesions: are intravoxel incoherent motion and diffusion kurtosis imaging superior to conventional diffusion-weighted imaging?. European Radiology, 2018. IF=4.027

43. Li JL, Huang L, Zhu W, Ye WT, Yan LF, Zhong XM, Luo HY, Saboo S, Huang MP, Liang CH. The evaluation of coronary artery-to-pulmonary artery fistula in adulthood on 256-slice CT coronary angiography: Comparison with coronary catheter angiography and transthoracic echocardiography. Journal of cardiovascular computed tomography, 2019, 13 (1): 75-80, IF=3.095.

44. Jia Q, Cen J, Li J, Zhuang J, Liu H, Zhang Q, Liu X, Huang M, Liang C. Anatomy of the retro-oesophageal major aortopulmonary collateral arteries in patients with pulmonary atresia with ventricular septal defect: results from preoperative CTA. European radiology, 2018, 28 (7): 3066-3074, IF=4.027.

45. Chen R, Wang J, Du Z, Juan YH, Chan CW, Fei H, Xie J, Wu W, Zhu Y, Li L, Meng J, Wu S, Liang C, Yu Z, Liu H. The comparison of short-term prognostic value of T1 mapping with feature tracking by cardiovascular magnetic resonance in patients with severe dilated cardiomyopathy. The international journal of cardiovascular imaging, 2019, 35 (1): 171-178. IF=2.036.

46. Sun L, Juan YH, Chen J, Zhuang J, Xie J, Li H, Liu H. Evaluation of Unroofed Coronary Sinus Syndrome Using Cardiovascular CT Angiography: An Observational Study. AJR American journal of roentgenology, 2018, 211 (2): 314-320. IF=3.125.

47. Zhu Y, Chen R, Juan YH, Li H, Wang J, Yu Z, Liu H. Clinical validation and assessment of aortic hemodynamics using computational fluid dynamics simulations from computed tomography angiography. Biomedical engineering online, 2018, 17 (1): 53. IF=1.676.

48. Ren G, Juan YH, Fei H, Lin Q, Paul S, Wang J, Chen R, Liu H. Congenital absence of the pericardium

and tricuspid regurgitation. QJM: monthly journal of the Association of Physicians, 2018, 111 (12): 895-897. IF=3.204.

49. Jianhua Zhao, Guanxun Cheng, Jing Liu. Combination of intensity modulated radiotherapy followed treatment with p38 MAPK activation inhibitor inhibits the proliferation of MCF-7 breast cancer cells. Saudi Journal of Biological Sciences, 2018, 25 (2): 10-14. IF=2.564

50. Yonghua Xiang, Guanxun Cheng, Ke Jin, Xuehua Zhang, Yuan Yang. Computed tomography findings and preoperative risk factors for mortality of total anomalous pulmonary venous connection. Int J Cardiovasc Imaging, 2018. IF=2.036

51. Shuangquan Zhao, Daohui Zeng, Jianxun Song, Jiuping Liang, Yongsheng Zhou, Yi Zhu, Lu Xu and Guanxun Cheng.Comparative Analysis of Diagnostic Value Between Magnetic Resonance Imaging and Computed Tomography for Patients with Osteosarcoma. Journal of Medical Imaging & Health Informatics, 2018, 8 (2): 295-298. IF=0.549

52. Radiomics in RayPlas: a Web-Based Tool for Texture Analysis in Medical Images. Journal of Digital Imaging, 2018. IF=1.536

53. Chunyue Luo, Yan liu, Zuojia li, Jianying lin, Ru Chen, Tieshan Zhang, Ying HU, Guanxun Cheng. Correlations between anterior wall motion velocity of ascending aorta measured by quantitative tissue velocity image and left ventricular geometry as well as left heart function in hypertension patients. Minerva Cardioangiologica, 2017, 65 (31) : 17-19. IF=0.571

54. Xinyue Yang, Xiaojuan Xiao, Baolan Lu, Yan Chen, Ziqiang Wen and Shenping Yu. Perfusion-sensitive parameters of intravoxel incoherent motion MRI in rectal cancer: evaluation of reproducibility and correlation with dynamic contrast-enhanced MRI.Acta Radiologica. 2018. IF=1.823

55. Li Fan, MengJie Fang, ZhaoBin Li, WenTing Tu, ShengPing Wang, WuFei Chen, Jie Tian, Di Dong, ShiYuan Liu. Radiomics signature: a biomarker for the preoperative discrimination of lung invasive adenocarcinoma manifesting as a ground-glass nodule. European Radiology, 2019, 29 (2): 889-897. IF=4.027

56. Li FAN, QingChu LI, WenTing TU, RuTan CHEN, Yi XIA, Yu PU, ZhaoBin LI, Shi-yuan LIU. Changes in Quantitative Parameters of Pulmonary Nonsolid Nodule Induced by Lung Inflation According to Paired Inspiratory and Expiratory Computed Tomography Imaging. European radiology, 2019. IF=4.027

57. Li Fan, Yun Wang, Ying Zhou, Qiong Li, Wenjie Yang, Shengping Wang, Fei Shan, Xingwei Zhang, Jingyun Shi, Wufei Chen, Shiyuan Liu. Lung cancer screening with low-dose CT: baseline screening results in Shanghai. Acad Radiol, 2018. IF=2.11

58. Li Fan, MengJie Fang, Wenting Tu, Di Zhang, Xiuxiu Zhou, Yi Xia, Zhaobin Li, Shiyuan Liu. Radiomics Signature: A Biomarker for the Preoperative Distant Metastatic Prediction of Stage I Nonsmall Cell Lung Cancer. Acad Radiol 2018 IF=2.11

59. WenTing Tu, ZhaoBin Li, Yun Wang, Qiong Li, Yi Xia, Yu Guan, Yi Xia, Li Fan, ShiYuan Liu. The "solid" component within subsolid nodules: imaging definition, display, and correlation with invasiveness of lung adenocarcinoma, a comparison of CT histograms and subjective evaluation. European Radiology, 2019, 29 (4):

1703-1713. IF=4.078

60. Li Q, Gu YF, Fan L, Li QC, Xiao Y, Liu SY. Effect of CT window settings on size measurement of the solid component in subsolid nodules: evaluation of prediction efficacy of the degree of pathological malignancy in lung adenocarcinoma. British journal of radiology, 2018. IF=1.814

61. Jiali Cai, Dongming Xu, Shiyuan Liu, Matthew D. Cham. The Added Value of Computer-aided Detection of Small Pulmonary Nodules and Missed Lung Cancers. J Thorac Imaging, 2018, 33 (6): 390-395. IF=1.624

62. Fan R, Shi X, Qian Y, Wang Y, Fan L, Chen R, Xiao Y, Liu S. Optimized categorization algorithm of coronary artery calcification score on non-gated chest low-dose CT screening using iterative model reconstruction technique. CLINICAL IMAGING, 2018, 29 (52): 287-291. IF=1.014

63. Nie K, Zhang YX, Zhu L, Yu H. Prognostic value of metabolic tumour volume and total lesion glycolysis measured by 18F-fluorodeoxyglucose positron emission tomography/computed tomography in small cell lung cancer: A systematic review and meta-analysis. J Med Imaging Radiat Oncol, 2018. IF=1.478

64. Ma M, Bu L, Shi L, Guo R, Yang B, Cao H, Luo L, Lu L. Effect of loading dose of atorvastatin therapy prior to percutaneous coronary intervention in patients with acute coronary syndrome: a meta-analysis of six randomized controlled trials. Drug Design Development and Therapy, 2019, 13: 1233-1240. IF=2.9

65. Huang C, Liang J, Lei X, Xu X, Xiao Z, Luo L. Diagnostic Performance of Perfusion Computed Tomography for Differentiating Lung Cancer from Benign Lesions: A Meta-Analysis. Medical science monitor: international medical journal of experimental and clinical research, 2019, 25: 3485-3494. IF=1.8

66. Zhang D, Xu P, Qiao H, Liu X, Luo L, Huang W, Zhang H, Shi C. Carotid DSA based CFD simulation in assessing the patient with asymptomatic carotid stenosis: a preliminary study. Biomedical Engineering Online, 2018, 17. IF=1.6

67. Gao P, Mei C, He L, Xiao Z, Chan L, Zhang D, Shi C, Chen T, Luo L. Designing multifunctional cancer-targeted nanosystem for magnetic resonance molecular imaging-guided theranostics of lung cancer. Drug Delivery, 2018, 25 (1): 1811-1825. IF=3.0

68. Liu Y, Wang H, Li Q, McGettigan MJ, Balagurunathan Y, Garcia AL, Thompson ZJ, Heine JJ, Ye Z, Gillies RJ, Schabath MB. Radiologic Features of Small Pulmonary Nodules and Lung Cancer Risk in the National Lung Screening Trial: A Nested Case-Control Study. Radiology, 2018, 286 (1): 298-306. IF=7.296

69. Zhu L, Bian H, Yang L, Liu J, Chen W, Li X, Wang J, Song X, Dai D, Ye Z, Xu W, Yu X. Fluorodeoxyglucose-positron emission tomography/computed tomography features of suspected solitary pulmonary lesions in breast cancer patients following previous curative treatment. Thorac Cancer, 2019, 10 (5): 1086-1095. IF=2.569

70. Qian Li, Yoganand Balagurunathan, Ying Liu, Jin Qi, Matthew B. Schabath, Zhaoxiang Ye, Robert Gillies. Comparison between radiological semantic features and lung-RADS in predicting malignancy of screen-detected lung nodules in the National Lung Screening Trial. Clinical Lung Cancer, 2018, 19 (2): 148-156. IF=4.204

71. Han L, Zhang P, Wang Y, Gao Z, Wang H, Li X, Ye Z. CT quantitative parameters to predict the

invasiveness of lung pure ground-glass nodules (pGGNs). Clin Radiol, 2018, 73 (5): 504-504. IF=2.282

72. Liu Y, Kim J, Balagurunathan Y, Hawkins S, Stringfield O, Schabath MB, Li Q, Qu F, Liu S, Garcia AL, Ye Z, Gillies RJ. Prediction of pathological nodal involvement by CT-based Radiomic features of the primary tumor in patients with clinically node-negative peripheral lung adenocarcinomas. Med Phys, 2018, 45 (6): 2518-2526. IF=2.884

73. Wei Li, Xuexiang Wang, Yuwei Zhang, Xubin Li, Qian Li, Zhaoxiang Ye, Radiomic analysis of pulmonary ground-glass opacity nodules for the distiction of pre-invasive lesions, invasive pulmonary adenocarcinoma and minimally invasive adenocarcinoma based on quantitative texture analysis of CT. Chin J Cancer Res, 2018, 30 (4): 415-424.IF=3.689

74. Zhou B. Xu J. Tian Y. Yuan S. Li X. Correlation between radiomic features based on contrast-enhanced computed tomography images and Ki-67 proliferation index in lung cancer: A preliminary study. Thorac Cancer, 2018, 9 (10): 1235-1240. IF=2.569

75. Wang S, Shi J, Ye Z, Dong D, Yu D, Zhou M, Liu Y, Gevaert O, Wang K, Zhu Y, Zhou H, Liu Z, Tian J. Predicting EGFR mutation status in lung adenocarcinoma on computed tomography image using deep learning. Eur Respir J, 2019, 28; 53 (3). IF=12.242

76. Zhao FN, Zhao YQ, Han LZ, Xie YS, Liu Y, Ye ZX. Clinicoradiological features associated with epidermal growth factor receptor exon 19 and 21 mutation in lung adenocarcinoma. Clin Radiol, 2019, 74 (1): 80.e7-80.e17. IF=2.282

77. Yihui Du, Yingru Zhao, Grigory Sidorenkov, Geertruida H. de Bock, Xiaonan Cui, Yubei Huang, Monique D. Dorrius, Mieneke Rook, Harry J. M. Groen, Marjolein A. Heuvelmans, Rozemarijn Vliegenthart, Kexin Chen, Xueqian Xie, Shiyuan Liu, Matthijs Oudkerk, Zhaoxiang Ye. Methods of computed tomography screening and management of lung cancer in Tianjin: design of a population-based cohort study. Cancer Biol Med, 2019. IF=4.607

78. Zhao L, Li FT, Zhang ZW, Zhang Z, Jiang YJ, Wang XY, Gu J, Li D.Assessment of an advanced virtual monoenergetic reconstruction technique in cerebral and cervical angiography with third-generation dual-source CT: Feasibility of using low concentration contrast medium.European Radiology, 2018, 28 (10): 4379-4388. IF=3.967

79. Zhou F, Ma W, Li W, Ni H, Gao G, Chen X, Zhang J, Thick-wall cavity predicts worse progression-free survival in lung adenocarcinoma treated with first-line.EGFR-TKIs BMC CANCER, 2018, 18 (1): 1033. IF=3.288

80. Tan W, Soodeen-Lalloo AK, Chu Y, Xu W, Chen F, Zhang J, Sex influences the association between haemostasis and the extent of lung lesions in tuberculosis. Biol Sex Differ. 2018,9 (1): 44. IF=3.543

81. Zhu X, Dong D, Chen Z, Fang M, Zhang L, Song J, Yu D, Zang Y, Liu Z, A New Approach to Predict Progression-free Survival in Stage IV EGFR-mutant NSCLC Patients with EGFR-TKI Therapy..Clinical Cancer Research, 2018,24 (15): 3583-3592. IF=10.199

82. Zhu X, Dong D, Chen Z, Fang M, Zhang L, Song J, Yu D, Zang Y, Liu Z, Radiomic signature as a diagnostic factor for histologic subtype classification of non-small cell lung cancer..European Radiology,2018,28 (7): 2772-2778. IF=4.027

83. Dong Z, Shi JY, Dorhoi A, Zhang J, Soodeen-Lalloo AK, Tan W, Yin H, Sha W, Li W, Hemostasis and Lipoprotein Indices Signify Exacerbated Lung Injury in TB With Diabetes Comorbidity.chest, 2018,153 (5): 1187-1200. IF=7.652

84. Wu T, Ding X, Su B, Soodeen-Lalloo AK, Zhang L, Shi JY, Magnetic resonance imaging of tumor angiogenesis using dual-targeting RGD10-NGR9 ultrasmall superparamagnetic iron oxide nanoparticles..Clin Transl Oncol,2018,20 (5): 599-606. IF=3.353

85. Fang Y, Xiao H, Sha W, Hu H, You XF, Comparison of closed-chest drainage with rib resection closed drainage for treatment of chronic tuberculous empyema..JOURNAL OF THORACIC DISEASE,2018,20. (1): 347-354. IF=2.365

86. Wuchao Li, Liwen Zhang, Chong Tian, Hui Song, Mengjie Fang, ChaoenHu, Yali Zang, Ying Cao, Shiyuan Dai, Fang Wang, Di Dong, RongpinWang, Jie Tian. Prognostic Value of Computed Tomography Radiomics Features in Patients with Gastric Cancer Following Curative Resection. European Radiology, 2018.

87. Tao Wang, Chong Tian, Xianchun Zeng, Honglin Zhu, Peng Zhou, Rongpin Wang.Diagnostic value of 3D-ASL in radiation-induced injuries and recurrence after glioma surgery. Int J Clin Exp Med, 2018, 11 (8): 8467-8472.

88. Dongxue Li, Rongpin Wang. Extensive accumulation of gas in the portal venous system after chemotherapy of leukemia: a case report. Int J Clin Exp Med, 2018, 11 (10): 11229-11232. IF=0.83

89. Dongxue Li, Yuquan Wang, Rongpin Wang. Force CTA and post-processing techniques play an important role in preoperative diagnosis of limb arteriovenous fistula Int J Clin Exp Med, 2018, 11 (10): 11313-11316.

90. Wen Didi, Xu Jian, Huan Yi, Wei Mengqi, Zheng Minwen. Effects of endothelial progenitor cells applied for autograft transplantation in a pig model of acute myocardial infarction. Cardiovascular Imaging Asia, 2018, 2 (3): 142-149.

91. Zhao Hongliang, Wen Didi, Duan Weixun, An Rui, Li Jian, Zheng Minwen. Identification of CTA based predictive findings for temporary and permanent neurologic dysfunction after repair in acute type A aortic dissection. Scientific Reports, 2018, 8 (1): 9740. IF=4.122

92. Wen Didi, Li Jiayi, Zhao Hongliang, Li Jian, Zheng Minwen. Diagnostic performance of two corrected transluminal attenuation gradient metrics in coronary CT angiography for the evaluation of significant in-stent restenosis by dual-source CT: a validation study with invasive coronary angiography. Clinical Radiology, 2018, 73 (6): 592.e1-592. e8. IF=2.4789

93. Yan C, Li S, Song H, Jin J, Zheng H, Wang C, Zhao S. Off-label use of duct occluder in transcatheter closure of secundum atrial septal defect with no rim to right pulmonary vein. J Thorac Cardiovasc Surg, 2019, 157 (4): 1603-1608. IF=4.88

94. Cui C, Yin G, Lu M, Chen X, Cheng S, Li L, Yan W, Song Y, Prasad S, Zhang Y, Zhao S. Retrospective Electrocardiography-Gated Real-Time Cardiac Cine MRI at 3T: Comparison with Conventional Segmented Cine MRI. Korean J Radiol, 2019, 20 (1): 114-125. IF=3.072

95. Zhuang B, Sirajuddin A, Wang S, Arai A, Zhao S, Lu M. Prognostic value of T1 mapping and extracellular volume fraction in cardiovascular disease: a systematic review and meta-analysis. Heart Fail Rev, 2018, 23 (5): 723-731. IF= 4.104

96. Cui C, Wang S, Lu M, Duan X, Wang H, Jia L, Tang Y, Sirajuddin A, Prasad SK, Kellman P, Arai AE, Zhao S. Detection of Recent Myocardial Infarction Using Native T1 Mapping in a Swine Model: A Validation Study. Sci Rep, 2018, 8 (1): 7391. IF= 4.122

97. Cheng S, Fang M, Cui C, Chen X, Yin G, Prasad SK, Dong D, Tian J, Zhao S. LGE-CMR-derived texture features reflect poor prognosis in hypertrophic cardiomyopathy patients with systolic dysfunction: preliminary results. Eur Radiol, 2018, 28 (11): 4615-4624. IF= 4.027

98. Lu M, Wang S, Sirajuddin A, Arai AE, Zhao S. Dynamic stress computed tomography myocardial perfusion for detecting myocardial ischemia: A systematic review and meta-analysis. Int J Cardiol, 2018, 1 (258) 325-331. IF= 4.034

99. Cheng S, Choe YH, Ota H, Cui C, Yin G, Lu M, Li L, Chen X, Prasad SK, Zhao S. CMR assessment and clinical outcomes of hypertrophic cardiomyopathy with or without ventricular remodeling in the end-stage phase. Int J Cardiovasc Imaging, 2018, 34 (4): 597-605. IF= 2.036

100. Wang Guan, Li Song Bai. Iinfluence of Myocardial Hemorrhage on Staging of Reperfused Myocardial Infarctions With T2 Cardiac Magnetic Resonance Imaging-Insights into the Dependence on Infarction Type With Ex Vivo Validation. J jacc-cardiovascular Imaging, 2018.

101. Hu Bin, Xu Ke, Zhang Li Na, A radiomic nomogram based on an apparent diffusion coefficient map for differential diagnosis of suspicious breast findings.J Chinese Journal of Cancer Research, 2018, 30 (4): 432-438

102. Jin Shi Qi, Li Pei Lin, Lung nodules assessment in ultra-low-dose CT with iterative reconstruction compared to conventional dose CT.J Quantitative Imaging in Medicine and Surgery, 2018, 8 (5): 480-490.

103. Liu Ting, Quantitative coronary plaque analysis predicts high-risk plaque morphology on corconary computed tomography angiography results from the ROMICAT Ⅱ trial.J Int J Cardiovasc Imaging, 2018, 34: 311-319

（四）腹部组

1. Sugihara F, Murata S, Ueda T, et al.Haemodynamic changes in hepatocellular carcinoma and liver parenchyma under balloon occlusion of the hepatic artery. Eur Radiol, 2017, 27 (6): 2474-2481.

2. Kim DH, Choi SH, Kim SY, Kim MJ, Lee SS, Byun JH. Gadoxetic Acid-enhanced MRI of Hepatocellular Carcinoma: Value of Washout in Transitional and Hepatobiliary Phases. Radiology, 2019, 291 (3): 651-657.

3. Jang S, Graffy PM, Ziemlewicz TJ, Lee SJ, Summers RM, Pickhardt PJ.Opportunistic Osteoporosis Screening at Routine Abdominal and Thoracic CT: Normative L1Trabecular Attenuation Values in More than 20000Adults. Radiology,2019, 291 (2): 360-367.

4. Park HJ, Lee SS, Park B, Yun J, Sung YS, Shim WH, Shin YM, Kim SY, Lee SJ, Lee MG. Radiomics Analysis of Gadoxetic Acid-enhanced MRI for Staging Liver Fibrosis. Radiology, 2019, 290 (2): 380-387.

5. Hong SB, Lee SS, Kim JH, Kim HJ, Byun JH, Hong SM, Song KB, Kim SC. Pancreatic Cancer CT: Prediction of Resectability according to NCCN Criteria. Radiology, 2018, 289 (3): 710-718.

6. Choi KJ, Jang JK, Lee SS, Sung YS, Shim WH, Kim HS, Yun J, Choi JY, Lee Y, Kang BK, Kim JH, Kim SY, Yu ES. Development and Validation of a Deep Learning System for Staging Liver Fibrosis by Using Contrast Agent-enhanced CT Images in the Liver Radiology,2018, 289 (3): 688-697.

7. Zech CJ. MRI of Extramural Venous Invasion in Rectal Cancer: A New Marker for Patient Prognosis? Radiology, 2018, 289 (3): 686-687.

8. Nakajima R, Nozaki S, Kondo T, Nagashima Y, Abe K, Sakai S. Evaluation of renal cell carcinoma histological subtype and fuhrman grade using $_{18}$F-fluorodeoxyglucose-positron emission tomography/computed tomography. Eur Radiol, 2017, 27 (11): 4866-4873.

9. Chatterjee A, Lopes Vendrami C, Nikolaidis P, Mittal PK, Bandy AJ, Menias CO, Hammond NA, Yaghmai V, Yang GY, Miller FH. Uncommon Intraluminal Tumors of the Gallbladder and Biliary Tract: Spectrum of Imaging Appearances. Radiographics,2019, 39 (2): 388-412.

10. Canellas R, Rosenkrantz AB, Taouli B, Sala E, Saini S, Pedrosa I, Wang ZJ, Sahani DV. Abbreviated MRI Protocols for the Abdomen. Radiographics, 2019, 39 (3): 744-758.

11. VanBuren WM, Lightner AL, Kim ST, Sheedy SP, Woolever MC, Menias CO, Fletcher JG. Imaging and Surgical Management of Anorectal Vaginal Fistulas. Radiographics, 2018, 38 (5): 1385-1401.

12. Huang YQ, Liang CH, He L, Tian J, Liang CS, Chen X, Ma ZL, Liu ZY. Development and Validation of a Radiomics Nomogram for Preoperative Prediction of Lymph Node Metastasis in Colorectal Cancer. J Clin Oncol, 2016, 34 (18): 2157-2164.

13. Wang Q, Yan H, Jin Y, Wang Z, Huang W, Qiu J, Kang F, Wang K, Zhao XM, Tian J. A novel plectin/integrin-targeted bispecific molecular probe for magnetic resonance/near-infrared imaging of pancreatic cancer. Biomaterials, 2018, 183, 173-184.

14. Liu X, Lu Y, Xu Y, Hou S, Huang J, Wang B, Zhao J, Xia S, Fan S, Yu X, Du Y, Hou L, Li Z, Ding Z, An S, Huang B, Li L, Tang J, Ju J, Guan H, Song B. Exosomal transfer of miR-501 confers doxorubicin resistance and tumorigenesis via targeting of BLID in gastric cancer, Cancer Lett. 2019, 459: 122-134.

15. Chang D, Wang YC, Xu TT, Peng XG, Cai Y, Wang L, Bai YY, Ju S. Noninvasive Identification of Renal Hypoxia in Experimental Myocardial Infarctions of Different Sizes by Using BOLD MR Imaging in a Mouse Model. Radiology, 2018, 286 (1): 129-139.

16. Liu Z, Zhang XY, Shi YJ, Wang L, Zhu HT, Tang Z, Wang S, Li XT, Tian J, Sun YS. Radiomics Analysis for Evaluation of Pathological Complete Response to Neoadjuvant Chemoradiotherapy in Locally Advanced Rectal Cancer. Clin Cancer Res, 2017, 23 (23): 7253-7262.

17. Li J, Fang M, Wang R, Dong D, Tian J, Liang P, Liu J, Gao J. Diagnostic accuracy of dual-energy CT-based nomograms to predict lymph node metastasis in gastric cancer.Eur Radiol, 2018, 28 (12): 5241-5249.

18. Yang RM, Zou Y, Huang DP, Lai SS, Xu XD, Wei XH, Chang HZ, Huang TK, Wang L, Tang WJ, Jiang XQ. In vivo assessment of the vascular disrupting effect of M410 by DCE-MRI biomarker in a rabbitmodel of liver

tumor. Oncol Rep, 2014, 32 (2): 709-715.

（五）骨肌组

1. Su YB, Wang L, Wu XB, Yi C, Yang MH, Yan D, Cheng KB, Cheng XG. The spatial differences in bone mineral density and hip structure between low-energy femoral neck and trochanteric fractures in elderly Chinese using quantitative computed tomography. Bone, 2019, 124: 62-68.

2. Nan Xu, Kun Peng, Shun Dai, Lei Zhang, Hong Yu, Gonghua Dai, Liqing Jin, Bo Hu, Guangyu Tang. Does vessel length impact transluminal attenuation gradient in 320-slice coronary CT angiography? Correlation with invasive angiography. European Radiology, 2019.

3. Distinguishing soft tissue sarcomas of different histologic grades based on quantitative MR assessment of intratumoral heterogeneity. European Journal of Radiology, 2019, 118 (7): 194-199.

4. Distinguishing soft tissue sarcomas of different histologic grades based on quantitative MR assessment of intratumoral heterogeneity. European Journal of Radiology, 2019, 118 (7): 194-199.

5. Fu C, Xia Y, Meng F, Li F, Liu Q, Zhao H, Pan S. MRI Quantitative Analysis of Eccentric Exercise-induced Skeletal Muscle Injury in Rats. Acad Radiol. 2019.

6. Nan Xu, Kun Peng, Shun Dai, Lei Zhang, Hong Yu, Gonghua Dai, Liqing Jin, Bo Hu, Guangyu Tang. Does vessel length impact transluminal attenuation gradient in 320-slice coronary CT angiography? Correlation with invasive angiography. European Radiology, 2019.

7. Ye Q, Yu T, Wu Y, Ding X, Gong X. Patellar instability: the reliability of magnetic resonance imaging measurement parameters. BMC Musculoskelet Disord, 2019, 20 (1): 317.

8. Shen Y, Goerner FL, Heverhagen JT, Snyder C, Hu D, Li X, Runge VM. In vitro T2 relaxivities of the Gd-based contrast agents (GBCAs)in human blood at 1.5 and 3 T Acta Radiol, 2019, 60 (6): 694-701.

9. Tian M1, Xiao L2, Jian N1, 3, Wei X2, Liu S4, Zhao H5, Li G6, Zhang S1, Liang W4, Lin N1, Lin X1.Accurate diagnosis of fetal cleft lip/palate by typical signs of magnetic resonance imaging. Prenatal diagnosis, 2019.

10. Shu ZY, Shao Y, Xu YY, Ye Q, Cui SJ, Mao DW, Pang PP, Gong XY. Radiomics nomogram based on MRI for predicting white matter hyperintensity progression in elderly adults. J Magn Reson Imaging. 2019.

11. Zeng Q, Li N, Wang Q, Feng J, Sun D, Zhang Q, Huang J, Wen Q, Hu R, Wang L, Ma Y, Fu X, Dong S, Cheng X. The prevalence of osteoporosis in China, a nationwide, multicenter DXA survey.J Bone Miner Res, 2019.

12. Liu C, Xi Y, Li M, Jiao Q, Zhang H, Yang Q, Yao W. Monitoring Response to Neoadjuvant Chemotherapy of Primary Osteosarcoma Using Diffusion Kurtosis Magnetic Resonance Imaging: Initial Findings. Korean J Radiol, 2019, 20 (5): 801-811.

13. Yuan Yuan, Dewei Zeng, Yu Zhang, Juan Tao, Yajie Liu, Tsendjav Lkhagvadorj1, Zhenzhen Yin1 and Shaowu Wang. Intravoxel incoherent motion diffusion-weighted imaging assessment of microvascular characteristics in the murine embryonal rhabdomyosarcoma model. Acta Radiologica, 2019.

14. Zhang Y, Guo J, Duanmu Y, Zhang C, Zhao W, Wang L, Cheng X, Veronese N, Cafarelli FP, Guglielmi

G. Quantitative analysis of modified functional muscle-bone unit and back muscle density in patients with lumbar vertebral fracture in Chinese elderly men: a case-control study. Aging Clin Exp Res, 2019, 31 (5): 637-644.

15. Natacha Raissa Doudou, Sylvanus Kampo, Yajie Liu, Bulbul Ahmmed, Dewei Zeng, Minting Zheng, Aminou Mohamadou, Qing-Ping Wen, Shaowu Wang. Monitoring the early antiproliferative effect of analgesic-antitumor peptide, BmK AGAP on breast cancer using Intravoxel Incoherent Motion with a reduced distribution of 4 b-values. Frontiers in Physiology, section Medical Physics and Imaging. accepted, 2019.

16. Shu Z, Fang S, Ye Q, Mao D, Cao H, Pang P, Gong X. Prediction of efficacy of neoadjuvant chemoradiotherapy for rectal cancer: the value of texture analysis of magnetic resonance images. Abdom Radiol (NY), 2019.

17. Cheng X, Blake GM, Guo Z, Keenan Brown J, Wang L, Li K, Xu L. Correction of QCT vBMD using MRI measurements of marrow adipose tissue. Bone, 2019, 120: 504-511.

18. Ning Lang, Yang Zhang, Enlong Zhang, Jiahui Zhang, Daniel Chow, Peter Chang, Hon J Yu, Huishu Yuan, Min-Ying Su, Differentiation of Spinal Metastases Originated from Lung and Other Cancers Using Radiomics and Deep Learning Based on DCE-MRI. Magnetic Resonance Imaging, 2019.

19. Wu Gang, Morelli John, Xiong Yan, Liu Xuanlin, Li Xiaoming. Diffusion weighted cardiovascular magnetic resonance imaging for discriminating acute from non-acute deep venous Thrombus. J Cardiovasc Magn Reson, 2019, 21 (1): 37.

20. Shu Z, Fang S, Ding Z, Mao D, Cai R, Chen Y, Pang P, Gong X. MRI-based Radiomics nomogram to detect primary rectal cancer with synchronous liver metastases. Sci Rep, 2019, 9 (1): 3374.

21. YXinping Hao, Yongxin Li, Danmo Cui, Biao Chen, Yunfu Liu and Bentao Yang.Anatomical study of presigmoid-retrolabyrinthine approach based on temporal bone high-resolution CT. Acta Oto-Laryngologica, 2019, 39 (2): 117-121.

22. Xueli Zhang, Ting Hua, Jingqi Zhu, Kun Peng, Jun Yang, Sifeng Kang, Tingting Xu, Jian Hu, Guangyu Tang.. Body compositions differently contribute to BMD in different age and gender: a pilot study by QCT. Archives of Osteoporosis, 2019, 14 (1): 83-86.

23. Dou Y, Li M, Zhang L, Cheng T, Lei P, Ge Y. Using synovial volume measurement by MRI to evaluate the effect of 32P Radiation synovectomy on hemophilic arthropathy patients. J Xray Sci Technol, 2019, 27 (2): 187-195.

24. Normal development of costal element ossification centers of sacral vertebrae in the fetal spine: a postmortem magnetic resonance imaging study. Jian N, Lin N, Tian MM, Zhang S, Li G, Zhao H, Xiao LX, Liang WJ, Lin XT.Neuroradiology, 2019, 61 (2): 183-193.

25. Shen TX, Liu L1, Li WH, Fu P, et al. CT imaging-based histogram features for prediction of EGFR mutation status of bons metastases in patients with primary lung adenocarcinoma. Cancer imaging.2019, 19 (1): 34.

26. Lidi Wan, Wei Zhao, Yajun Ma, Saeed Jerban, Adam C. Searleman1, Michael Carl, Eric Y. Chang1, Guangyu Tang, Jiang Du. Fast quantitative 3D ultrashort echo time MRI of cortical bone using extended cones sampling. Magn Reson Med, 2019.

27. Lidi Wan, Wei Zhao, Yajun Ma, Saeed Jerban, Adam C. Searleman1, Michael Carl, Eric Y. Chang1, Guangyu Tang, Jiang Du. Fast quantitative 3D ultrashort echo time MRI of cortical bone using extended cones sampling. Magn Reson Med, 2019.

28. Sun X, Liu L, Xu K, Li W, et al. Prediction of ISUP grading of clear cell renal cell carcinoma using support vector machine model based on CT images.Medicine (Baltimore),2019.

29. Wu Gang, Xie Ruyi, Liu Xuanlin, Hou Bowen, Li Yitong, Li Xiaoming.Intravoxel incoherent motion diffusion MR and diffusion kurtosis imaging for discriminating atypical bone metastasis from benign bone lesion Br J Radiol, 2019.

30. Bentao Y, Ziyi W, Jiyong D. The characteristic MRI indicators in predicting clear-cell renal cell carcinoma metastatic to the sinonasal region. J Comput Assist Tomogr, 2019.

31. Wu Gang, Xie Ruyi, Liu Xuanlin, Hou Bowen, Li Yitong, Li Xiaoming.Intravoxel incoherent motion diffusion MR and diffusion kurtosis imaging for discriminating atypical bone metastasis from benign bone lesion. Br J Radiol, 2019.

32. Ran J, Ji S, Morelli JN, Wu G, Li XM. The diagnostic value of T2 maps and rs-EPI DWI in dermatomyositis. Br J Radiol, 2019.

33. Wu Gang, Yang Hao, Li Xiaoming. Feeding arteries and arteriovenous shunt for discrimination of soft tissue tumors. Medicine (Baltimore), 2019.

34. Zhang Y, Zhu Y, Shi X, Tao J, Cui J, Dai Y, Zheng M, Wang S. Soft Tissue Sarcomas: Preoperative Predictive Histopathological Grading Based on Radiomics of MRI. Acad Radiol, 2019, 26: 1262-1268.

35. Wei Zhou, Wanjiang Yu, Yunying Wang, Ying Li, Wei Sheng, Qingjiang Wang, Xu Wenjian, Assessing Aortic Remodeling after Thoracic Endovascular Aortic Repair (TEVAR)in DeBakey IIIb Aortic Dissection: A Retrospective Study. Ann Thorac Cardiovasc Surg, 2019, 25: 46-55.

36. Ran J, Ji S, Morelli JN, Wu G, Li X. T2 mapping indermatomyositis/polymyositis and correlation with clinical parameters. Clin Radiol, 2018, 73 (12): 1057.e1013-1057.

37. Zhang J, Zhang S, Liu Y, Su M, Ling X, Liu F, Ge Y, Bai M. Combined CB2 receptor agonist and photodynamic therapy synergistically inhibit tumor growth in triple negative breast cancer. Photodiagnosis Photodyn Ther, 2018, 24: 185-191.

38. Cheng XG, Wang YXJ. Orthopaedic imaging for translational research and clinical application. J Orthop Translat, 2018, 15: A1-A2.

39. Shao Y, Chen Z, Ming S, Ye Q, Shu Z, Gong C, Pang P, Gong X. Predicting the Development of Normal-Appearing White Matter With Radiomics in the Aging Brain: A Longitudinal Clinical Study. Front Aging Neurosci, 2018.

40. Lu Y, Wei L, Zhang X, et al. The Regulation of Mesenchymal Stem Cell Therapy Through Magnetic Resonance Imaging Agents-Based Cellular Condition and Oxygen Environment. Journal of Biomedical Nanotechnology, 2018, 14 (11): 1906-1920.

41. Mingming M, Xiangtao L, Zhonghe Z, et al. Normal development of the fetal spinal canal and spinal

cord at T12 on 3.0-T MRI. Acta Radiologica, 2018: 028418511879119-. Zhang Y, Wang C, Duanmu Y, Zhang C, Zhao W, Wang L, Cheng X, Veronese N, Guglielmi G. Comparison of CT and magnetic resonance mDIXON-Quant sequence in the diagnosis of mild hepatic steatosis.Br J Radiol, 2018.

42. Gao A, Bai J, Cheng J, et al. Differentiating skull base chordomas and invasive pituitary adenomas with conventional MRI. Acta Radiologica, 2018, 59 (11): 1358-1364.

43. Xu Xiao-ming et al., Discordance in diagnosis of osteoporosis by quantitative computed tomography and dualenergy X-ray absorptiometry in Chinese elderly men, Journal of Orthopaedic Translation,2018.

44. Mao YF, Zhang Y, Li K, Wang L, Ma YM, Xiao WL, Chen WL, Zhang JF, Yuan Q, Le N, Shi XL, Yu AH, Hu Z, Hao J, Cheng XG. Discrimination of vertebral fragility fracture with lumbar spine bone mineral density measured by quantitative computed tomography. J Orthop Translat, 2018, 16: 33-39.

45. Zhang Y, Zhou Z, Wang C, Cheng X, Wang L, Duanmu Y, Zhang C, Veronese N, Guglielmi G. Reliability of measuring the fat content of the lumbar vertebral marrow and paraspinal muscles using MRI mDIXON-Quant sequence. Diagn Interv Radiol, 2018, 24 (5): 302-307.

46. Wenmin Guan, Wei Yu, Qiang Lin, et al. Lumbar Vertebrae Morphological Analysis and an AdditionalApproach for Vertebrae Identification in Lumbar Spine DXA Images. J Clin Densitom, 2018.

47. Lang Ning, Zhang Enlong, Xing Xiaoying, Yuan Huishu. Solitary fibrous tumour of the spine: imaging features of a commonly misdiagnosed entity, European Radiology, 2018, 28 (9): 3986-3995.

48. Han X, Wang X, Wang L, Liu L, et al. Investigation of grey matter abnormalities in multiple sclerosis patients by combined use of double inversion recovery sequences and diffusion tensor MRI at 3.0 Tesla. Clinical Radiology, 2018.

49. Xiao-Dan C, Pei Y, Xin-Yan M, et al. Evaluation of Knees in Asymptomatic Amateur Ice Hockey Players Using 3.0-T Magnetic Resonance Imaging: A Case-Control Study. Chinese Medical Journal, 2018, 131 (9): 1038.

50. Yu AH, Duan-Mu YY, Zhang Y, Wang L, Guo Z, Yu YQ, Wang YS, Cheng XG. Correlation between Non-Alcoholic Fatty Liver Disease and Visceral Adipose Tissue in Non-Obese Chinese Adults: A CT Evaluation. Korean J Radiol, 2018, 19 (5): 923-929.

51. Nan J, Mi-Mi T, Lian-Xiang X, et al. Normal development of sacrococcygeal centrum ossification centers in the fetal spine: a postmortem magnetic resonance imaging study. Neuroradiology, 2018, 60 (8): 821-833.

52. Li K, Zhang Y, Wang L, Duanmu YY, Tian W, Chen H, Yin L, Bo J, Wang Y, Li W, He L, Zhao WH, Xu SQ, Zhao LF, Zhou J, Wang FZ, Liu Y, Zhu L, Chen YZ, Zhang XL, Hao XG, Shi ZW, Wang JY, Shao JM, Chen ZJ, Lei RS, Ning G, Zhao Q, Jiang YH, Zhi YH, Li BQ, Chen X, Xiang QY, Wang L, Ma YZ, Liu SW, Cheng XG. The protocol for the Prospective Urban Rural Epidemiology China Action on Spine and Hip status study. Quant Imaging Med Surg, 2018, 8 (7): 667-672.

53. Cui JF, Hao DP, Chen HS, Liu JH, Hou F, Xu WJ, Computed tomography and magnetic resonance imaging features of cervical chordoma. Oncol Lett, 2018, 16 (1): 861-865.

54. Xu L, Duanmu Y, Blake GM, Zhang C, Zhang Y, Brown K, Wang X, Wang P, Zhou X, Zhang M,

Wang C, Guo Z, Guglielmi G, Cheng X. Validation of goose liver fat measurement by QCT and CSE-MRI with biochemical extraction and pathology as reference. Eur Radiol, 2018, 28 (5): 2003-2012.

55. Gao Chang, Min Zong, Wen-tao Wang, Lei Xu, Da Cao and Yue-fen Zou (Corresponding Author). Analysis of risk factors causing short-term cement leakages and long-term complications after percutaneous kyphoplasty for osteoporotic vertebral compression fractures. Acta Radiol, 2018, 59 (5): 577-585.

56. H.Wang, P Nie, B Chen, F Hou, C Dong, F He, W Xu.Contrast-enhanced CT findings of intravenous leiomyomatosis. Clinical Radiology, 2018.

57. Jiulong Zhang, Feng Zhang, Fuxia Xiao, Zuogang Xiong, Dong Liu, Ting Hua, Nekitsing Indima, Guangyu Tang. Quantitative evaluation of the compressed L5 and S1 nerve roots in unilateral lumbardisc herniation by using Diffusion tensor imaging. Clinical Neuroradiology, 2018, 28 (4), 529-537.

58. Cheng M, Sun X, Liu G, Liu L, et al. Comprehensive analysis of marker gene detection and computed tomography for the diagnosis of human lung cancer. Oncology Letters, 2018, 16 (4): 4400-4406.

59. Huan, Zhao, Qini, et al. Daily 10mg rivaroxaban as a therapy for ventricular thrombus related to left ventricular non-compaction cardiomyopathy: A case report. Medicine, 2018, 97 (4): e9670.

60. Sun M, Cheng J, Zhang Y, et al. Application of DWIBS in malignant lymphoma: correlation between ADC values and Ki-67 index. European Radiology, 2018, 28 (4): 1701-1708.

61. Xu J, Wang J, Gong X. Low tension of the dural sac as a cause of unsuccessful myelography in spontaneous intracranial hypotension: Evidence from computed tomographic-guided myelography. Neurol India, 2018, 66 (2): 518-520.

62. Ren Cui, Zhu Qiqo, Yuan Huishu. Mono-exponential and bi-exponential model-based diffusion-weighted MR imaging and IDEAL-IQ sequence for quantitative evaluation of sacroiliitis in patients with ankylosing spondylitis, Clinical Rheumatology, 2018, 47 (3): 820-828.

63. Shihe Liu, Qing Fu, Hualong Yu, Chuanyu Zhang, Qing Yang, Yabin Hu and Wenjian XuEvaluate of the effect of low tube voltage on the radiation dosage using 640-slice coronary CT angiography. J Xray Sci Technol, 2018, 26 (3): 463-471.

64. Liu C, Liu C, Si L, Shen H, Wang Q, Yao W. Relationship between subchondral bone microstructure and articular cartilage in the osteoarthritic knee using 3T MRI. J Magn Reson Imaging. 2018.

65. Jie L, Jia W, Zhitao Y, et al. Castleman disease versus lymphoma in neck lymph nodes: a comparative study using contrast-enhanced CT. Cancer Imaging, 2018, 18 (1): 28-30.

66. Hongyue T, Yang Q, Yiwen H, et al. Quantitative T2-Mapping and T2-Mapping Evaluation of Changes in Cartilage Matrix after Acute Anterior Cruciate Ligament Rupture and the Correlation between the Results of Both Methods. BioMed Research International, 2018, 2018: 1-8.

67. Zhang LiHua, Yuan Huishu. Imaging Appearances and Pathologic Characteristics of Spinal Epidural Meningioma. Ajnr Am J Neuroradiol, 2018, 39 (1): 199-204.

68. Wu Gang, Xuanlin Liu, Yan Xiong, Jun Ran, Xiaoming Li. Intravoxel incoherent motion and diffusion kurtosis imaging for discriminating soft tissue sarcoma from vascular anomalies. Medicine (Baltimore), 2018, 97

(50): e13641.

69. Wang HX, Nie P, Dong C, Li J, Huang YH, Hao DP, Xu WJ.CT and MRI Finding of Soft Tissue Adult Fibrosarcoma in Extremeties. Biomed Research International, 2018.

70. Jing Zhang, Chuan-ping Gao, Xue-jun Liu, Wen-Jian Xu, Intradural cervical chordoma with diffuse spinal leptomeningeal spread: case report and review of the literature.European Spine Journal, 2018, 27: S440-S445.

71. Yiwen H, Hongyue T, Yang Q, et al. Evaluation of the Talar Cartilage in Chronic Lateral Ankle Instability with Lateral Ligament Injury Using Biochemical T2 Mapping. Academic Radiology, 2018.

72. Cheng X, Zhang Y, Wang C, et al. The optimal anatomic site for a single slice to estimate the total volume of visceral adipose tissue by using the quantitative computed tomography (QCT) in Chinese population. European Journal of Clinical Nutrition, 2018.

73. Lei X, Li H, Zhan Y, et al. Predict rheumatoid arthritis conversion from undifferentiated arthritis with dynamic contrast-enhanced MRI and laboratory indexes. Clinical & Experimental Rheumatology, 2018, 36: 552-558

74. Qiang Zhou, Donghui Teng, Tao Zhang, Xinwei Lei, etal, Association of facet tropism and orientation with lumbar disc herniationin young patients. Neurological Sciences, 2018, 39: 841-846

75. Bentao Y, Jing L, Jiyong D. MR imaging and CT features of oncocytic papilloma of the sinonasal tract with comparison to inverted papilloma. The British Journal of Radiology, 2018.

76. Li H, Liu L, Ding L, Zhang Z, et al. Quantitative Assessment of Bladder Cancer Reflects Grade and Recurrence: Comparing of Three Methods of Positioning Region of Interest for ADC Measurements AT Diffusion-weighted MR Imaging. Acad Radiol, 2018.

77. 钟京谕，姚伟武．人工智能在骨关节炎影像诊断中的研究现状与进展．中华放射学杂志，2019，53（9）．

78. 林毅，王紫仪，张宗锐，郑璇，陈青华，王翰菁，郝欣平，李永新，鲜军舫，杨本涛．三维快速液体衰减反转恢复序列增强后延迟扫描对内耳淋巴积水磁共振成像的探讨．中华医学杂志，2019，99（5）：333-337.

79. 舒震宇，方松华，邵园，毛德旺，柴瑞，陈愿君，龚向阳．基于T2WI图像的影像组学列线图预测直肠癌同步肝转移的价值．中华放射学杂志，2019，53（3）：205-211.

80. 范薇，张建华，潘晶晶，冯培，徐珊珊，万倩，杨本涛．多模态MRI鉴别诊断乳腺单纯纤维腺病与混合纤维腺病的价值．中华放射学杂志，2019，53（2）：93-97.

81. 应奇峰，陈锦平，郑嘉寅等．数字X射线骨密度检测系统前臂桡骨测量结果的评估．中华骨质疏松和骨矿盐疾病杂志，2019，12（1）：39-43.

82. 刘会娜，高菲菲，卫淑芳，张玉霞，程天明，葛英辉．布鲁氏菌性脊柱炎影像诊断价值．中华放射学杂志，2019，53（1）：40-46.

83. 余卫，管文敏．腰椎骨小梁分数临床应用．中华骨质疏松和骨矿盐疾病杂志，2019，12（1）：82-93.

84. 陈思然，安颖，雷新玮，等．股骨滑车发育不良致髌股关节软骨损伤T2mapping序列定量评估. 中华医学杂志, 2019, 99（21）: 1652-1655.

85. 张恒, 夏同敬, 白荣杰, 等. 舟月韧带损伤的分级及磁共振表现. 中华医学杂志, 2018, 98（39）: 3153-3157.

86. 李葳, 赵英华, 刘金, 段宇雯, 高萌, 陆苑婷, 姚琳, 李绍林. 布鲁氏菌性脊柱炎与结核性脊柱炎的影像学鉴别诊断. 中华医学杂志, 2018, 98（29）, 2341-2345.

87. 陆苑婷, 韦禄胜, 王志勇, 王志勇, 李葳, 段宇雯, 高萌, 刘金, 赵英华, 李绍林. 低氧条件下转化生长因子-β3促进大鼠骨髓间充质干细胞向软骨分化的分析. 中华医学杂志, 2018, 98（27）: 2198-2202.

88. 司莉萍, 宣锴, 姚伟武. 基于膝关节软骨磁共振半定量评分的自动分割与分类评价. 磁共振成像, 2018, 9（12）: 54-61.

89. 邵园, 龚丞, 明帅, 何晓东, 龚向阳. 老年人脑白质高信号与磁共振液体反转序列高信号血管征的相关性研究. 中华老年医学杂志, 2018, 37（11）: 1228.

90. 舒震宇, 方松华, 丁忠祥, 龚向阳等. 磁共振纹理分析技术在预测直肠癌新辅助放化疗疗效中的应用价值. 中华胃肠外科杂志, 2018, 21（9）: 1051-1058.

91. 袁源, 邢晓颖, 袁慧书. 脊柱良性与侵袭骨母细胞瘤临床及影像对比研究. 中华放射学杂志, 2018, 52（5）: 385-389.

92. 邵红宇, 余卫, 林强, 等. 女性腰1-4和腰2-4椎体DXA测量结果比较. 中华骨质疏松和骨矿盐疾病杂志, 2018, 11（4）: 353-358.

93. 窦银聪, 李美霞, 张璐, 程天明, 雷平冲, 葛英辉. 血友病性关节病MRI滑膜体积测量评估放射性滑膜切除术疗效的价值. 中华放射学杂志, 2018, 52（4）: 291-294.

94. 刘悦, 张恒, 白荣杰. 手指屈肌结构损伤的影像学研究进展. 中华全科医师杂志, 2018, 17（2）: 152-155.

著作

王绍武

1. 副主编, 国家卫生健康委员会"十三五"规划教材——医学影像学. 北京: 人民卫生出版社, 2018.

2. 副主编, 国家卫生健康委员会"十三五"规划教材——医学影像学-学习指导与习题集. 北京: 人民卫生出版社, 2019.

3. 主编, 国家卫生健康委员会"十三五"规划教材、全国高等学历继续教育规划教材——医学影像学. 北京: 人民卫生出版社, 2019.

4. 副主编, 中华影像医学-骨肌系统卷北京: 人民卫生出版社, 2019.

5. 主译, 肌肉骨骼影像学北京: 上海科学技术出版社, 2018.

6. 主编, 医学影像数字课程北京: 高等教育出版社, 2019.

程晓光

程晓光, 苏永彬. 积水潭放射读片-骨肿瘤之髋膝关节. 北京: 中国协和医科大学出版社,

2018.

余卫

余卫，夏维波，程晓光，等．临床骨密度测量应用手册．北京：中国协和医科大学出版社，2018．

教材

程晓光

1. 程晓光，崔建岭．肌骨系统放射诊断学．北京：人民卫生出版社，2018．
2. 常晓丹，蔡鸣．临床医学实训指导手册．北京：人民军医出版社，2019．

指南及共识

徐文坚

副主编（第二位）．山东省医学影像学检查技术操作规范．济南：山东科学技术出版社，2019．

程晓光

1. 程晓光，王亮，曾强，等．中国定量CT（QCT）骨质疏松症诊断指南（2018）．中国骨质疏松杂志，2019，25（6）：733-737 通讯作者．
2. 《中国老年骨质疏松症诊疗指南》（2018）工作组．中国老年骨质疏松症诊疗指南（2018）．中国骨质疏松杂志，2018，24（12）：1541-1567．共同通讯作者．

龚向阳

张敏鸣，龚向阳．浙江省数字影像服务专家共识．浙江医学，2018，40（20）：2201-2203．

（六）介入组

1. 上海交通大学附属第六人民医院程英升教授团队

（1）Hang H, Cui W, Qu X, Wu H, Qu L, Zhang X, Mäkilä E, Salonen J, Zhu Y, Yang Z, Chen D, Santos HA, Hai M, Weitz DA. Photothermal-responsive nanosized hybrid polymersome as versatile therapeutics codelivery nanovehicle for effective tumor suppression. Proc Natl Acad Sci U S A, 2019, 116 (16): 7744-7749. IF= 9.504

（2）Yueqi Zhu, Hongbo Zhang, Yiran Zhang, Huayin Wu, Liming Wei, Gen Zhou, Yuezhou Zhang, Lianfu Deng, Yingsheng Cheng, Minghua Li, Helder Almeida Santos, Wenguo Cui. Endovascular Metal Devices for the Treatment of Cerebrovascular Diseases. Adv Mater, 2019, 31 (8): 180-185. IF=21.95

（3）Yueqi Zhu, Kai Yang, Ruoyu Cheng, Yi Xiang, Tianwen Yuan, Bruno Sarmento, Yingsheng Cheng, and Wenguo Cui. The current status of biodegradable stent to treat benign luminal disease. Materials Today, 2017, 20 (9): 516-529. IF=24.537

（4）Zhang H, Zhu Y, Qu L, Wu H, Kong H, Yang Z, Chen D, Makila E, Salonen JJ, Santos HA, Hai M, Weitz DA. Gold Nanorods Conjugated Porous Silicon Nanoparticles Encapsulated in Calcium Alginate Nano Hydrogels Using Microemulsion Templates. Nano Lett, 2018, 18, 1448-1453. IF=12.08

（5）Li M, Zhu Y, Song H, Gu B, Lu H, Li Y, Tan H, Cheng Y. Subarachnoid Hemorrhage in Patients with

Good Clinical Grade: Accuracy of 3.0-T MR Angiography for Detection and Characterization. Radiology, 2017, 284 (1): 191-199. IF=7.3

（6）Zhu YQ, Dai DY, Xing HX, Ding YH, Kadirvel R, Kallmes DF. Concomitant aneurysm detection in an intracranial dolichoectasia mouse model using a MicroFil polymer perfusion technique. J Neurointerv Surg, 2017, 9 (8): 783-786. IF=3.55

（7）Zhu YQ, Lu HT, Wei LM, Liu F, Cheng YS, Wang JB, Zhao JG. String-like lumen in below-the-knee chronic total occlusions on contrast-enhanced magnetic resonance angiography predicts intraluminal recanalization and better blood flow restoration. Eur Radiol, 2017, 27 (7): 2835-2842. IF=3.97

（8）Zhu YQ, Edmonds L, Wei LM, Zheng RL, Cheng RY, Cui WG, Cheng YS. Technical feasibility and tissue reaction after silicone-covered biodegradable magnesium stent insertion in the oesophagus: a primary study in vitro and in vivo. Eur Radiol, 2017, 27 (6): 2546-2553. IF=3.97

（9）Zhu YQ, Yang K, Edmonds L, Wei LM, Zheng R, Cheng RY, Cui WG, Cheng YS. Silicone-covered biodegradable magnesium-stent insertion in the esophagus: a comparison with plastic stents. Therap Adv Gastroenterol, 2017, 10 (1): 11-19. IF=3.65

（10）Li H, Wang P, Deng Y, Zeng M, Tang Y, Zhu WH, Cheng Y. Combination of active targeting, enzyme-triggered release and fluorescent dye into gold nanoclusters for endomicroscopy-guided photothermal/photodynamic therapy to pancreatic ductal adenocarcinoma. Biomaterials, 2017, 139: 30-38. IF= 8.806

（11）Li H, Wang P, Gong W, Wang Q, Zhou J, Zhu WH, Cheng Y. Dendron-Grafted Polylysine-Based Dual-Modal Nanoprobe for Ultra-Early Diagnosis of Pancreatic Precancerosis via Targeting a Urokinase-Type Plasminogen Activator Receptor. Adv Healthc Mater, 2018, 7 (5). IF= 5.609

（12）Zeng M, Shao A, Li H, Tang Y, Li Q, Guo Z, Wu C, Cheng Y, Tian H, Zhu WH. Peptide Receptor-Targeted Fluorescent Probe: Visualization and Discrimination between Chronic and Acute Ulcerative Colitis. ACS Applied Materials & Interfaces, 2017, 9 (15): 13029-13036. IF= 7.504

（13）Liu F, Ye W, Wang J, Song F, Cheng Y, Zhang B. Parallel comparative studies on toxicity of quantum dots synthesized and surface engineered with different methods in vitro and in vivo. Int J Nanomedicine, 2017, 12: 5135-5148. IF= 5.005

2. 东南大学附属中大医院滕皋军教授团队

（1）Management of patients with hepatocellular carcinoma and portal vein tumor thrombosis: East vs West. Lancet Gastroenterol Hepatol.

（2）A New Fully Covered Irradiation Stent Versus a Partially Covered Irradiation Stent for Unresectable Malignant Dysphagia: A Single-Center Experience. Cardiovasc Intervent Radiol. 2019.

（3）Interventional therapy combined with immune checkpoint inhibitors: Emerging opportunities for cancer treatment in the era of immunotherapy. Cancer Treat Rev, 2019, 74: 49-60.

（4）Nomogram and Artificial Neural Network for Prognostic Performance on the Albumin-Bilirubin Grade for Hepatocellular Carcinoma Undergoing Transarterial Chemoembolization. J Vasc Interv Radiol, 2019, 30 (3): 330-338.

（5）Endovascular Denervation: A New Approach for Cancer Pain Relief? J Vasc Interv Radiol, 2018, 29 (12): 1639-1644.

（6）Multicentric Assessment of the Hong Kong Liver Cancer Staging System in Chinese Patients Following Transarterial Chemoembolization. Cardiovasc Intervent Radiol, 2018, (12): 1867-1876.

（7）Guidelines for Diagnosis and Treatment of Primary Liver Cancer in China (2017 Edition). Liver Cancer, 2018. (参与)

（8）Development and validation of a penumbra-based predictive model for thrombolysis outcome in acute ischemic stroke patients. EBioMedicine, 2018, 35: 251-259.

（9）A Novel Tracheobronchial Stent Loaded with 125I Seeds in Patients with Malignant Airway Obstruction Compared to a Conventional Stent: A Prospective Randomized Controlled Study. EBioMedicine, 2018, 33: 269-275.

（10）Effects of Multi-Electrode Renal Denervation on Insulin Sensitivity and Glucose Metabolism in a Canine Model of Type 2 Diabetes Mellitus. J Vasc Interv Radiol, 2018, 29 (5): 731-738.

（11）Irradiation stents vs. conventional metal stents for unresectable malignant biliary obstruction: A multicenter trial. J Hepatol, 2018, 68 (5): 970-977.

（12）Bariatric Embolization of the Left Gastric Arteries for the Treatment of Obesity: 9-Month Data in 5 Patients. Obes Surg, 2018, 28 (4): 907-915.

（13）Palliative treatment with radiation-emitting metallic stents in unresectable Bismuth type III or IV hilar cholangiocarcinoma. ESMO Open, 2017.

（14）Predictive models of minimal hepatic encephalopathy for cirrhotic patients based on large-scale brain intrinsic connectivity networks. Sci Rep, 2017, 14; 7 (1): 11512.

（15）Nicotinamide Administration Improves Remyelination after Stroke. Neural Plast. 2017; 2017: 7019803.

（16）Early Sorafenib-related Biomarkers for the Combination Treatment of TACE and Sorafenib in HCC Patients. Radiology, 2017, 284 (2): 583-592.

（17）A Novel Self-Expandable, Radioactive Airway Stent Loaded with 125I Seeds: A Feasibility and Safety Study in Healthy Beagle Dog. Cardiovasc Intervent Radiol, 2017, 40 (7): 1086-1093.

（18）Safety and Efficacy of Irradiation Stent Placement for Malignant Portal Vein Thrombus Combined with Transarterial Chemoembolization for Hepatocellular Carcinoma: A Single-Center Experience. J Vasc Interv Radiol, 2017, 28 (6): 786-794.

（19）The effects of high glucose on tendon-derived stem cells: implications of the pathogenesis of diabetic tendon disorders. Oncotarget, 2017, 8 (11): 17518-17528.

（20）Nomogram for Predicting Intradiscal Cement Leakage Following Percutaneous Vertebroplasty in Patients with Osteoporotic Related Vertebral Compression Fractures. Pain Physician, 2017, 20 (4): E513-E520.

（21）Percutaneous Vertebroplasty for Symptomatic Schmorl's Nodes: 11 Cases with Long-term Follow-up and a Literature Review. Pain Physician, 2017, 20 (2): 69-76.

（22）Risk Prediction of New Adjacent Vertebral Fractures After PVP for Patients with Vertebral Compression

Fractures: Development of a Prediction Model. Cardiovasc Intervent Radiol, 2017, 40 (2): 277-284.

（23）Mapping Sentinel Lymph Node Metastasis by Dual-probe Optical Imaging. Theranostics, 2017, 7 (1): 153-163.

3. 南方医科大学南方医院何晓峰教授团队

（1）Lv Y, Zuo L, Zhu X, Zhao J, Xue H, Jiang Z, Zhuge Y, Zhang C, Sun J, Ding P, Ren W, Li Y, Zhang K, Zhang W, He C, Zhong J, Peng Q, Ma F, Luo J, Zhang M, Wang G, Sun M, Dong J, Bai W, Guo W, Wang Q, Yuan X, Wang Z, Yu T, Luo B, Li X, Yuan J, Han N, Zhu Y, Niu J, Li K, Yin Z, Nie Y, Fan D, Han G.Identifying optimal candidates for early TIPS among patients with cirrhosis and acute variceal bleeding: a multicentre observational study. Gut, 2019, 68 (7): 1297-1310.

（2）Pang Huajin, Chen Yong, He Xiaofeng, Zeng Qingle, Ye Peng. Selection of Stents by Calculation of Arterial Cross-Sectional Area in Modified Sandwich Technique for Complex Aorto-iliac Arterial Lesions. Annals of vascular surgery, 2019.

（3）Chemoembolisation with polyvinyl alcohol for advanced hepatocellular carcinoma with portalvein tumour thrombosis and arterioportal shunts: efficacy and prognostic factors.Clin Radiol, 2018, 73 (12): 1056.

（4）Chen Xiaomao, Zeng Qingle, Ye Peng, Miao Hongfei, Chen Yong. Embolization of high-output idiopathic renal arteriovenous fistula primarily using an atrial septal defect occluder via venous access: a case report. BMC nephrology, 2019.

（5）Pang Huajin, Chen Yong, He Xiaofeng, Zeng Qingle, Ye Peng. Fluoroscopy-guided subclavian vein catheterization in 203 children with hematologic disease.. Medicine, 2018.

（6）Huang Dexiao, Chen Yong, Zeng Qingle, Zhao Jianbo, Wu Xizhong, Wu Renhua, Li Yanhao. Blood supply characteristics of pedunculated hepatocellular carcinoma prior to and following transcatheter arterial chemoembolization treatment: An angiographic demonstration.. Oncology letters, 2018.

（7）张艳，陆德宾，刘仕群，庞桦进. 胃十二指肠动脉变异1例. 中国临床解剖学杂志，2019，37（01）：116.

（8）庞桦进，陈勇，何晓峰，王江云，曾庆乐. Amplatzer血管塞联合Interlock可解脱弹簧圈栓塞治疗B型主动脉夹层TEVAR联合颈动脉烟囱支架治疗术后高流量Ia型内漏. 实用医学杂志，2019，35（09）：1496-1499.

（9）林志鹏，陈斯良，赵剑波. 乙型肝炎肝硬化患者肝静脉压力梯度与门静脉压力梯度相关性及临床价值. 介入放射学杂志，2019，28（02）：120-123.

（10）陈斯良，胡朋，林志鹏，赵剑波. 经颈静脉肝内门体静脉分流术治疗肝硬化门静脉高压症脾切除断流术后症状复发临床效果. 介入放射学杂志，2018，27（04）：374-379.

（11）陈斯良，胡朋，林志鹏，赵剑波. TIPS术后短期总胆红素显著升高的相关因素分析及其对生存预后的影响. 中华介入放射学电子杂志，2018，6（01）：40-45.

（12）赵玮，何晓峰，梅雀林，王丹，赵凌云，王伟中，李梅，王俊. 多模态显影栓塞微球制备及体外显影实验. 介入放射学杂志，2017，26（12）：1102-1108.

（13）林志鹏，陈斯良，赵剑波. 采用Fogarty球囊导管阻断技术测定肝静脉压力梯度. 中国介入影像与治疗学，2017，14（11）：710-711.

（14）陈斯良，胡朋，林志鹏，赵剑波，陈勇，何晓峰，李彦豪．覆膜支架弹性回直致TIPS分流道失功能原因分析．临床放射学杂志，2017，36（09）：1328-1332.

（15）庞桦进，陈勇，何晓峰，李彦豪，叶鹏．血液病患儿透视导引锁骨下静脉置管方法学研究．介入放射学杂志，2017，26（08）：695-698.

（16）刘欢，李新玲，肖利军，曾庆乐，庞桦进，李彦豪，何晓峰．ExoSeal~（TM）血管封堵器在逆行经股动脉介入诊疗中的应用．介入放射学杂志，2017，26（06）：547-550.

（17）邓黎严琰，陈勇，叶鹏，赵剑波，曾庆乐．复合手术治疗双侧孤立性髂总动脉瘤1例．中国血管外科杂志（电子版），2017，9（02）：145-146+149.

（18）李新玲，刘欢，郝珂楠，肖利军，庞桦进，李思慎，叶耀超，何晓峰．裸支架置入治疗移植肾动脉狭窄的近期疗效．中华介入放射学电子杂志，2017，5（02）：74-78.

（19）刘秋松，张恭良，李彦豪，梅雀林．肝脏神经内分泌肿瘤血管造影表现与生存分析．介入放射学杂志，2017，26（04）：318-322.

（20）杨海南，陈德基，梅雀林，刘秋松．经动脉栓塞治疗急性非静脉曲张性上消化道出血的临床疗效分析．现代消化及介入诊疗，2017，22（02）：165-168.

（21）邓黎严琰，陈勇，马洺远，叶鹏，缪洪飞，马硕一，曾庆乐，赵剑波．面积计算法"三明治"技术在主髂动脉病变腔内治疗的应用．中国介入影像与治疗学，2017，14（04）：223-227.

（22）王江云，陈勇，李彦豪，何晓峰，曾庆乐，赵剑波．腔内修复或药物治疗稳定型B型主动脉夹层．介入放射学杂志，2017，26（03）：266-269.

（23）黄德佳，罗耀昌，黄军祯，何海源，黄浩珈，李彦豪．海藻酸钠微球在肝动脉化疗栓塞治疗中晚期原发性肝癌中的疗效研究．实用癌症杂志，2017，32（03）：438-443.

（24）王江云，陈勇，李彦豪，何晓峰，曾庆乐，赵剑波．Stanford B型主动脉夹层腔内修复术学习曲线分析．介入放射学杂志，2017，26（02）：114-117.

（25）刘欢，曾庆乐，李新玲，肖利军，郝珂楠，庞桦进，赵剑波，陈勇，李彦豪，何晓峰．血管腔内裸支架成形术治疗自发性孤立性肠系膜上动脉夹层．中国介入影像与治疗学，2017，14（03）：134-138.

（26）何景萍．TIPS术后预防肝性脑病单纯口服杜密克与联合开塞露通便治疗的护理体会．现代诊断与治疗，2017，28（01）：193-195.

4. 解放军总医院肖越勇教授团队

（1）张肖，张晶，张啸波，何晓锋，张欣，魏颖恬，李竞，肖越勇．CT引导下射频消融术治疗肺转移瘤．中国介入影像与治疗学 2019，3，131-134.

（2）张晶；张肖；张啸波；何晓锋；张欣；魏颖恬；李竞；肖越勇．CT引导下多种微创技术联合治疗肺癌．中国介入影像与治疗学 2019，16，195-198.

（3）张肖，肖越勇，李成利．影像学引导肾癌冷冻消融专家共识2019版．中国介入影像与治疗学 2019，2，65-69.

（4）张欣，张肖，张啸波，何晓锋，魏颖恬，肖越勇．CT引导经皮穿刺肺肿瘤射频消融术的并发症及防治. 中华放射学杂志 2018，7，533-537.

（5）张啸波，肖越勇，李成利影像学引导骨与软组织肿瘤冷冻消融治疗专家共识2018版. 中国介入影像与治疗学 2018，12，711-716.

（6）魏颖恬，肖越勇，张肖，张啸波，何晓锋，张欣，马旭阳，李婕，杨杰. CT引导下经皮纳米刀消融治疗局部晚期胰腺癌相关并发症初步分析. 中华放射学杂志 2018，7，528-531.

（7）魏颖恬，肖越勇. 影像学引导肺癌冷冻消融治疗专家共识2018版. 中国介入影像与治疗学 2018，5，259-263.

（8）李炜，何晓锋，魏颖恬，张肖，张啸波，李竞，李婕，杨杰，薛晓东，肖越勇. CT引导肺部多发微小转移瘤同步穿刺活检与射频消融的临床应用价值分析. 中华医学杂志 2018，27，2189-2193.

（9）张啸波，肖越勇，张肖，李婕，杨杰，马旭阳，何晓锋，张欣，魏颖恬. CT引导下适形冷冻消融治疗溶骨性转移瘤. 中国介入影像与治疗学 2017，14，74-77.

（10）张啸波，肖越勇. 影像引导机器人系统在微创治疗的临床应用进展. 中国介入影像与治疗学，2017，5，310-313.

（11）魏颖恬，肖越勇，张肖，张啸波，何晓锋，张欣，李婕，杨杰. 胰腺癌纳米刀消融参数的设置原则与临床应用. 中国介入影像与治疗学 2017，4，252-255.

（12）杜鹏，肖越勇，卢伟. 同轴半自动活检枪在肺小结节穿刺活检中的应用. 中国介入影像与治疗学 2017，6，335-338.

（13）杜鹏，肖越勇，卢伟. CT引导经皮髓核旋切术联合臭氧注射治疗腰椎间盘突出症的疗效观察. 中国介入影像与治疗学，2017，5，266-269.

5. 北京大学肿瘤医院朱旭教授团队

（1）Jianhai Guo, Hangyu Zhang, Song Gao, Peng-Jun Zhang, Xiao-Ting Li, Hui Chen, Xiao-Dong Wang, Xu Zhu#. Hepatic artery infusion with raltitrexed or 5-fluorouracil for colorectal cancer liver metastasis. World J Gastroenterol, 2017, 23 (8): 1406-1411.

（2）Peng Liu, Xu Zhu, Jie Li, Ming Lu, Jiahua Leng, Ying Li, Jiangyuan Yu. Retrospective analysis of interventional treatment of hepatic metastasis from gastroenteropancreatic neuroendocrine tumors. Chinese Journal of Cancer Research, 2017, 29 (6): 1-6.

（3）Hangyu Zhang, Jianhai Guo, Song Gao, Pengjun Zhang, Hui Chen, Xiaodong Wang, Xiaoting Li, Xu Zhu. Prognostic factors for transarterial chemoembolization combined with sustained oxaliplatin-based hepatic arterial infusion chemotherapy of colorectal cancer liver metastasis. Chin J Cancer Res, 2017, 29 (1): 1-9.

（4）Xiaodong Wang, Hooman Yarmohammadi, Guang Cao, Xinqiang Ji, Jungang Hu, Hirad Yarmohammadi, Hui Chen, Xu Zhu, Renjie Yang, Stephen B Solomon Dual phase cone-beam computed tomography in detecting＜3cm hepatocellular carcinomasduring transarterial chemoembolization. CardioVascular & Interventional Radiology, 2017, (1): 1-7.

（5）Xiaodong Wang, Jungang Hu, Guang Cao, Xu Zhu, Yong Cui, Xinqiang Ji, Xuan Li, Renjie Yang, Hui Chen, Haifeng Xu, Peng Liu, Jian Li, Jie Li, Chunyi Hao, Baocai Xing, Lin Shen. Phase II Study of Hepatic Arterial

Infusion Chemotherapy with Oxaliplatin and 5-fluorouracil for Advanced Perihilar Cholangiocarcinoma.Radiology, 2017, 283 (2): 580-589.

（6）Chao Geng, Haifeng Xu, Yinliang Zhang, Yong Gao, Meixia Li, Xiaoyan Liu, Mingyue Gao, Xiaojuan Wang, Xiaojun Liu, Fude Fang, Yongsheng Chang.Retinoic acid ameliorates high-fat diet-induced liver steatosis through Sirt1. Science China Life Sciences, 2017, 60 (11): 1234-1241.IF 2.781

（7）Song Gao, Seth SteinElena, N. Petre, Waleed Shady, Jeremy C. Durack, Carole Ridge, Prasad S. Adusumilli, Natasha Rekhtman, Stephen B, Solomon, Etay Ziv. Micropapillary and/or Solid Histologic Subtype Based on Pre-Treatment Biopsy Predicts Local Recurrence After Thermal Ablation of Lung Adenocarcinoma CardioVascular & Interventional Radiology, 2017, (1): 1-7.

（8）朱林忠，刘晓伟，杨仁杰，朱旭．胃左动脉参与原发性肝癌供血的影像特点及介入治疗的意义．介入放射学杂志，2018，27（5）：473-476.

（9）刘宝将，朱旭，刘鹏．肝动脉灌注化疗在胃癌肝转移中的临床应用，中国介入影像与治疗学，2018，15（8）：509-12.

（10）Hang-Yu Zhang, Jian-Hai Guo, Song Gao, Hui Chen, Xiao-Dong Wang, Peng-Jun Zhang, Peng Liu, Guang Cao, Hai-Feng Xu, Lin-Zhong Zhu, Ren-Jie Yang, Jian Li, Xu Zhu. Effect of primary tumor side on survival outcomes in metastatic colorectal cancer patients after hepatic arterial infusion chemotherapy World J Gastrointest Oncol, 2018, 10 (11): 431-438.

（11）Hui Xie, Yao-Qin Xue, Peng Liu, Peng-Jun Zhang, Sheng-Tao Tian, Zhao Yang, Zhi Guo, Hua-Ming Wang.Multi-parameter gene expression pro ling of peripheral blood for early detection of hepatocellular carcinoma. World J Gastroenterol, 2018, 24 (3): 371-378.

（12）Lin-Zhong Zhu, Song Xu, Hai-Long Qian. Transarterial embolization and low-dose continuous hepatic arterial infusion chemotherapy with oxaliplatin and raltitrexed for hepatocellular carcinoma with major portal vein tumor thrombus. World J Gastroenterol, 2018, 24 (23): 2501-2507.

（13）Yang An, Song Gao, Wen-Chao Zhao, Bao-An Qiu, Nian-Xin Xia, Peng-Jun Zhang, Zhen-Ping Fan Novel serum microRNAs panel on the diagnostic and prognostic implications of hepatocellular carcinoma. World J Gastroenterol, 2018, 24 (24): 2596-2604.

（14）Yang An, Song Gao, Wen-Chao Zhao, Bao-An Qiu, Nian-Xin Xia, Peng-Jun Zhang, Zhen-Ping Fan. Transforming growth factor-β and peripheral regulatory cells are negatively correlated with the overall survival of hepatocellular carcinoma. World J Gastroenterol, 2018, 24 (2)5: 2733-2740.

（15）Yan-Ting Hu, Bei-Fang Li, Peng-Jun Zhang, Di Wu, Yan-Yan Li, Zhong-Wu Li, Lin Shen, Bin Dong, Jing Gao, Xu Zhu. Dbx2 exhibits a tumor-promoting function in hepatocellular carcinoma cell lines via regulating Shh-Gli1 signaling. World J Gastroenterol, 2019, 25 (8): 923-940.

（16）吴迪，朱旭，高嵩，物理消融单独及联合免疫治疗应用于原发性肝细胞癌的研究进展．中国介入影像与治疗学，2019，16（4）：230-233.

（17）Shengnan Liu, Yang Du, He Ma, Qian Liang, Xu Zhu, Jie Tian. Preclinical comparison of regorafenib and sorafenib efficacy for hepatocellular carcinoma using multimodality molecular imaging. Cancer Letters, 2019,

453: 74-83.

6. 河南省肿瘤医院黎海亮教授团队

（1）Jinrong Qu, Hongkai Zhang, Zhaoqi Wang, Fengguang Zhang, Hui Liu, Zhidan Ding, Yin Li, Jie Ma, Zhongxian Zhang, Shouning Zhang, Yafeng Dong, Lina Jiang, Wei Zhang, Robert Grimm, Berthold Kiefer, Ihab R. Kamel, Jianjun Qin, Hailiang Li Comparison between free-breathing radial VIBE on 3-T MRI and endoscopic ultrasound for preoperative T staging of resectable oesophageal cancer, with histopathological correlation. European Radiology, 2018, 28 (2): 780-787. IF= 3.967

（2）Li J, Qu J, Zhang H, Wang Y, Zheng L, Geng X, Zhao Y, Li H. 3.0T MRI for long-term observation of lung nodules post cryoablation: a pilot study. Cancer Imaging, 2017, 17 (1): 29. IF=2.404

（3）Jin-rong QU, Lei Qin, Xiang LI, Jun-peng LUO, Jing LI, Hong-kai ZHANG, Li WANG, Nan-nan SHAO, Shou-ning, ZHANG, Yan-le LI, Cui-cui LIU, Hai-liang LI. Predicting Parametrial Invasion in Cervical Carcinoma (Stages IB1, IB2, and IIA): Diagnostic Accuracy of T2-Weighted Imaging Combined With DWI at 3 T. AJR Am J Roentgenol, 2018, 210 (3): 677-684. IF=3.125

（4）Li J, Liang P, Zhang D, Liu J, Zhang H, Qu J, Gao J. Primary carcinosarcoma of the liver: imaging features and clinical findings in six cases and a review of the literature. Cancer Imaging, 2018, 18 (1): 7. IF=3.016

（5）Shen C, Liu Z, Wang Z, Guo J, Zhang H, Wang Y, Qin J, Li H, Fang M, Tang Z, Li Y, Qu J, Tian J. Building CT Radiomics Based Nomogram for Preoperative Esophageal Cancer Patients Lymph Node Metastasis Prediction. Transl Oncol, 2018, 11 (3): 815-824. IF=3.071

（6）Jinrong Qu, Chen Shen, Jianjun Qin, Zhaoqi Wang, Zhenyu Liu, Jia Guo, Hongkai Zhang, Pengrui Gao, Tianxia Bei, Yingshu Wang, Hui Liu, Ihab R. Kamel, Jie Tian and Hailiang Li (Equal contributors: Jinrong Qu, Chen Shen Common corresponding authors: Jie Tian, Hailiang Li). The MR radiomic signature can predict preoperative lymph node metastasis in patients with esophageal cancer. Eur Radiol, 2018. IF=4.027

（7）Zhaoqi Wang, Jia Guo, Jianjun Qin, Hongkai Zhang, Yan Zhao, Yanan Lu, Xu Yan, Fengguang Zhang, Zhongxian Zhang, Ting Zhang, Shouning Zhang, Yafeng Dong, Lina Jiang, Robert Grimm, Hailiang Li, Ihab R. Kamel, Jinrong Qu. Accuracy of 3 T MRI in the preoperative T staging of patients who received neoadjuvant chemotherapy for esophageal cancer, with histopathological correlation. AJR Am J Roentgenol, 2018. IF=2.797

（8）Chen ChengShi, Lee Sang Min, Kim Joon Woo, Shin Ji Hoon. Recent Update of Embolization of Postpartum Hemorrhage. Korean J Radiol, 2018, 19 (4): 585-596. IF=3.072

（9）Chen ChengShi, Park Sohee, Shin Ji Hoon, Nouri Yasir, Kim Jong Woo, Yoon Hyun Ki, Ko Gi Young. Endovascular treatment for the control of active vaginal bleeding from uterine cervical cancer treated with radiotherapy. Acta Radiol, 2018. IF=1.823

（10）Chunmiao Xu, Junhui Yuan, Xuejun Chen, Lifeng Wang, Liuqing Kang, Qi Yao, Xinmin DOU, Yue Wu, Hailiang Li.Association between chronic cough and thyroidectomy: a prospective study. Cellular Physiology and Biochemsitry. IF=5.104

（11）Jun-li Ma, zhao yan, li hai liang. Dietary Vitamin B intake and the risk of esophageal cancer: a meta-analysis. Cancer Management and Research, 2018, 10 1-16. IF=3.702

（12）Hang Yuan, Ping Cao, Hai-Liang Li, et al.Transarterial chemoembolization with radiofrequency ablation versus hepatectomy in hepatocellular carcinoma beyond the Milan criteria: a retrospective study. Cancer Management and Research, 2018, 10: 5545-5552. IF=3.702

（13）Hu H, Song Z, Yao Q, et al. Proline-Rich Protein 11 Regulates Self-Renewal and Tumorigenicity of Gastric Cancer Stem Cells. Cellular Physiology and Biochemistry, 2018, 47 (4): 1721-1728. IF=5.50

（14）Lin Zheng, Hai-Liang Li, Chen-Yang Guo, Su-Xia Luo. Comparison of the Efficacy and Prognostic Factors of Transarterial Chemoembolization Plus Microwave Ablation versus Transarterial Chemoembolization Alone in Patients with a Large Solitary or Multinodular Hepatocellular Carcinomas. KJR, 2018. IF=3.072

（15）Hu HT, Yao QJ, Meng YL, Li HL, Zhang H, Luo JP, Guo CY, Geng X. Arsenic trioxide intravenous infusion combined with transcatheter arterial chemoembolization for the treatment of hepatocellular carcinoma with pulmonary metastasis: Long-term outcome analysis. J Gastroenterol Hepatol, 2017, 32 (2): 295-300. IF=2.275

（16）Hu HT, Luo JP, Li HL, Guo CY, Yao QJ, Geng X, Jiang L. Transarterial chemoembolization combined with computed tomography-guided 125iodine implantation enhances survival in hepatocellular carcinoma patients with portal vein tumor thrombus. Oncotarget, 2017, 8 (17): 29258- 9268. IF=5.168

（17）Sorafenib improves lipiodol deposition in transarterial chemoembolization of Chinese patients with hepatocellular carcinoma: a long-term, retrospective study. Oncotarget, 2017, 8 (57): 97613-97622. IF=5.168

（18）Zhao Y, Guo C, Hu H, Zheng L, Ma J, Jiang L, Zhao E, Li H. Folate intake, serum folate levels and esophageal cancer risk: an overall and dose-response meta-analysis. Oncotarget, 2017, 8 (6): 10458-10469. IF=5.168

（19）Qu J, Zhang H, Wang Z, Zhang F, Liu H, Ding Z, Li Y, Ma J, Zhang Z, Zhang S, Dong Y, Jiang L, Zhang W, Grimm R, Kiefer B, Kamel IR, Qin J, Li H. Comparison between free-breathing radial VIBE on 3T MR and endoscopic ultrasound for preoperative T staging of resectable esophageal cancer, with histopathological correlation. Eur Radiol, 2018, 28 (2): 780-787. IF=4.027

7. 中国医学科学院肿瘤医院李肖教授团队

（1）Qiu B, Zhang X, Tsauo J, Zhao H, Gong T, Li J, Li X. Transcatheter arterialinfusion for pancreatic cancer: a 10-year National Cancer Center experience in115 patients and literature review. Abdom Radiol (NY), 2019.

（2）Tsauo J, Zhao H, Zhang X, Ma H, Jiang M, Weng N, Li X. Effect of Transjugular Intrahepatic Portosystemic Shunt Creation on Pulmonary Gas Exchange in Patientswith Hepatopulmonary Syndrome: A Prospective Study. J Vasc Interv Radiol, 2019, 30 (2): 170-177.

（3）Tao Z, Yu Y, Zhou X. New application of dual knife: Easier removal of a giant gastric bezoar. Dig Endosc, 2019, 31 (3): e62-e63.

（4）Li X, Tsauo J, Geng C, Zhao H, Lei X, Li X. Ginsenoside Rg3 Decreases NHE1 Expression via Inhibiting EGF-EGFR-ERK1/2-HIF-1 α Pathway in HepatocellularCarcinoma: A Novel Antitumor Mechanism. Am J Chin Med, 2018, 46 (8): 1915-1931.

（5）Tsauo J, Zhao H, Zhang X, Ma H, Jiang M, Weng N, Li X. Changes in arterial oxygenation after portal decompression in Budd-Chiari syndrome patients with hepatopulmonary syndrome. Eur Radiol, 2019, 29 (6): 3273-3280.

（6）Tsauo J, Song HY, Choi EY, Kim DK, Kim KY, Park JH, Kim MT, Yoon SH, Lim YJ. EW-7197, an oral transforming growth factor β type I receptor kinase inhibitor, for preventing peritoneal adhesion formation in a rat model. Surgery, 2018, 164 (5): 1100-1108.

（7）Yu J, Wang X, Jiang M, Ma H, Zhou Z, Yang L, Li X. Comparison of transjugular intrahepatic portosystemic shunt (TIPS)alone and combined with embolisation for the management of cardiofundal varices: a retrospective study. Eur Radiol, 2019, 29 (2): 699-706.

（8）Zhao H, Tsauo J, Zhang X, Li X. Regarding "The optimal procedure of modified Rex shunt for the treatment of extrahepatic portal hypertension in children". J Vasc Surg Venous Lymphat Disord, 2018, May; 6 (3): 421-422.

（9）Huang X, Tsauo J, Zhao H, Li X. Re: Immuno-oncology and Its Opportunities for Interventional Radiologists: Immune Checkpoint Inhibition and Potential Synergies with Interventional Oncology Procedures. J Vasc Interv Radiol, 2018, 29 (4): 586.

（10）Zhao H, Tsauo J, Zhang X, Ma H, Weng N, Wang L, Li X. Pulmonary transit time derived from pulmonary angiography for the diagnosis of hepatopulmonary syndrome. Liver Int, 2018, 38 (11): 1974-1981.

（11）Yao X, Yan D, Jiang X, Li X, Zeng H, Liu D, Li H. Dual-phase Cone-beam CT-based Navigation Imaging Significantly Enhances Tumor Detectability and Aids Superselective Transarterial Chemoembolization of Liver Cancer. Acad Radiol, 2018, 25 (8): 1031-1037.

（12）Han Y, He X, Wei C, Song T, Zou L, Li Z, Ye J, Qi L, Li L, Zhong H, Wu F. Negative regulation of MAVS-mediated innate immune response by ASC. Mol Cell Biochem, 2018, 445 (1-2): 35-43.

（13）Han Y, Shao N, Xi X, Hao X. Use of microwave ablation in the treatment of patients with multiple primary malignant tumors. Thorac Cancer, 2017, 8 (4): 365-371.

（14）Tao Z, Yan C, Zhao H, Tsauo J, Zhang X, Qiu B, Zhao Y, Li X. Comparison of endoscopic ultrasonography and magnifying endoscopy for assessment of the invasion depth of shallow gastrointestinal neoplasms: a systematic review and meta-analysis. Surg Endosc, 2017, 31 (12): 4923-4933.

（15）Zhao H, Tsauo JW, Zhang XW, Li X. Interventional Radiology in China: Current Status and Future Prospects. Chin Med J (Engl), 2017, 130 (11): 1371-1375.

（16）Sun W, Xu F, Li X, Li CR. A Case Series of Liver Abscess Formation after Transcatheter Arterial Chemoembolization for Hepatic Tumors. Chin Med J (Engl),2017, 130 (11): 1314-1319.

（17）Qiu B, Li K, Dong X, Liu FQ. Transjugular Intrahepatic Portosystemic Shunt for Portal Hypertension in Hepatocellular Carcinoma with Portal Vein Tumor Thrombus. Cardiovasc Intervent Radiol, 2017, 40 (9): 1372-1382.

8. 华中科技大学武汉协和医院郑传胜教授团队

（1）Qi Yao, Hongsheng Zhang, Bin Xiong, Chuansheng Zheng. Combination of sorafenib and TACE inhibits portal vein invasion for intermediate stage HCC: a single center retrospective controlled study. Oncotarget,

2017, 8 (45): 79012-79022.

（2）Qi Yao, Hanping Wu, Bin Xiong, Ping Han, Chuansheng Zheng, A new method of 3-dimensional localization of intraocular foreign bodies using CT imaging: A role of optic nerve, Journal of Huazhong University of Science and Technology-Medical Sciences, 2017, 37 (1): 110-114.

（3）Hongsen Zhang, Fu Xiong, Kun Qian, Yiming Liu, Bin Liang, Bin Xiong, Fan Yang, Chuansheng Zheng. Transcatheter arterial embolization combined with hypoxia-replicative oncolytic adenovirus perfusion enhances the therapeutic effect of hepatic carcinoma. CANCER MANAGEMENT AND RESEARCH. 2019, 11: 981-996.

（4）Jian Zeng, Ling Li, Hongsen Zhang, Jianye Li, Lingli Liu, Guofeng Zhou, Qing Du, Chuansheng Zheng, Xiangliang Yang. Radiopaque and uniform alginate microspheres loaded with tantalum nanoparticles for real-time imaging during transcatheter arterial embolization. Theranostics, 2018, 8 (17): 4591-4600.

（5）Ting Liu, Xuefeng Kan, Charlie Ma, Lili Chen, Tiantian Cheng, Zhenwei Zou, Yong Li, Fengjun Cao, Wenjie Zhang, Jing Yao, Pindong Li. GXP2 overexpression indicates poor prognosis in patients with hepatocellular carcinoma. Tumor Biology, 2017, 39 (6): 110-115.

（6）Xuefeng Kan, Wanli Zhang, Ruxue You, Yanfeng Niu, Jianrong Guo, Jun Xue. Scutellaria barbata D. Don extract inhibits the tumor growth through down-regulating of Treg cells and manipulating Th1/Th17 immune response in hepatoma H22-bearing mice. BMC Complement Altern Med, 2017, 13; 17 (1): 41.

（7）Xuefeng Kan, Yong Wang, Bin Xiong, Bin Liang, Guofeng Zhou, Chuansheng Zheng.Carotid artery stenting versus carotid endarterectomy in the treatment of symptomatic and asymptomatic carotid stenosis: a systematic review and meta-analysis. J Intervent Med, 2017.

（8）Ling Li, Yiming Liu, Han Li, Xiaopeng Guo, Xiaojun He, Shinan Geng1, Hao Zhao, Xiaole Peng, Dingwen Shi, Bin Xiong, Guofeng Zhou, Yanbing Zhao, Chuansheng Zheng, Xiangliang Yang. Rational design of temperature-sensitive blood-vessel-embolic nanogels for improving hypoxic tumor microenvironment after transcatheter arterial embolization. Theranostics, 2018, 8 (22): 6291-6306.

（9）Qin Wang, Ai Xiao, Yiming Liu, Qian Zou, Qing Zhou, Hong Wang, Xiangliang Yang, Chuansheng Zheng, Yajiang Yang, Yanhong Zhu.One-step preparation of nano-in-micro poly (vinyl alcohol)embolic microspheres and used for dual-modal T1/T2-weighted magnetic resonance imaging Nanomedicine, Nanomedicine, 14 (2018)2551-2561.

（10）Xiaojun He, Xiaopeng Guo, Hongsen Zhang, Xiangchuang Kong, Fan Yang and Chuansheng Zheng. Mechanism of action and efficacy of LY2109761---a TGF-β receptor inhibitor, targeting tumor microenvironment in liver cancer after TACE, oncotarget, 2018, 9: 1130-1142.

（11）Zhuanglin Zeng, Bingxin Cao, Xiaopeng Guo, Weijuan Li, Songhai Li, Juan Chen, Wenping Zhou, Chuansheng Zheng, Yumiao Wei. Apolipoprotein B-100 peptide 210 antibody inhibits atherosclerosis by regulation of macrophages that phagocytize oxidized lipid. Am J Transl Res, 2018, 10 (6): 1817-1828.

（12）Shi-hua Luo, Song-lin Song, Chuan-sheng Zheng, Wei-yong Li, Yong Wang, Xiang-wen Xia, Gan-sheng Feng. Embolic Effects of Bletilla striata Microspheres in Renal Artery and Transplanted VX2 Liver Tumor

Model in Rabbits, Chinese Journal of Integrative Medicine.

（13）Jihua Wang, Guofeng Zhou, BinLiang, Joyman Makamure, Feng Pan, Dan Zhao, Chuansheng Zheng. Combination of Aortic Stent-Graft and Arterial Embolization for Multiple Bronchial Artery Aneurysms Associated with Diffuse Bronchial-Pulmonary Arterial Fistulas, Journal of Vascular and Interventional Radiology, 2018, 29 (9): 1283-1285.

（14）Du, Qing, Li, Ling, Liu, Yiming, Zeng, Jian, Li, Jianye, Zheng, Chuansheng, Zhou, Guofeng, Yang, Xiangliang. Fabrication of Inherently Radiopaque BaSO4@BaAlg Microspheres by a One-step Electrospraying Method for Embolization, Journal of materials chemistry B.

（15）Y.Wang, S.Song, G.Zhou, D.Liu, X.Xia, B.Liang, B.Xiong, H.Liang, C.Zheng, G.Feng. Strategy of endovascular treatment for renal artery aneurysms, Clinical Radiology.

（16）Qi Wang, Michael Hodavance, James Ronald, Paul V. Suhocki, Charles Y. Kim. Minimal Risk of Biliary Tract Complications, Including Hepatic Abscess, After Transarterial Embolization for Hepatocellular Carcinoma Using Concentrated Antibiotics Mixed with Particles. Cardiovasc Intervent Radiol,2018.

（17）Fu Xiong, Feng Zhang, Yin Jin, Qiaoyou Weng, Jingjing Song, Guofeng Zhou, David Shin, Chuansheng Zheng and Xiaoming Yang. Orthotopic Hepatic cancer: radiofrequency hyperthermia-enhanced intratumoral herpes simplex virus-thymidine kinase gene therapy, Oncotarget.

（18）Alwalid O, Makamure J, Cheng QG, Wu WJ, Yang C, Samran E, Han P, Liang HM. Radiological Aspect of Klippel-Trénaunay Syndrome: A Case Series With Review of Literature.

（19）Song S, He X, Zeng Z, Zhang H, Yao Q, Yang F, Zheng C, Guo X. Blocking transforming growth factor-beta reduces the migration and invasion of the residual tumour after TAE. Am J Transl Res, 2019, 11 (4): 2155-2167.

（20）Strategy of endovascular treatment for renal artery aneurysms. clinical Radiology. Y Wang, S Song. G. Zhou, D Liu, X. Xia, B Liang, B. Xiong, H. Liang, C Zheng, G. Feng. Clinical Radiology 73 (2018) 414.ele-414.5. , IF: 2.282.

（21）Kan XF, Zheng CS. Carotid artery stenting versus carotid endarterectomy in the treatment of symptomatic and asymptomatic stenosis: a systematic review and meta-analysis. Journal of Interventional Medicine，2018.

（22）阚雪锋，郑传胜，熊斌，等．单纯经典肝动脉化疗栓塞术治疗巴塞罗那 C 期肝癌的临床分析．介入放射学杂志，2018，12（27）：1182-1185.

（23）叶天和，潘峰．子宫动脉化疗栓塞术治疗瘢痕妊娠临床疗效评价及并发症分析．影像诊断与介入放射学，2017，（26）6：456-460.

（24）叶天和，潘峰．预防性子宫动脉化疗栓塞术序贯超声导引下清宫术治疗瘢痕妊娠的临床观察．介入放射学杂志，2017，（27）2：127-130.

（25）潘峰，周国锋．经皮肝穿刺胃曲张静脉栓塞术联合或不联合部分脾动脉栓塞术治疗急性食管胃底曲张静脉破裂出血临床观察．介入放射学杂志，2018，（27）4：312-317.

（26）任衍乔，郑传胜肝癌射频消融术后各种影像学评价应用与进展．介入放射学杂志，2018，

（27）10：993-996.

（27）陈冬萍，肖书萍，葛艳，刘晓 规范化延续护理在经颈静脉肝内门体分流术后患者中的应用．护理学杂志，2018，33（23）：80-81.

（28）操焱焱，熊付，熊斌，袁锋，阚雪锋，任衍乔，郑传胜．动脉性勃起功能障碍介入治疗．介入放射学杂志，2019，28（2）：209-214.

（29）血管腔内治疗B型胸主动脉夹层伴A型壁内血肿3例。宋松林，熊斌，郑传胜，阚雪锋，钱坤，冯敢生．介入放射学杂志，2017.

（30）宋松林，熊斌．评估Perclose Proglide血管缝合器在胸主动脉夹层腔内修复术中的应用．

（31）郑传胜，阚雪锋，钱坤，王勇，袁锋．中国介入影像与治疗学，2017.

（32）肖书萍、李小芳，介入手术室环境卫生学监测及持续质量改进，护理学杂志，2017,32(1)：89-90.

（33）葛艳．臭氧治疗糖尿病足的疗效观察．护理学杂志，2017.

（34）张华珍，肖书萍，陈冬萍，刘昊，肺动静脉畸形介入治疗患者的护理．护理学杂志，2017，32：76-77.

（35）肖书萍．介入手术中发生迷走神经反射注射阿托品后排尿困难发生率及其预测因素分析．临床放射学杂志，2019，38（3）：538-541.

9. 上海交通大学瑞金医院王忠敏教授团队

（1）Xin Ye, Weijun Fan1, Hui Wang, Junjie Wang, Zhongmin Wang, Shanzhi Gu, Weijian Feng, Yiping Zhuang, Baodong Liu, Xiaoguang Li, Yuliang Li, Chengli Li, Yueyong Xiao, Po Yang, Xia Yang, Wuwei Yang, Junhui Chen, Rong Zhang, Zhengyu Lin, Zhiqiang Meng, Kaiwen Hu, Chen Liu, Zhongmin Peng, Yue Han, Yong Jin, Guangyan Lei, Bo Zhai, Guanghui Huang Expert consensus workshop report: Guidelines for thermal ablation of primary and metastatic lung tumors (2018 edition). Journal of Cancer Research and Therapeutics-Volume 14-Issue4-2018.730-744.

（2）Xiaoxia Guo, Xiaoxi Ling, Fang Du, Qingbing Wang, Wei Huang, Zhongmin Wang, Xiaoyi Ding, Mingfeng Bai, Zhiyuan Wu. Molecular Imaging of Pancreatic Duct Adenocarcinoma Using a Type 2 Cannabinoid Receptor Targeted Near-Infrared Fluorescent Probe Translational Oncology. Volume 11 Number 5 October 2018: 1065-1073.

（3）Yichao Han, Su Yang, Wei Huang, Zhongmin Wang, Hecheng Li. A Hem-o-Lok-Induced Tracheoesophageal Fistula Cured By Temporary Airway The Annals of Thoracic Surgery.

（4）Jun Ma, Li Weng, Zhongmin Wang, Yiping Jia, Bingyan Liu, Shaoqiu Wu, Yan Cao, Xianjun Sun, Xiang Yin, Mingyi Shang, Aiwu Mao. MiR-124 induces autophagy-related cell death in cholangiocarcinoma cells through direct targeting of the EZH2-STAT3 signaling axis Experimental Cell Research 366 (2018)103-113.

（5）刘晶晶，吴志远，黄蔚，丁晓毅，王忠敏．CT引导下肺部肿瘤同轴穿刺活检联合微波消融治疗的临床应用介入放射学杂志，2018，27（2）：141-146.

（6）Wei Huang, Jian Lu, Ke-min Chen, Zhi-yuan Wu, Qing-bing Wang, Jing-jing Liu, Xiao-yi Ding, Ju

Gong, Zhi-jin Chen, Zhong-min Wang. Preliminary application of 3D-printed coplanar template for iodine-125 seed implantation therapy in patients with advanced pancreatic cancer. World J Gastroenterol, 2018, 24 (46): 5280-5287.

（7）Jian Lu, Wei Huang, Zhongmin Wang, Ju Gong, Xiaoyi Ding, Zhijin Chen, Ning Xia, Nannan Yang, Zhiyuan Wu, Chen Wang, Jun Chen. The safety and effcacy of interstitial 125I seed implantation brachytherapy for metastatic epidural spinal cord compression. J Can Res Ther, 2018, 14: 1549-1555.

（8）陆健，黄蔚，王忠敏，陈志瑾，贡桔，夏宁．影像引导经皮不可逆电穿孔消融治疗肾细胞癌4例．介入放射学杂志，2018，27（5）：443-446.

（9）刘琳，张丽云，陆健，王忠敏．钼靶引导下导丝定位手术切检不可触及乳腺病灶的临床分析蚌埠医学院学报，2018，43（4）：522-524.

（10）Ning Xia, Ju Gong, Jian Lu, Zhi-Jin Chen, Li-Yun Zhang, Zhong-Min Wang.Percutaneous intraductal radiofrequency ablation for treatment of biliary stent occlusion: A preliminary result World J Gastroenterol, 2017, 14; 23 (10).

（11）陈志瑾，陆健，张丽云，贡桔，夏宁，王忠敏．CT引导下经皮穿刺125I粒子植入治疗脊柱转移瘤．中国介入影像与治疗学，2017，14（3）：139-142.

（12）贡桔，夏宁，陈志瑾，郑云峰，孙锦跃，王忠敏．胆道内照射支架应用于肝门部胆管癌致恶性梗阻性黄疸的初步临床研究．中国介入影像与治疗学，2017，14（9）：521-524.

（13）陆健，黄蔚，贡桔，陈志瑾，夏宁，陈克敏，王忠敏．模板辅助CT引导放射性粒子植入治疗胰腺癌的临床应用价值．中华放射学杂志，2017，51（12）：966-970.

10. 北京医院于经瀛、李晓光教授团队

（1）Tao G, Jingying Y, Tan G, Xiaotao D Min C.A novel CT-guided technique using medical adhesive for localization of small pulmonary ground-glass nodules and mixed ground-glass nodules (≤20 mm)before video-assisted thoracoscopic surgery. Diagn Interv Radiol, 2018, 24 (4): 209-212.

（2）Wang D, Li X, Yu W. Intratumoral Injection of Hypertonic Glucose in Treating Refractory Pneumothorax Caused by Microwave Ablation: a Preliminary Study. Cardiovasc Intervent Radiol, 2019.

（3）王东东，李晓光，李彬，别志欣，李元明，张江旭，孙洁．经同轴套管穿刺活检同步微波消融治疗高度可疑恶性肺结节．介入放射学杂志，2018，27（11）：1040-1044.

（4）张强，李晓光，游国超，刘岩，李彬．高毅下腔静脉漂浮血栓介入治疗临床效果．介入放射学杂志，2018，27（9）：883-888.

（5）张强，李彬，李晓光，高毅．甲基丙烯酸羟乙酯共聚物液体栓塞剂栓塞治疗兔VX2肝肿瘤．中国介入影像与治疗学杂志，2018，（7）：434-438.

（6）张强，李彬，李晓光，游国超，高毅．CT导引下"体外预装示踪一步植入技术"制作兔肝/肾肿瘤模型介入放射学杂志，2018，27（3）：252-256.

（7）李元明，焦鹏，黄飞，李晓光．腔内支架置入术联合经导管动脉灌注治疗中晚期食管癌对患者免疫功能影响情况的研究．癌症进展，2017，（8）：967-969.

（8）申宝忠，杨建勇．介入放射学（供放射诊断与治疗学专业临床型研究生及专科医师用国家卫生和计划生育委员会十三五规划教材/专科医师核心能力提升导引丛书），北京：人民卫生出版社，2018.

（9）姜卫剑，钟红珊. 中华医学影像案例解析宝典-介入分册. 北京：人民卫生出版社，2018.

（10）郑传胜. 介入放射学卷，2版. 北京：人民卫生出版社，2019.

（11）郑传胜. 国家规划教材（案例版）--介入治疗学，1版. 北京：科学出版社，2019.

（12）郭启勇. 国家级卫计委规划教材--全国大学本科介入放射学，4版. 北京：人民卫生出版社，2017.

（13）金征宇. 放射影像学，2版. 北京：人民卫生出版社，2019.

（14）毛燕君，秦月兰，刘雪莲. 介入手术室护理管理实用手册. 上海：第二军医大学出版社，2017.

（15）秦月兰，徐阳. 中华医学影像案例解析宝典护理分册. 北京：人民卫生出版社，2017.

（16）刘义兰. 关怀性护理技术. 武汉：湖北科学技术出版社，2018.

（17）莫伟，李海燕. 外周血管疾病介入护理学. 北京：人民卫生出版社，2017.

（18）杨仁杰. 临床急症介入治疗学. 北京：人民卫生出版社，2017.

（19）刘玉金，程永德. 肿瘤并发症介入治疗学. 北京：科学出版社，2018.

（20）孙军辉，陈新华. 精准肝胆胰微创介入治疗. 北京：人民卫生出版社，2019.

（21）邵国良，主译. 影像引导下的肿瘤治疗—一种多学科治疗方法. 沈阳：辽宁科学技术出版社，2018.

（22）王忠敏. 医师考核培训规范教程—影像与核医学科分册. 上海：上海科学技术出版社，2018.

（23）唐军，李子祥，殷好治，王晓东. 原发性肝癌的介入治疗. 北京：人民卫生出版社，2019.

11. 北京友谊医院金龙团队

（1）杨开兰，金龙，苏天昊. 原发性卵巢癌误诊卵巢转移瘤1例. 中国医学影像技术，2018，34（1）：156-156.

（2）张致远，金龙，苏天昊，等. 儿童肝移植术后门静脉狭窄的血管腔内治疗进展. 中国介入影像与治疗学，2018，15（8）：506-508.

（3）Yang Z, Chen G, Cui Y, Xiao G, Su T, Yu J, Zhang Z, Han Y, Yang K, Jin L. The safety and efficacy of TACE combined with apatinib on patients with advanced hepatocellular carcinoma: a retrospective study. Cancer Biol Ther, 2018,17: 1-7.(SCI: 3.373)

（4）Yang Z, Chen G, Cui Y, Su T, Yu J, Xiao G, Han Y, Jin L. Iodine-125 seed implantation combined with arterial chemoembolization therapy for pain palliation in metastatic bone cancer: a retrospective study. Cancer Biol Ther, 2018, 8: 1-7.(SCI: 3.373)

（5）Zhi-Yuan Zhang, Long Jin, Guang Chen, Tian-Hao Su, Zhi-Jun Zhu, Li-Ying Sun, Zhen-Chang Wang and Guo-Wen Xiao. Balloon dilatation for the treatment of hepatic venous outflow obstruction following pediatric liver transplantation.World Journal of Gastroenterology, 2017, 23 (46): 8227-8234. (SCI: 3.46)

（6）Han Y, Yang Q, Yang Z, Xia J, Su T, Yu J, Jin L, Qiao A. Computational Fluid Dynamics Simulation of Hemodynamic Alterations in Sigmoid Sinus Diverticulum and Ipsilateral Upstream Sinus Stenosis After Stent

Implantation in Patients with Pulsatile Tinnitus. World Neurosurg, 2017, 106: 308-314.(SCI: 2.592)

（7）苏天昊，金龙，高志，肖国文，陈广，韩燕京，张致远，杨开兰. 拟诊肺癌患者肺额外结节切除术前介入定位. 实用放射学杂志，2017，33（8）：1265-1268.

（8）金龙. 医学影像学规范化培训体系的建立与改革. 继续医学教育，2017，31（8）：17-19.

（9）韩燕京，金龙，苏天昊，陈广，尉建安，肖国文. 支架成形术治疗横窦狭窄继发搏动性耳鸣1例. 介入放射学杂志，2017，26（8）：765-766.

（10）杨泽冉，苏天昊，尉建安，陈广，肖国文，金龙. 肝动脉化疗栓塞术联合阿帕替尼治疗中晚期原发性肝癌疗效评价. 中国肿瘤临床，2017，44（17）：880-885.

（11）张致远，金龙. 儿童肝移植术后肝静脉流出道梗阻的血管腔内治疗进展. 中国介入影像与治疗学，2017，14（5）：314-317.

（12）Su TH, He W, Jin L, Chen G, Xiao GW. Early Response of Hepatocellular Carcinoma to Chemoembolization: Volume Computed Tomography Liver Perfusion Imaging as a Short-Term Response Predictor. J Comput Assist Tomogr, 2017, 41 (2): 315-320. (SCI: 1.47)

（13）张致远，金龙，陈广，苏天昊，王振常，朱志军，魏林，肖国文. 儿童肝移植术后门脉狭窄的血管腔内介入治疗. 中国介入影像与治疗学，2017，14（4）：210-213.

（14）金龙. 放射介入治疗信息管理系统V1.0.2017. 计算机软件著作权.

（15）金龙. 一种儿童变径自膨式支架 ZL201820260999.7.

（16）金龙. 一种儿童变径球囊扩张导管 ZL201820740981.7.

（17）金龙. 一种儿童非标准球囊扩张导管 ZL201820740982.1.

（18）金龙. 一种儿童变径球囊扩张式血管支架 ZL201721890857.0.

（19）金龙，高堃. 介入放射学—操作技术. 主译.

（20）肺内小结节术前精确定位技术的临床应用研究，首都临床特色应用研究专项基金.

（21）利用记忆合金标记物行肺小结节术前精确定位的临床应用研究，北京市医管局临床技术创新项目.

（22）"使命"人才计划.

（七）AI组

1. Sasank Chilamkurthy, Rohit Ghosh, Swetha Tanamala, et al. Deep learning algorithms for detection of critical findings in head CT scans: a retrospective study. Lancet, 2018, 392 (10162): 2388-2396.

2. Roger Sun, Elaine Johanna Limkin, Maria Vakalopoulou, et al. A radiomics approach to assess tumor-infiltrating CD8 cells and response to anti-PD-1 or anti-PD-L1 immunotherapy: an imaging biomarker retrospective multicohort study. Lancet oncology, 2018, 19 (9): 1180-1191.

3. Xiangchun, Sheng Zhang, Qiang Zhang, et al. Diagnosis of thyroid cancer using deep convolutional neural network models applied to sonographic images: a retrospective, multicohort, diagnostic study. Lancet Oncology, 2019, 20 (2): 193-201.

4. Julia D. Ransohoff, AB Azadeh Nikfarjam, Erik Jones, et al. Detecting chemotherapeutic skin adverse

reactions in social health networks Using Deep Learning. JAMA Oncology, 2018, 4 (4): 581-583.

5. Raymond H. Mak, Michael G. Endres, Jin H. Paik, et al. Use of crowd innovation to develop an artificial intelligence-based solution for radiation therapy targeting. JAMA Oncology, 2019, 5 (5): 654-661.

6. Babak Ehteshami Bejnordi, Mitko Veta, Paul Johannes van Diest, et al. Diagnostic Assessment of Deep Learning Algorithms for Detection of Lymph Node Metastases in Women With Breast Cancer. JAMA, 2017, 318 (22): 2199-2210.

7. Varun Gulshan, Lily Peng, Marc Coram, et al. Development and Validation of a Deep Learning Algorithm for Detection of Diabetic Retinopathy in Retinal Fundus Photographs. JAMA, 2016, 316 (22): 2402-2410.

8. LinL, Dou Q, Jin YM, et al.Deep learning for automated contouring of primary tumor volumes by MRI for nasopharyngeal carcinoma.Radiology, 2019, 291 (3): 677-686.

9. Huang Y, Liu Z, He L, Chen X et al.Radiomics signature: a potential biomarker for the prediction of disease-free survival in early-stage (I or II)non-small cell lung cancer.Radiology, 2016, 281 (3): 947-957.

10. Dong D, Tang L, Tian J et al.Development and validation of an individualized nomogram to identify occult peritoneal metastasis in patients with advanced gastric cancer. Annals of oncology, 2019, 1; 30 (3): 431-438.

11. Zhang N, Yang G, Gao Z et al.Deep learning for diagnosis of chronic myocardial infarction on nonenhanced cardiac cine MRI.Radiology, 2019, 291 (3): 606-617.

12. 萧毅，刘士远．客观看待人工智能在医学影像中的作用．放射学实践，2018，33（10）：992-994．

13. 萧毅，夏晨，张荣国，刘士远．人工智能技术在医学影像中的应用讨论．第二军医大学学报，2018，39（8）：813-818．

14. 卢光明，张志强．人工智能医学影像．医学研究生学报，2018，7（31）：88-90．

15. 金征宇：人工智能医学影像应用：现实与挑战放射学实践，2018，10（33）22-35．

16. 张惠茅，萧毅．医学影像人工智能产业现状和发展需求调研报告．中华放射学杂志，2019，53（6）：5077-511．

（八）分子组

1. JieTian (Ed.). Multi-Modality Neuroimaging Study on Neurobiological Mechanisms of Acupuncture. Springer Singapore, 2018.

2. Wang, Kun, et al. Deep learning Radiomics of shear wave elastography significantly improved diagnostic performance for assessing liver fibrosis in chronic hepatitis B: a prospective multicentre study. Gut 68.4 (2019): 729-741.

3. Fan, Kelong, et al.Ferritin nanocarrier traverses the blood brain barrier and kills glioma. ACS nano 12.5 (2018): 4105-4115.

4. Ma, Tiancong, et al. Dual-ratiometric target-triggered fluorescent probe for simultaneous quantitative

visualization of tumor microenvironment protease activity and pH in vivo. Journal of the American Chemical Society 140 (2018): 211-218.

5. Zhang, Hao, et al. Monitoring the Opening and Recovery of the Blood-Brain Barrier with Noninvasive Molecular Imaging by Biodegradable Ultrasmall $Cu_{2-x}Se$ Nanoparticles. Nano letters 18.8 (2018): 4985-4992.

6. Wang, Ting, et al. Timely Visualization of the Collaterals Formed during Acute Ischemic Stroke with Fe_3O_4 Nanoparticle-based MR Imaging Probe. Small 14.23 (2018): 1800573.

7. Chen, Hongmin, et al. Gadolinium-Encapsulated Graphene Carbon Nanotheranostics for Imaging-Guided Photodynamic Therapy." Advanced Materials 30.36 (2018): 1802748.

8. Liu, Heng, et al. Novel Intrapolymerization Doped Manganese－Eumelanin Coordination Nanocomposites with Ultrahigh Relaxivity and Their Application in Tumor Theranostics. Advanced Science 5.7 (2018): 1800032.

9. Liu, Yu, et al. Porous gold nanocluster-decorated manganese monoxide nanocomposites for microenvironment-activatable MR/photoacoustic/CT tumor imaging. Nanoscale 10.8 (2018): 3631-3638.

10. 段凯凯，董昊铭，苗丽雯，苏学权，相洁，左西年．人脑自适应多尺度功能连接的性别差异．心理科学进展，2018，26（09）：1567-1575.

11. 楚成超，刘刚．磁纳米分子影像探针研究热点与挑战．科技导报，2018，36（22）：87-95.

（九）儿科

1. Jiaqi Gu, Zeju Li, Yuanyuan Wang, Haowei Yang, Zhongwei Qiao, Jinhua Yu. Deep generative adversarial networks for thin-section infant MR image reconstruction. IEEE Access, 2019. (IF=4.089, 2018)

2. Ming-Xia Huang, Xiao-Hui Liu, Zeng-Jun Zhang. Functional connection between the stereotyped behavior and the motor front area in children with autism.British Journal of Neurosurgery, 2018.

3. Yun Peng, Yue Liu, Hongwei Wen.Combining tract- and atlas-based analysis reveals microstructural abnormalities in early Tourette syndrome children. Hum Brain Mapp, 2016, 37 (5): 1903- 1919. (IF: 4.962)

4. Yun Peng, Zhimin Liu, Lei Song. Application of low dose radiation and low concentration contrast media in enhanced ct scans in children with congenital heart dissese. International Journal of Clinical Practice, 2016, 70 (9B): 22-28. (IF: 2.226)

5. Yun Peng, Hong Zhang, Huiying Kang.Amide Proton Transfer (APT)MR imaging and Magnetization Transfer (MT)MR imaging of pediatric brain development. European Radiology, 2016, 26 (10): 3368-3376. (IF: 3.64)

6. Yun Peng, Shuangfeng Yang, Hongbin Han. Extracellular space diffusion analysis in the infant and adult ratstriatum using magnetic resonance imagingShuangfeng. InInternational Journal of Developmental Neuroscience, 53 (2016): 1-7. (IF: 3.64)

7. Yue Liu, Jieqiong Wang, Yun Peng. Altered Spontaneous Brain Activity in Children with Early Tourette Syndrome: a Resting-state fMRI Study.Scientific Reports, 2017, 7 (1): 4808. (IF: 5.578)

8. Jihang Sun, Yun Peng, Tong Yu. Image quality improvement using modelbased iterative reconstruction in low dose chest CT for children with necrotizing pneumonia pneumonia". BMC medical imaging, 2017, 17 (1): 24. (IF: 1.06)

9. Hongwei Wen, Yue Liu, Yun Peng. Multi-modal multiple kernel learning for accurate identification of Tourettesyndrome children. Pattern Recognition, 2017, 63 (3): 601-611. (IF: 3.096)

10. Tong Yu, Jun Gao, Yun Peng. Contrast Dose and Radiation Dose Reduction in Abdominal Enhanced Computerized Tomography Scans with Single-phase Dual-energy Spectral Computerized Tomography Mode for Children with Solid Tumors.Chinese Medical Journal, 2017, 130 (4): 1-9. (IF: 1.053)

11. Di Hu, Yun Peng, Runhui Wu. Preliminary evaluation of altered brain microstructure in the emotion-cognition region in children with haemophilia A: a diffusional kurtosis imaging study. Haemophilia, 2017, 23 (5), e99-e104. (IF: 2.673)

12. Hongwei Wen, Yue Liu, Yun Peng.Disrupted Topological Organization of Structural Networks Revealed by Probabilistic Diffusion Tractography in Tourette Syndrome Children. Hum Brain Mapp, 2017, 38 (8): 3988-4008. (IF: 4.962)

13. Hongwei Wen, Yue Liu, Yun Peng. Combining Disrupted and Discriminative Topological Properties of Functional Connectivity Networks as Neuroimaging Biomarkers for Accurate Diagnosis of Early Tourette Syndrome Children. Molecular Neurobiology, 2017, 2: 1-19. (IF: 5.397)

14. Yang Wen, Yun Peng Xiaomin Duan.Role of diffusion-weighted imaging in distinguishing thoracoabdominal neuroblastic tumours of various histological types and differentiation grades. Journal of Medical Imaging and Radiation Oncology, 2017, 61 (6): 718-724. (IF: 1.189)

15. Huiying Kang, Yun Peng, Miao Zhang.Brain white matter microstructural alterations in children of type I Gaucherdisease characterized with diffusion tensor MR imaging. European Journal of Radiology, 102 (2018)22-29. (IF: 2.843)

16. Jihang Sun, Yun Peng, Qifeng Zhang. Application of a full model-based iterative reconstruction (MBIR) in 80 kVp ultra-low-dose paranasal sinus CT imaging of pediatric patients. Radiol Med, 2018, 123 (2): 117-124. (IF: 2.843)

17. Ningning Zhang, Yun Peng, Yanqiu Lv.T2 mapping in the quantitative evaluation of articular cartilage changes in children with hemophilia: A pilot study.Pediatric Investigation, 2018, 2 (4)242-247. (IF: 2.0)

18. Lin Yang, Jian Zhuang, Meiping Huang, Changhong Liang, Hui Liu. Optimization of hybrid iterative reconstruction level and evaluation of image quality and radiation dose for pediatric cardiac computed tomography angiography.Pediatr Radiol, 2017, 47 (1): 31-38.

19. Qianjun Jia, Jian Zhuang, Jun Jiang, Jiahua Li, Meiping Huang, Changhong Liang.. Image quality of ct angiography using model-based iterative reconstruction in infants with congenital heart disease: Comparison with filtered back projection and hybrid iterative reconstruction.European Journal of Radiology, 2017, 86: 190-197.

20. Qianjun Jia, Ziman Chen, Xianxian Jiang, Zhenjun Zhao, Meiping Huang, Jinglei Li, Jian Zhuang,

Xiaoqing Liu, Tianyu Hu and Wengsheng Liang. Operator Radiation and the Efcacy of Ceiling-Suspended Lead Screen Shielding during Coronary Angiography: An Anthropomorphic Phantom Study Using Real-Time Dosimeters, Scientific Reports, 2017.

21. Qianjun Jia, Jianzheng Cen, jian zhuang, Xiaomei Zhong, Xiaoqing Liu, Jiahua Li, Changhong Liang, Meiping Huang. Significant survival advantage of high pulmonary vein index and the presence of native pulmonary artery in pulmonary atresia with ventricular septal defect and major aortopulmonary collateral arteries: results from preoperative computed tomography angiography. European Journal of Cardio-Thoracic Surgery, 2017, 52 (2): 225-232.

22. Qianjun Jia, Jianzheng Cen, Jinglei Li, Jian Zhuang, Hui Liu, Qun Zhang, Xiaoqing Liu, Meiping Huang, Changhong Liang.Anatomy of the retro-oesophageal major aortopulmonary collateral arteries in patients with pulmonary atresia with ventricular septal defect: results from preoperative CTA, European Radiology, 2018, 28: 3066-3074.

23. Shuiping Gou, Linlin Chen, Yu Gu, Liyu Huang, Meiping Huang, and Jian Zhuang. Large-Deformation Image Registration of CT-TEE for Surgical Navigation of Congenital Heart Disease.Computational and Mathematical Methods in Medicine, 2018.

24. Suping Cai, Yubo Wang, Yafei Kang, Haidong Wang, Hyejin Kim, Karen M. von Deneen, Meiping Huang, Yuanyuan Jiang, and Liyu Huang. Differentiated Regional Homogeneity in Progressive Mild Cognitive Impairment: A Study With Post Hoc Label. American journal of Alzheimer's disease and other dementias, 2018, 33 (6): 373-384.

25. Zhijie He, Quanbang Qiao, Jun Li, Meiping Huang, Shouping Zhu and Liyu Huang. A fast method based on NESTA to accurately reconstruct CT image from highly undersampled projection measurements. Journal of X-ray science and technology, 2016, 24 (6): 865-874.

26. Neichuan Zhang, Haiyun Yuan, Xiangyu Chen, Jiawei Liu, Qifei Jian, Meiping Huang, Kai Zhang. Computational Fluid Dynamics Characterization of Two Patient-Specific Systemic-to-Pulmonary Shunts before and after Operation. Computational and Mathematical Methods in Medicine, 2019.

27. Hong-xi Zhang, Jun-fen Fu, Can Lai, Feng-yu Tian, Xiao-li Su, Ke Huang. Feasibility of balanced steady-state free precession sequence at 1.5T for the evaluation of hepatic steatosis in obese children and adolescents. European Radiology, 2018 (28): 4479-4487.

28. Hongxi Zhang, Can Lai, Ruibin Liu, Tingting Liu, Weiming Niu, Kenichi Oishi. Yi Zhangb, Dan Wub. Age-specific optimization of T1-weighted brain MRI throughout infancy. NeuroImage, 2019,(199)387-395.

29. Hui Zheng, Zhengrong Xia, Wenjun Cao, Yun Feng, Shuxian Chen, Yu-Hua Li and Deng-Bin Wang. Pediatric Langerhans cell histiocytosis of the temporal bone: clinical and imaging studies of 27 cases World Journal of Surgical Oncology (2018)16: 72

30. Shuxian Chen, Xunda Ji, Ming Liu, Zhengrong Xia, Hui Zheng, Qiufeng Yin, He Wang, and Yuhua Li.The value of MRI in evaluating the efficacy and complications with the treatment of intra-arterial chemotherapy for retinoblastoma. Oncotarget, 2017, 38413-38425.

31. Yuzhen Zhang, Xu Yan, Yu Gao, Dongrong Xu, Jie Wu, Yuhua Li, A preliminary study of epilepsy in children using diffusional kurtosis imaging. Clin Neuroradiol,2016, 52: 55.

32. M. Muge Karaman, PhD, HeWang, Yuhua Li, MD. A fractional motion diffusion model for grading pediatric brain tumors, NeuroImage: Clinical, 12 (2016)707-714.

33. Li Tan, Bo Bim, Jianbo Shao, et al. Severe congenital microcephaly with 16p13.11 microdeletion combined with NDE1 mutation, a case report and literature review, BMC Medical Genetics, 2017, 18: 141.

34. Cao Q, Shang S, Han X, Cao D, Zhao L.Evaluation on Heterogeneity of Fatty Liver in Rats: A Multiparameter Quantitative Analysis by Dual Energy CT. Acad Radiol, 2018.

35. Zhao LQ, Winklhofer S, Jiang R, Wang X, He W. Dual Energy CT (DECT)Monochromatic Imaging: Added value of adaptive statistical iterative reconstructions (ASIR)in portal venography. PLoS One, 2016, 11 (6): e0156830.

36. Zhao LQ, Winklhofer S, Yang ZH, Wang KY, He W. Optimal adaptive statistical iterative reconstruction percentage in dual energy monochromatic CT portal venography. Academic Radiology, 2016, 23: 337-43

37. Wang J, Braskie MN, Hafzalla GW, Faskowitz J, McMahon KL, de Zubicaray GI, Wright MJ, Yu C, Thompson PM. Relationship of a common OXTR gene variant to brain structure and default mode network function in healthy humans. Neuroimage, 2017, 147: 500-506. (IF=5.835)

38. Xie X, Liu P, Chen T, Wang Y, Liu X, Ye P, Xiang W, Yan Z. Influence of the hypothalamus-pituitary-gonadal axis reactivation and corresponding surging sex hormones on the amplitude of low-frequency oscillations in early pubertal girls: A resting state fMRI study. J Affect Disord, 2019, 256: 288-294.

39. Yang D, Zhang W, Zhu Y, Liu P, Tao B, Fu Y, Chen Y, Zhou L, Liu L, Gao X, Liu X, Rubin LH, Sweeney JA, Yan Z. Initiation of the Hypothalamic-Pituitary-Gonadal Axis in Young Girls Undergoing Central Precocious Puberty Exerts Remodeling Effects on the Prefrontal Cortex. Front Psychiatry, 2019, 10: 332.

40. Fu Y, Xiao Y, Du M, Mao C, Fu G, Yang L, Liu X, Sweeney JA, Lui S, Yan Z. Brain Structural Alterations in Left-Behind Children: A Magnetic Resonance Imaging Study. Front Neural Circuits, 2019, 13: 33

41. Hu Y, Liu X, Chen X, Chen T, Ye P, Jiang L, Fu Y, Xie X, Shan X, Yan Z. Differences in the functional connectivity density of the brain between individuals with growth hormone deficiency and idiopathic short stature. Psychoneuroendocrinology, 2019, 103: 67-75.

42. Shao M, Cao J, Bai L, Huang W, Wang S, Sun C, Gan S, Ye L, Yin B, Zhang D, Gu C, Hu L, Bai G, Yan Z. Preliminary Evidence of Sex Differences in Cortical Thickness Following Acute Mild Traumatic Brain Injury. Front Neurol, 2018, 9: 878.

43. Lu Y, Zhang X, Zhao L, Yang C, Pan L, Li C, Liu K, Bai G, Gao H, Yan Z. Metabolic Disturbances in the Striatum and Substantia Nigra in the Onset and Progression of MPTP-Induced Parkinsonism Model. Front Neurosci, 2018, 12: 90.

44. Zhang S, Ye X, Bai G, Fu Y, Mao C, Wu A, Liu X, Yan Z. Alterations in Cortical Thickness and White Matter Integrity in Mild-to-Moderate Communicating Hydrocephalic School-Aged Children Measured by Whole-

Brain Cortical Thickness Mapping and DTI. Neural Plast, 2017, 2017: 5167973.

45. Yu-Ting Liu, Hui-Jun Li, Ting Chen, Ya-Qing Huang, Lian Zhang, Hui-Xin Zhang, Zhi-chun Huang. Bin Liu, Ming Yang. Aberrant functional connectivity in patients with obstructive sleep apnea-hypopnea syndrome: a resting-state functional MRI study. Multimed Tools Appl, 2017, 77 (3): 4065~4079.

46. Ting Chen, Ming Yang, Bin Liu, Yu-ting Liu, Hui-xin Zhang, Chuan-chuan Liu, Yue Zhu, Zhi-chun Huang, Ti-fei Yuan. The Resting-State Functional Connectivity of the Default Mode Networks in Patients With Obstructive Sleep Apnea-Hypopnea Syndrome. CNS Neurol Disord Drug Targets, 2017, 16 (1)16-22. IF=2.084

47. Wenjuan Jia, Ming Yang, Shui-Hua Wang. Three-Category Classification of Magnetic Resonance Hearing Loss Images Based on Deep Autoencoder. Journal of Medical Systems, 2017, 41: 165. IF=2.098

48. Liu Y-T, Zhang H-X, Li H-J, Chen T, Huang Y-Q, Zhang L, Huang Z-C, Liu B and Yang M. Aberrant Interhemispheric Connectivity in Obstructive Sleep Apnea-Hypopnea Syndrome. Front Neurol, 2018, 9: 314. IF=3.508

49. Wang, SH, Hong J, Yang M. Sensorineural hearing loss identification via nine-layer convolutional neural network with batch normalization and dropout. Multimed Tools Appl (2018).

50. Huang Y, Liu Y, Yang M. Sun Y, Liu B, Zhang H, Huang Z, Zhang L, Feng Y, Chen T, Small-world properties of the whole-brain functional networks in patients with obstructive sleep apnea-hypopnea syndrome, Sleep Medicine, https: //doi.org/10.1016/j.sleep.2018. IF=3.36

51. Hou Q R, Gao W, Zhong YM, et al. Diagnostic Accuracy of Three-dimensional Turbo Field Echo Magnetic Resonance Imaging Sequence in Pediatric Tracheobronchial Anomalies with Congenital Heart Disease. Scientific Reports, 2018, 8 (1): 2529.

52. Wang SY, Gao W, Zhong YM, et al. Prospective ECG-triggering cardiac CT for infants with complex congenital heart disease using low contrast dose and low tube voltage and adaptive statistical iterative reconstruction. Clin radiol, 2017, 72 (6): 502-507.

53. Wang S Y, Gao W, Zhong YM, et al. Multislice Computed Tomography Assessment of Tracheobronchial Patterns in Partial Anomalous Left Pulmonary Artery. Journal of Computer Assisted Tomography, 2017.

54. Hou Q R, Wei G, Sun A, Zhong YM et al. A prospective evaluation of contrast and radiation dose and image quality in cardiac CT in children with complex congenital heart disease using low-concentration iodinated contrast agent and low tube voltage and current. Br J Radiol, 2017.

55. Hu LW, Sun AM, Guo C, Ouyang RZ, Wang Q, Yao Xf, Zhong YM. Assessment of global and regional strain left ventricular in patients with preserved ejection fraction after Fontan operation using a tissue tracking technique. International Journal of Cardiovascular Imaging, 2019, 35 (1): 153-160.

56. Wang E, Wu Y, Cheung JS, Zhou IY, Igarashi T, Zhang X and Sun PZ. pH imaging reveals worsened tissue acidification in diffusion kurtosis lesion than the kurtosis/diffusion lesion mismatch in an animal model of acute stroke. J Cereb Blood Flow Metab, 2017, 37 (10): 3325-3333. IF: 5.081

57. Fan T, Li X, Li Y, Zhi Y, Rong S, Cheng G, Zhang X. An improved method for primary culture of

normal cervical epithelial cells and establishment of cell model in vitro with HPV-16 E6 gene by lentivirus. Journal of Cellular Physiology, 2018, 233 (4): 2773-2780. IF: 4.08

58. Zhang F, Ren CC, Liu L, Chen YN, Yang L, Zhang XA, Wang XM, Yu FJ.SHH gene silencing suppresses epithelial-mesenchymal transition, proliferation, invasion, and migration of cervical cancer cells by repressing the hedgehog signaling pathway.J Cell Biochem, 2018, 119 (5): 3829-3842.IF: 2.959

59. Lv XF, Hong HQ, Liu L, Cui SH, Ren CC, Li HY, Zhang XA, Zhang LD, Wei TX, Liu JJ, Xing WY, Fu H, Yan SJ.RNAi mediated downregulation of asparaginase like protein 1 inhibitsgrowth and promotes apoptosis of human cervical cancer line SiHa.Mol Med Rep, 2018, 18 (1): 931-937.IF: 1.922

60. Zhang F, Ren CC, Liu L, Chen YN, Yang L, Zhang XA. HOXC6 gene silencing inhibits epithelial-mesenchymal transition and cellviability through the TGF-β/smad signaling pathway in cervical carcinomacells. Cancer Cell Int, 2018, 18: 204. IF: 3.96

61. Liu L, Yu TT, Ren CC, Yang L, Cui SH, Zhang XA. CP-31398 inhibits the progression of cervical cancer through reversing the epithelial mesenchymal transition via the downregulation of PAX2s.J Cell Physiol, 2019, 234 (3): 2929-2942.IF: 3.923

62. Ren CC, Yang L, Liu L, Chen YN, Cheng GM, Zhang XA, Liu H.Effects of shRNA-mediated silencing of PSMA7 on cell proliferation and vascular endothelial growth factor expression via the ubiquitin-proteasomepathway in cervical cancer.J Cell Physiol, 2019, 234 (5): 5851-5862.IF: 3.923

63. Liu L, Yang L, Chang H, Chen YN, Zhang F, Feng S, Peng J, Ren CC, Zhang XA.CP-31398 attenuates endometrial cancer cell invasion, metastasis and resistance to apoptosis by downregulating MDM2 expression.Int J Oncol, 2019, 54 (3): 942-954.IF: 3.333

64. Zeng X, Zhang X, Li C, Wang X, Jerwick J, Xu T, Ning Y, Wang Y, Zhang L, ZhangZ, MaY, ZhouC. Ultrahigh-resolution optical coherence microscopy accurately classifies precancerous and cancerous human cervix free of labeling. Theranostics, 2018, 8 (11): 3099-3110. IF: 8.537

65. Qian QP, Zhang X, Ding B, Jiang SW, Li ZM, Ren ML, Shen Y. Performance of P16/Ki67 dual staining in triaging hr-HPV-positive population during cervical Cancer screening in the younger women. Clin Chim Acta, 2018, 483: 281-285. IF: 2.9

66. Sheng Mao.Synergistic protection of bone vasculature and bone mass by desferrioxamine in osteoporotic mice.MOLECULAR MEDICINE REPORTS, 2017.16 (5) 6642-6649.

67. 彭芸，胡迪，段晓岷，等．儿童朗格汉斯细胞组织细胞增生症侵及胸腺和甲状腺的CT影像表现．中华放射学杂志，2016，50（6）：451-454.

68. 彭芸，王岩，赵顺英，等．先天性肺结核的影像特征及临床表现分析．中华放射学杂志，2016，50（12）：981-982.

69. 彭芸，阴捷，刘玥，等．颈动脉硬化栓塞术治疗血管瘤合并卡梅现象婴幼儿的临床效果研究．中华介入放射学电子杂志，2017，5（4）：205-211.

70. 彭芸，张苗，刘玥，等．幕上多层菊形团样胚胎性肿瘤伴C19MC变异影像表现一例．中华放射学杂志，2018，52（9）：708-709.

71. 彭芸，刘玥，唐晓璐，等．儿童幼年黄色肉芽肿的临床及影像表现．中华放射学杂志，2018，52（12）：941-946.

72. 李欣，彭芸，陶晓娟，陈静，等．对比剂钆贝葡胺儿童中枢神经系统MRI增强检查中国专家共识．中华放射学杂志，2019，53（5）：329-335.

73. 彭芸，温洋，张楠，等．儿童肾外非中枢神经系统恶性横纹肌样瘤临床与影像分析．中华实用儿科临床杂志，2019，34（1）：47-50.

74. 罗海营，钟小梅，黄美萍，等．完全性大动脉转位患者冠状动脉解剖分型的多层螺旋CT研究．中华放射学杂志，2016，50（7）：504-508.

75. 程维琴，李嘉华，黄美萍，等．心脏MRI在三尖瓣下移畸形诊断中的价值．中华放射学杂志，2018，52（3）：166-171.

76. 文颖，杨秀军，李婷婷，等．异物创伤性动脉瘤犬模型构建的初步探讨．中华介入放射学电子杂志，2018，6（4）：332-338.

77. 刘菁华，杨秀军，张斌．儿童甲状腺结节CT表现及其与组织病理的相关性．中华实用儿科临床杂志，2018，33（8）：580-584.

78. 杨秀军，肖婷婷．小儿肺动静脉畸形的影像诊断与介入治疗一例．中华介入放射学电子杂志，2017，5（4）：241-243.

79. 楼金干，赖灿，陈飞波，陈洁．磁共振小肠造影在儿童小肠疾病诊治中的应用．中华儿科杂志，2016，2（1）：52-55.

80. 刘菁华，杨秀军．3.0T磁共振胆胰管成像在儿童先天性胆道畸形诊断中的价值．中华实用儿科临床杂志，2017，32（18）：1425-1427.

81. 刘鸿明，赖灿，谢晓红．15例肝脏血管平滑肌脂肪瘤的CT、MRI和US表现回顾性分析．中华全科医学，2016，14（11）：1921-1923.

82. 贾绚，赖灿，潘海鹏，周海春，杨丽，费正华．儿童中晚期肾母细胞瘤术前经肾动脉栓塞化疗的疗效对比评价．中华医学杂志，2019，99（15）：1147-1151.

83. 邵剑波，李欣．儿童朗格罕细胞组织细胞增生症的CT与MRI诊断．中华放射学杂志，2016，50（4）：316-320.

84. 彭雪华，邵剑波，朱百奇，等．CT检查对儿童朗格汉斯细胞组织细胞增生症胸腺受累诊断价值．中华肿瘤防治杂志，2018，25（17）：1236-1240.

85. 宋燕，谢淋旭，宁刚，孙艳．MRI对胎儿先天性膈疝的诊断价值．中华妇幼临床医学杂志（电子版），2019，15（3）：275-282.

86. 高分辨氢质子磁共振波谱技术探讨丙酮酸钠对反复严重新生期低血糖大鼠枕叶皮层保护作用及其机制，中华围产医学杂志，2017，20（3）：228-233.

87. 陈婷，杨明，刘斌，刘玉婷，刘川川，张慧欣，黄志纯．阻塞性睡眠呼吸暂停低通气综合征患者脑功能局部一致性磁共振观察．中华医学杂志，2016，96（11）：868-873．

88. 燕飞．T2弛豫时间参数图MRI预测Graves眼病活动性的价值．中华放射学杂志，2018，52（9）655-659.

（十）MR 组

1. Lou X, Tian CL, Ma L. Evolution of unilateral basal ganglia lesion over 16 months. JAMA Neurol, 2018, 75 (3): 376-377. (IF: 11.460)

2. Lu N, Fan W, Yi X, Wang S, Wang Z, Tian R, Jacobson O, Liu Y, Yung BC, Zhang G, Teng Z, Yang K, Zhang M, Niu G, Lu G, Chen X. Biodegradable Hollow Mesoporous Organosilica Nanotheranostics for Mild Hyperthermia-Induced Bubble-Enhanced Oxygen-Sensitized Radiotherapy. ACS Nano, 2018, 12 (2): 1580-1591. IF=13.942

3. Song J, Shi J, Dong D, Fang M, Zhong W, Wang K, Wu N, Huang Y, Liu Z, Cheng Y, Gan Y, Zhou Y, Zhou P, Chen B, Liang C, Liu Z, Li W, Tian J: A new approach to 1 predict progression-free survival in stage IV EGFR-mutant NSCLC patients with EGFR-TKI therapy. Clinical Cancer Research, 2018. 24 (15): 3583-3592.IF: 10.199

4. Wu Q, Shi D, Cheng T, Liu H, Hu N, Chang X, Guo Y, Wang M. Improved display of cervical intervertebral discs on water (iodine) images: incidental findings from single-source dual-energy CT angiography of head and neck arteries. Eur Radiol, 2018. IF: 4.027

5. Lin HM, Wei HJ, He NY, Fu CX, Cheng S, Shen J, Wang BS, Yan X, Liu CL, and Yan FH. Quantitative susceptibility mapping in combination with water-fat separation for simultaneous liver iron and fat fraction quantification. Eur Radiol, 2018, 28 (8): 3494-3504. IF: 4.027

6. Seung Hyun Lee, Young Han Lee, Ho-Taek Song, Jin-Suck Suh. Quantitative T2 Mapping of Knee Cartilage: Comparison between the Synthetic MR Imaging and the CPMG Sequence. Magn Reson Med Sci, 2018, 17 (4): 344-349.

7. Geng Chen, Bin Dong, Yong Zhang, Weili Lin, Dinggang Shen, Pew-Thian Yap. Angular Upsampling in Infant Diffusion MRI Using Neighborhood Matching in x-q Space. Front Neuroinform, 2018.

8. Koung Mi Kang, Seung Hong Choi, Moonjung Hwang, Roh-Eul Yoo, Tae Jin Yun, Ji-hoon Kim, Chul-Ho Sohn. Application of Synthetic MRI for Direct Measurement of Magnetic Resonance Relaxation Time and Tumor Volume at Multiple Time Points after Contrast Administration: Preliminary Results in Patients with Brain Metastasis. Korean J Radiol, 2018, 19 (4): 783-791.

9. Ger RB, Yang J, Ding Y, Jacobsen MC, Cardenas CE, Fuller CD, Howell RM, Li H, Stafford RJ, Zhou S, Court LE. Synthetic head and neck and phantom images for determining deformable image registration accuracy in magnetic resonance imaging. Med Phys, 2018.

10. Wang C, Ren Q, Qin X, Yu Y. Adaptive Diffeomorphic Multiresolution Demons and Their Application to Same Modality Medical Image Registration with Large Deformation. Int J Biomed Imaging, 2018.

11. Boudabbous S, Neroladaki A, Bagetakos I, Hamard M, Delattre BM, Vargas MI. Feasibility of synthetic MRI in knee imaging in routine practice. Acta Radiol Open, 2018, 11; 7 (5): 203-210.

12. 程敬亮、张辉、严福华、王梅云及张敏鸣因在医学磁共振研究和教育领域做出杰出贡献而获得海外华人医学磁共振协会（OCSMRM）表彰。

13. 龚启勇教授当选2019年度ISMRM精神磁共振波谱与影像学组主席，王梅云教授当选ISMRM理事。

14. 娄昕教授荣获2018年国家杰出青年科学基金，与刘再毅教授共同获得2018年度中华放射学会杰出青年奖。

（十一）精品文献点评

【点评1】

文献：MaT, HouY zeng J, et al. Dual-ratiometric target-triggered fluorescent probe for simultaneous quantitative visualization of tumor microenvironment protease activity and pH in vivo.Journal of the American chemical society, 2017.

作者：中国科学院化学研究所高明远教授（通讯作者）团队

点评：恶性肿瘤的侵袭、进展以及转移与肿瘤微环境改变息息相关，其中包括肿瘤相关蛋白酶的异常表达以及肿瘤细胞外pH值的降低等。基质金属蛋白酶（Matrix metalloproteinase，MMPs）是钙依赖性的含锌内肽酶，可以分解各种细胞外基质的蛋白质，也可以处理一些生物活性分子。研究发现，MMPs不仅和肿瘤转移相关，还与细胞凋亡、血管生成、肿瘤生长有关。目前常用的以小组织活检的方法来检测MMPs无法完全反映MMPs在肿瘤中的整体分布。

高明远教授团队构建了一种双比率荧光探针，在动物体内实现了对MMP-9过表达和肿瘤微环境pH异常的定量可视化，阐明其空间异质性并且协同的指示了体内肿瘤入侵过程。该研究最大的创新点在于通过无创伤多模态成像对多种肿瘤微环境特征信号进行定量和实时检测。该双比率荧光探针由pH敏感型染料ANNA、近红外荧光染料Cy5.5以及生物相容性Fe_3O_4构建而成，pH敏感型染料通过MMP-9的肽底物与Fe_3O_4连接，通过荧光共振能量转移实现肿瘤微环境pH感知。当pH敏感型染料ANNA连接在Fe_3O_4表面时，其荧光呈现淬灭状态，一旦MMP-9与肽底物链接相作用，ANNA的荧光就可以被激活。探针中的Cy5.5则可作为内部参考，持续发射恒定荧光。探针中的Fe_3O_4颗粒载体不仅作为ANNA的淬灭剂发挥作用，而且还可以用于肿瘤磁共振成像（MRI）的造影剂，对肿瘤成像。纳米探针进入肿瘤组织后，ANNA荧光激活，通过比较ANNA的可变激活发射和Cy5.5的恒定荧光，便可对MMP-9活性进行量化并作图。

高明远教授团队构建的该双比率荧光探针，能够进行MRI、荧光双模态成像的同时，实现MMP-9活性以及肿瘤微环境pH成像，并验证了其成像效果与MMP-9的表达有良好的相关性，最终实现通过无创伤多模态成像手段，对多种肿瘤微环境特征信号进行定量和实时检测，为体内异常肿瘤特征研究提供了一种强有力工具。

【点评2】

文献：Tong Yu, Jun Gao, Yun Peng.Contrast Dose and Radiation Dose Reduction in Abdominal Enhanced Computerized Tomography Scans with Single-phase Dual-energy Spectral Computerized Tomography Mode for Children with Solid Tumors . Chinese Medical Journal, 2017, 130 (4): 1-9. IF:

1.053

点评：因CT辐射剂量较高，在儿童中应用受到一定限制。传统CT在诊断实体肿瘤性病变时主要依据病灶的位置、形态、密度、是否存在转移及强化形式等主观因素来判断和鉴别。目前宽体CT相比于传统的CT是一种先进的、崭新的成像技术，它把能量和化学分辨率的概念引入CT成像分析领域。能谱CT扫描可进行肿瘤成分测定及同源性分析，在物质定量分析、优化成像质量等方面均有重大突破和发展。能谱CT除了解剖形态的分析外，还可进行客观的能谱数据分析，实现了从传统混合能量成像到单能量成像的转变，可获得不同物质的能谱曲线和不同KeV条件下一系列单能图像，在一定程度上实现了物质定性分离和定量测定，能显著增加不同组织间对比、了解其组织病理学信息，在能谱曲线上物质的衰减随X线能量变化而变化，因此自然界中的每种物质都有对应的能谱曲线，并且不同的曲线代表不同的病理类型。利用能谱CT能量衰减曲线、直方图、散点图及基物质配对图像测量能客观的判断实体肿瘤的来源、良恶性程度及摄取碘的能力，从而能进一步判断肿瘤的性质和预后。碘基图反映肿瘤的血供状况，不同生长阶段的肿瘤，其内部成分与组织结构不同，因此进入肿块内的碘分布不一致，且正常组织和肿瘤组织对碘的代谢速度不一致，故碘基图能够对不同碘含量、不同组织结构、不同代谢基础的成分进行分层次显示，丰富了疾病的诊断手段、提高了术前诊断准确率，是一种有应用前景的诊断技术。

【点评3】

文献：Zhang XY, Wang S, Li XT, et al. MRI of Extramural Venous Invasion in Locally Advanced Rectal Cancer: Relationship to Tumor Recurrence and Overall Survival. Radiology, 2018, 289 (3): 9-15.

第一作者张晓燕为磁共振学组组员。

点评：新辅助放化疗是进展期直肠癌的重要治疗手段，相关的研究也是目前的热点之一。本文以壁外静脉侵犯（EMVI）为切入点，探讨这一MR征象在局部进展性直肠癌新辅助放化疗后与肿瘤复发与总体生存率的关系。纵观全文，有以下几大亮点：①本文病例数大，纳入进展期直肠癌患者517例，对其新辅助放化疗之前（即基线）及治疗后MRI影像特征进行分析，并有全直肠系膜切除术后病理作为金标准。②对EMVI这一征象进行识别的构思巧妙，由于治疗后MRI表现与病理结果相对应，两名读片医师根据治疗后MRI表现识别并诊断EMVI，采用类似机器学习的方法，将数据分为训练集和测试集，以保证两名医师在MRI上定义的EMVI比较可靠。两名医师在完成训练后，再对基线MRI上的EMVI进行诊断及评分，这样再得到的结果具有很高的可信性。③纵向随访也是本文的难能可贵之处，分别有391例241例和153例患者完成了2年、3年、4年的完整随访，这些数据对分析术后患者无转移生存期、局部无复发生存期、总体生存期等至关重要。获取这些数据需要长时间的积累和付出，是相当困难的。

此外，作者又进一步分析了EMVI的出现与临床上重要事件，如肿瘤复发、总体生存率等的关系，得出重要结论：基线MRI定义的EMVI是局部和远处复发以及总生存率的独立危险因素，是基线风险分层的重要证据。其中，基线MRI上EMVI的部位为肿瘤复发的独立预测因素。

第二篇

研究进展

第一章 头颈影像学新进展

影像学检查是头颈部疾病诊疗的关键技术之一，磁共振检查新技术的快速发展和影像组学的逐步应用，将进一步提升头颈部影像学的应用价值。下面将从头颈部影像学的研究现状、发展热点、突破性进展，以及代表性研究论著、参与指南、专家共识等方面进行阐述与展望，供各位研究者参考。

一、头颈部影像学研究现状

（一）眼部疾病

1. 视神经炎的诊断和预后评估　视神经炎是青中年人群中最常见的炎性脱髓鞘视神经疾病，表现为急性视力下降、视野缺损伴早期轻度转眼痛。其诊断往往依据病史和临床表现，而症状出现时病情已发展到较严重的地步，因此疾病的早期诊断对治疗与预后意义重大。视神经炎在T1WI表现为视神经异常强化，是其特征性表现，可为视神经炎的诊断提供证据，并有助于进行视觉预后评估，现已广泛应用于临床。

功能磁共振作为一种新兴的成像技术，可反映组织器官的代谢活动，具有无创、无辐射、高时间分辨率和高空间分辨率的优势，逐步应用到视神经炎的检查。其中，BOLD-fMRI弥补了传统眼科检查的不足，可对视神经炎恢复过程中大脑皮层活动的动态变化进行随访观察，具有重要的远期评估价值。相比于传统成像方式，DWI有助于病因学研究，研究表明，对比视神经脊髓炎相关性视神经炎与特发性脱髓鞘性视神经炎患者的DWI图像，前者的ADC值低于后者，ADC值差异可能有助于区分这两类急性视神经炎。扩散张量成像（DTI）是研究水分子扩散特性的MRI技术，随着线圈性能的提高和高场MRI应用的增加，使用DTI量化研究视神经的形态学、功能学及病理机制的研究逐渐增多。

磁共振不仅为视神经炎的早期诊断、鉴别提供了可靠的依据，还在病因分类、病情监测和预后评估等方面发挥潜在作用。随着成像技术进一步发展和完善，视神经炎的磁共振检查将发挥更大价值。

2. 眼部肿瘤的诊断和累及范围的明确　MRI具有软组织对比度好、分辨率高的优点，被认为是眼部疾病最有价值的影像诊断方法。随着影像诊断技术的发展，MRI在肿瘤诊断中发挥着越来越重要的作用，不仅可以对3mm以上的肿瘤进行良好显影，MRI检查结果与病理诊断的一致性也高于眼科检查及超声等其他检查，对脉络膜黑色素瘤诊断的特异度最高。对于一些钙化组织，MRI也可以很好地显像，基本可以替代 CT。

DWI 成像新技术的应用提高了眼眶区域弥散图像质量，减轻了邻近骨质引起的磁敏感伪影。有研究者对不同 b 值下的 ADC 值进行测量和分析后发现，眼部肿瘤患者眼眶软组织的 ADC 值显著低于正常对照组。ADC 值可反映眼眶肿瘤的组织学特征，有很好的临床诊断与鉴别价值。此外，MRI 对眼球及眶内组织的形态观察更为准确、客观，特别是三维重建能够准确显示眶上裂层面各神经的位置关系、外展神经支配外直肌的走行关系等，有助于临床诊疗。

眼眶恶性肿瘤治疗后易复发，被认为与眼眶肿瘤累及范围有很大关系，虽 CT 和常规 MRI 能大致判断病变范围，但准确率略低。有研究对眼眶肿瘤患者术前进行了常规 MRI 和动态增强 MRI 扫描检查，得到了肿瘤周围骨质和眼外肌的时间-信号强度曲线（TIC）、容量转运常数（Ktrans）、血管外细胞外容积常数（Ve）和初始 TIC 下面积（iAUC）等曲线类型和数据，分析后发现，肿瘤累及组织的 TIC 类型与肿瘤一致性高，Ktrans、Ve 及 iAUC 值与肿瘤组织基本一致，因此动态增强 MRI 有助于明确眼眶恶性肿瘤的累及范围，指导临床诊疗。

3. 甲状腺相关眼病的诊断和分期　甲状腺相关眼病是成年人最常见的自身免疫性眼病，大多可通过甲状腺功能检查及眼部表现明确诊断。对于临床表现不典型的患者，结合 CT 冠状位成像就可初步确诊。有研究发现，基于 RESOLVE-DWI 的眼外肌检查，可减少磁敏感效应所引起的图像畸变和 T2 模糊效应，通过并行采集方式，使得病变边界和细节显示更加清晰，进一步提高了图像分辨率。图像质量的提高使得 ADC 值测量更为准确，有助于 TAO 的临床诊断。该研究还发现，内直肌的 ADC 值测量对疾病活动期的判断具有辅助价值。

TAO 活动期，患者眼部炎症反应明显，多采用免疫抑制治疗；TAO 稳定期出现纤维化和脂肪积聚，应选用手术治疗。早期诊断和明确分期对于治疗方案的选择和预后评估具有重要意义。在临床环境中，定量评估眼眶脂肪炎症的组织学检查对于许多 TAO 患者几乎是不可能的。有研究使用 MRI STIR 序列研究了 TAO 患者和对照中眼眶脂肪的信号强度，结果发现，活动期患者的平均 SIR 值显著高于非活动期和对照组。因此，通过 MRI STIR 序列，结合球后脂肪组织三维重建技术，可以无创地定量评估眼眶脂肪炎症的信号强度，对 TAO 疾病分期具有一定的辅助作用。

（二）耳部疾病

1. 膜迷路积水评估　膜迷路积水，亦称为内淋巴积水（endolymphatic hydrops），存在于梅尼埃病、突发性耳聋、复发性外周前庭病、迟发性膜迷路积水等多种耳科疾病中。关于膜迷路积水病因尚无定论。研究发现，膜迷路积水与听力下降、前庭功能异常等存在一定的相关性。目前，内淋巴积水可以通过鼓室内耳钆造影、静脉内耳钆造影或经咽鼓管内耳钆造影后在磁共振图像中直接观察。临床上为更好显示膜迷路积水的程度，多采用鼓室注射内耳钆造影，但由于鼓室注射容易引起鼓膜穿孔、中耳炎等并发症，目前逐渐开始普及经静脉注射内耳钆造影。

扫描序列主要包括快速液体衰减反转恢复序列（fluid attenuated inversion recovery，FLAIR）以及三维实时重建反转恢复序列（inversion recovery with real reconstruction，3D-real IR）

由于 3D-FLAIR 无法显示内淋巴与周围骨质的分界，目前临床应用最多的是 3D-real IR，但需高浓度的钆造影剂。

2. 胆脂瘤诊断及评估　胆脂瘤是中耳内产生角蛋白的鳞状上皮脱上皮增多、反复炎性刺激或先天原因导致细胞增殖形成的一种常见炎性疾病，具有侵袭性，可破坏骨质，常伴有传导性听力缺失，严重者可导致脑膜炎、脑脓肿等并发症。耳部胆脂瘤好发于中耳。目前临床上主要治疗方式以手术切除为主，及时的手术治疗可减轻听力损失，防止局部和颅内并发症。而早期的诊断对及时治疗有着至关重要的作用，同时影像检查可代替二次手术鉴别肉芽组织与复发胆脂瘤。影像检查中多以高分辨率CT（high resolution computerized tomograghy，HRCT）作为常规检查，但高分辨率CT不能鉴别肉芽组织与复发或残留的胆脂瘤，对术后复发胆脂瘤缺乏特异性。磁共振成像（magnetic resonance imaging，MRI）检测胆脂瘤复发或残留较CT有优势。研究发现弥散加权磁共振成像（diffusion weighted magnetic resonance imaging DWI-MRI）在分辨胆脂瘤病灶及炎性肉芽肿等有较高的特异性和敏感性，同时可替代二次手术探查成为评估胆脂瘤残留和复发的重要且有效的技术，从而避免不必要的二次手术操作。ADC值反映细胞水分子扩散受限程度，可用于鉴别胆脂瘤和炎性肉芽组织、胆固醇肉芽肿等。由于胆脂瘤含有丰富角化鳞状上皮，其基质由位于不同厚度间质的上皮细胞组成，以及由此产生的大量角蛋白碎屑过度角化，在DWI上常常表现为弥散受限，进而导致ADC值较炎性肉芽肿、胆固醇肉芽肿低。ADC值可作为诊断胆脂瘤的指标之一。

3. 耳部肿瘤诊断及评估　耳部肿瘤的发病率较低，良性较恶性多见。恶性肿瘤可发生于耳郭、外耳道和中耳。外耳及中耳的恶性肿瘤发病率较低，临床较少见，早期易被忽视，容易误诊及误治，症状明显后，很多已经侵犯周围毗邻组织，治疗及预后较差。早期准确诊断对患者预后有着重要作用。

影像上CT及MRI检查可较清楚显示病变的扩展范围，CT可显示肿瘤周围骨质吸收破坏情况，但缺乏对软组织的分辨率。MRI具有极高的组织分辨力与对比度，并可多轴位成像，能更好地确定病变范围。DCE-MRI可用于鉴别良恶性肿瘤，但也缺乏一定的准确性。DWI-MRI检查以及ADC值有助于鉴别良恶性肿瘤。

（三）鼻腔鼻窦肿瘤

1. 鼻腔鼻窦恶性肿瘤评估　鼻腔鼻窦恶性肿瘤早期症状易被忽略，就诊时多数已是晚期，预后较差，长期存活率较低。早期的准确诊断、治疗对预后有较大的影响。目前影像上鉴别鼻腔鼻窦良恶性肿瘤可采用DCE-MRI、DWI-MRI。研究显示DCE-MRI的TIC、各半定量及定量参数有助于鼻腔鼻窦肿瘤良恶性的鉴别诊断，但仍存在不足之处。DCE-MRI能够反映病灶局部的血液。

DWI-MRI是一种非侵入性的技术，可间接反映肿瘤内部组织学特性及生物学行为，基于水分子的运动情况评估肿瘤的功能活性，间接地与扩散受限成比例。组织中的结构变化（良性或恶性）可能导致DWI上的不同信号，通过测量ADC值可以对其进行量化。ADC值表示反映组织特异性扩散能力的客观参数，该参数目前也已经用于组织特性和后续测量。由于恶性肿瘤具有超细胞结构和增大的细胞核，其水扩散受到限制。因此，恶性肿瘤中ADC值较低的原因可能是细胞增多、细胞内距离受限和水扩散限制。研究发现肿瘤内部复杂的细胞微观结构屏障，肿瘤内的水扩散行为要复杂得多。扩散张量成像与扩散峰度成像是扩散加权成像的延伸。扩散张量成像可以反映水分子扩散方向变化及速度，可以探测有机体的微观结构和病理改变，因此包括扩散峰度成像（DKI）和体素内非相干运动

（IVIM）在内的一些具有扩展扩散模型的先进 MR 技术被提出，以提供对肿瘤内水分子扩散行为更准确的解释。

2. 鼻腔鼻窦恶性肿瘤化疗效果评估　鼻腔和鼻窦恶性肿瘤治疗方案已从常规的手术切除加放疗逐渐转变为功能保全性同步放化疗和靶向非手术综合治疗方案。肿瘤对放化疗的敏感度决定了患者预后的好坏，因此放化疗前需要预测和早期评估治疗反应。因此，如何预测及早期评估疗效，对确定是继续原治疗方案还是及早停止无效的治疗方案而改换成其他治疗方案非常关键，尤其是对不良反应较严重或费用较高的治疗方案就更具实用价值。目前常用的实体瘤疗效评价标准（response evaluation criteria in solid tumors，RECIST）主要根据肿瘤径线变化判断疗效，但仅根据径线变化评估疗效可能明显滞后，因为有的恶性肿瘤对治疗反应较差。近几年来，基于动态增强磁共振成像（dynamic contrast enhanced magnetic resonance imaging，DCE-MRI）的定量参数逐渐应用于预测和评估头颈部恶性肿瘤的放化疗效果，对放化疗效果进行量化以易于评估。

3. 鼻腔鼻窦肿瘤治疗及转移评估　鼻腔鼻窦恶性肿瘤虽只占头颈部肿瘤的 3%，但通常预后较差，发现时多已进入晚期。对于易复发肿瘤的早期发现，可以通过早期的及时诊断与治疗，来改变患者的生存率。虽然绝大多数复发和转移发生在治疗后 1~2 年内，但某些类型的鼻窦恶性肿瘤，包括嗅觉神经母细胞瘤和腺样囊性癌，往往较晚复发。目前全身 ^{18}F-FDG PET/CT 正电子发射计算机断层扫描相比较一些其他形态学成像方法包括磁共振成像（MRI）或计算机断层扫描（CT）在评估原发性肿瘤，区域淋巴结和远处转移（DMs）方面有着重要的价值。^{18}F-FDG PET/CT 可以识别形态学上无法识别的转移灶的高代谢灶。在治疗后设置全身监测检查的标准时间对于减少不必要的费用，同时也是提高技术的检测能力的重要一步。

（四）颈部疾病

1. 喉癌的疾病分期　对于喉部和下咽部鳞状细胞癌（SCC）的患者来说，软骨侵袭与否对于治疗方案的选择非常重要，甲状软骨在疾病分期中的作用尤为关键，其侵袭程度是 T3 和 T4a 期之间的决定性因素。非对称性的软骨硬化征象通常提示软骨的肿瘤侵犯。普通 CT 对于喉软骨侵犯的阳性预测值较低，可造成肿瘤影像分期高于实际分期。MRI 检查具有较高的软组织对比度分辨率和灵敏度，评价准确性优于普通 CT，提高了特异度及阳性预测值。但甲状软骨中炎症反应常见，软骨水肿和炎性变化与肿瘤侵袭的在 MR 图像上表现相似，MRI 诊断甲状软骨侵袭的特异性仅为 56%~65%。此外，MR 成像时间长，容易受到运动伪影的影响，降低了 MRI 检查在喉部和下咽部 SCC 疾病分期方面的准确性。

新兴的双能 CT 技术已用于头颈肿瘤成像，与 MR 成像相比，双能 CT 在诊断喉软骨侵犯方面具有更高的特异性和灵敏度。双能 CT 可提供加权平均（WA）图像，以及碘覆盖技术（IO）图像，二者都具有高空间分辨率，两种图像的组合，描绘了骨化软骨的精确形状、非骨化甲状软骨和骨髓间隙中的碘分布，避免了对肿瘤侵袭程度的过高估计。通过对比双能 CT 图像和术后病理，发现双能 CT 对甲状软骨的侵袭显示准确，对甲状腺和环状软骨中不足 3mm 的骨化灶则显示欠佳，可能遗漏细微的肿瘤侵入骨化软骨。但避免高估软骨侵袭，有助于喉和下咽 SCC 患者喉功能的保留，提升患者术后生活质量。

2. 喉癌放化疗疗效评估及肿瘤复发随访　对于晚期喉癌的治疗，目前普遍采用喉全切除术为主，结合放、化疗的综合治疗方案。对晚期喉癌患者来说，全喉切除术虽能获得较好的疗效，但患者术后呼吸方式永久性改变，且失去发音功能，生活质量显著降低。近年来，晚期喉癌的治疗更多地关注于采取放化疗为主的非手术保喉治疗，取代喉全切除术的治疗模式，这对早期评估放化疗疗效和复发随访提出了更高的要求。MRI新技术如扩散加权成像（DWI）、动态增强扫描（DCE-MRI）的应用，在肿瘤复发与水肿、纤维化、炎性反应、放射性坏死鉴别、肿瘤范围评价方面有一定价值。

DCE-MRI可以显示肿瘤组织的灌注及渗透性，因此可以用来预测和评估肿瘤放化疗疗效。定量DCE-MRI已广泛运用于头颈部肿瘤的诊断、鉴别诊断及分期当中，但在疗效评估方面的研究较少。现有研究一般认为，肿瘤治疗前DCE-MRI的定量参数与放化疗敏感性密切相关。治疗前容量转移常数（Ktrans）和速率常数（Kep）值越大，同步放化疗后完全缓解的概率就越大，其中Kep的预测价值最高，这为临床上肿瘤放化疗疗效的早期评估及个体化治疗方案的制订提供新的依据。

DCE-MRI既往研究主要集中在定量指标上，其缺点是需要大量计算，还可能受到数据采集的动态性、时间和病理需求的精确性等因素影响。新近研究表明，达峰时间（TTP）、最大线性上升斜率（MSI）、最大线性下降斜率（MSD）、正性增强积分（PEI）等半定量参数，可反映肿瘤血流动力学特征，进而反映肿瘤组织乏氧状态，可作为肿瘤组织乏氧的替代标志物。在某些肿瘤的疗效及预后评估方面，半定量参数可能优于定量参数。对喉癌及下咽癌患者治疗前后行DCE-MRI扫描，分析时间-信号强度曲线（TIC）相关的半定量参数，对于MSI、MSD、PEI在治疗前较高且治疗后较低的喉和下咽癌患者来说，放化疗效果可能会更好，治疗前TIC Ⅰ型的患者预后优于Ⅲ型患者。因此，DCE-MRI半定量参数及TIC类型也有助于预测喉及下咽癌早期放化疗疗效。

DWI技术也被应用于喉癌放化疗疗效的早期评估。有研究对喉癌患者放疗前后采用DWI检查，横向、纵向对比了治疗前后ADC值，发现完全缓解者的ADC值明显低于部分缓解者，此外，ADC值自同步放化疗早期就开始上升，完全缓解者的升幅更为明显。说明治疗前较低的ADC值以及治疗后较大的ADC增幅，往往预示着更理想的放化疗效果。

3. 甲状腺结节良恶性的鉴别　近年来甲状腺结节的检出率逐年上升，甲状腺含碘量高、血供丰富，在CT图像上有着良好的天然对比度，平扫上呈高密度，增强扫描后强化明显。甲状腺病变时组织含碘量下降，在CT图像上为低密度，因而CT被广泛应用于甲状腺疾病的诊断。平扫碘浓度反映甲状腺结节的摄取功能，增强后碘浓度反映甲状腺结节的血供。许多研究发现甲状腺良性结节内的碘含量高于恶性结节，甲状腺癌结节内不含碘。对比增强后甲状腺结节碘浓度差异可以看出，动脉期良恶性结节的碘含量未见明显差异，静脉期则明显不同。此外，利用多排螺旋CT研究甲状腺结节灌注显像，发现正常甲状腺的时间-密度曲线呈速升速降型，恶性结节则为速升缓降型，这对甲状腺良恶性结节的鉴别具有一定作用。

甲状腺良、恶性结节在DWI-MRI上的表现有明显差异。有研究者对甲状腺结节患者行多b值DWI检查，得到甲状腺结节在不同b值下的ADC，发现恶性结节ADC值明显低于良性结节，高b值可以提供更高的准确性。与常见的ADC参数相比，ADC直方图分析还可提供甲状腺癌扩散特征的相关信息，如病理学特征和增殖活性。因此，如果与ADC直方图结合使用，高b值DWI-MRI在甲状腺结节性质鉴别上可能有着更大潜力。磁共振波谱技术可以无创伤地研究肿瘤代谢物的变化，进而反映细胞从良性到恶性的变化过程，对于甲状腺结节的良恶性鉴别也有一定价值。

4. **甲状腺癌淋巴结转移的评估** 超声作为一种分辨率高、定位准确的影像学检查手段，具有经济、无创等优势，是甲状腺癌颈淋巴结转移的首选检查。但超声检查的图像采集和结果分析很大程度上取决于操作者的经验，且颈部的含气器官、骨性结构均会造成干扰。CT具有较高的空间分辨率和抗干扰能力，可作为诊断甲状腺癌颈淋巴结转移的辅助检查方法，对气管食管后方、咽旁咽后间隙等多个区域淋巴结情况进行探查，颈部增强CT是标准的分期手段。研究显示，CT诊断甲状腺癌颈淋巴结转移的灵敏度、特异度、准确率均较高，还有助于明确淋巴结转移界限，联合超声检查可对转移淋巴结性质作出准确判断，进而指导手术方案的选择。

CT、MRI单独应用于颈部淋巴结转移的检查时，能清楚地显示淋巴结大小、部位、形态，并能显示淋巴结突破浆膜侵犯周围组织器官情况，但二者均存在一定的局限性。当甲状腺肿瘤侵犯周围组织结构时，组织间失去密度差，CT易误诊或漏诊组织中的淋巴结；MRI在甲癌淋巴结转移的诊断中应用相对较少，易受主观因素影响。研究表明，CT、MRI联合使用的敏感度、特异度、准确度明显高于单独使用CT或MRI。

二、头颈部影像学发展热点

1. **弥散加权成像（DWI）** DWI通过氢质子磁化标记分子，在无需造影剂的情况下，探测活体状态下水分子或含水组织小分子的运动，量化组织结构的扩散量，广泛应用于头颈部疾病的检查中。DWI-MRI现已应用在头颈部良恶性病变的鉴别、淋巴结转移、治疗反应的评估、甲状腺功能检测、视神经炎诊疗等多个方面。

与良性病变相比，大多数恶性病变（鼻腔、鼻窦、腮腺、甲状腺、甲状旁腺、淋巴结等部位）的ADC值明显更低，提高肿瘤诊断精度，同时避免传统检查技术使用造影剂给患者带来的损伤。除区分头颈部病变的良恶性之外，DWI还有助于区分某些恶性肿瘤类型。例如，头颈部鳞状细胞癌（鳞癌）中，与非HPV鳞状细胞癌不同，人乳头瘤病毒（HPV）阳性与低ADC有关。在鉴别放化疗后头颈部鳞癌的持续状态与肿瘤复发方面，DW图像具有独特优势，对后续治疗方案选择具有重大意义。

此外，视神经炎的诊断标准较为复杂，难以通过病理和检验等方式明确诊断，DWI对于视神经炎诊断的敏感性、特异性和准确性均较高，ADC值的测量还有助于进行病因研究，在视神经炎的早期诊断、鉴别、治疗计划等方面提供影像学指导。

2. **扩散峰度成像（DKI）** DWI是基于水分子的随机运动满足高斯分布的假设，然而人体内水分子扩散受到器官结构、组织类型、细胞特性等的影响，与理想的高斯分布水分子扩散位移存在偏离。DKI以非高斯分布模型为基础，引入峰度概念来量化扩散的偏离程度，敏感地显示组织微结构，有利于病变早期发现。

目前，DKI在头颈部病变的临床应用主要体现在良恶性肿瘤鉴别、辅助放化疗疗效评估，以及功能性研究。研究表明，恶性肿瘤的表观扩散系数（D_{app}）明显低于良性肿瘤，表观峰度系数（K_{app}）通常高于良性肿瘤，与DWI的ADC值相比，DKI的参数组合对头颈部良恶性肿瘤的诊断效能更高。对于模棱两可的病例，DKI还可提供与肿瘤异质性相关的其他信息，进一步帮助明确诊断。

此外，DKI 还可应用于视路疾病的评估。多发性硬化患者中，约 50% 病例会出现视神经炎并累及视束。有研究者对多发性硬化单侧视神经炎的患者进行 MR 分析，提出由于非高斯扩散的存在，采用 DKI 成像对后视路的评估优于弥散张量成像（DTI），分析结果表明，患者视束发生损害，而视放射、外侧膝状体和枕叶视皮质区未发现损害。这与前期认为的单侧视神经炎会导致双侧后视路损害的认知不同，有待于进一步探讨视觉纤维分布与后视路代偿功能的相关性。

相信随着 DKI 技术的发展，在头颈病变的良恶性鉴别、肿瘤分级、疗效评估及预后预测、视路评估等方面的应用会更加广泛。

3. 影像组学　影像组学是一个新兴的研究领域，即高通量地从 CT、MRI 或 PET 等医学影像中提取图像特征，通过自动化的数据特征提取算法，将 ROI 内的图像数据转化为高维可挖掘数据，从而指导临床决策，实现精准医学。其流程主要包括图像获取和重建、图像分割、特征数据提取和量化、临床预测模型建立、构建共享数据库等。

影像组学在头颈部主要应用于肿瘤筛查和鉴别、肿瘤病理分型及免疫表型的明确、淋巴结转移的预测、疗效评估和预后分析等方面，例如，放射组学可预测头颈部鳞状细胞癌的 p53 状态；纹理分析有助于鼻腔鼻窦鳞状细胞癌和乳头状癌的鉴别；影像组学有助于探究鼻咽癌免疫学特征，还可作为鼻咽癌患者放化疗疗效评估的工具；DWI-MRI 纹理分析有助于甲状腺结节的术前分类等等。影像组学这一非侵入性方法，有望成为肿瘤异质性量化和癌症风险评估的重要工具。

三、头颈部影像学突破性进展

1. 视神经炎的诊断及病情评价　视神经炎目前已常规使用 MRI 检查，为诊断和鉴别提供了直观可靠的影像学依据。随着 MRI 多参数技术的不断进步及联合应用，MRI 功能成像为视神经炎的病情监测、转归预测、视力预后等提供了多种量化标准，有助于视神经炎的临床诊疗计划制订。BOLD-fMRI 弥补了传统眼科检查的不足，可对 ON 恢复过程中大脑皮层活动的动态变化进行随访观察，具有重要的远期评估价值。对比视神经脊髓炎相关性视神经炎与特发性脱髓鞘性视神经炎患者的 DWI 图像，前者的 ADC 值低于后者，ADC 值差异有助于区分这两类急性 ON。DTI 是研究水分子扩散特性的 MRI 技术，随着线圈性能的提高和高场 MRI 应用的增加，用于量化研究视神经的形态学、功能学及病理机制的研究逐渐增多。

2. 鼻腔鼻窦肿瘤良恶性鉴别诊断　DWI-MRI、扩散峰度成像（DKI）和体素内非相干运动（IVIM）的结合提高了对鼻腔鼻窦良恶性肿瘤鉴别的准确性。组织中的结构变化（良性或恶性）导致 DWI 上的不同信号，通过测量 ADC 值可以对其进行量化。ADC 值可表示反映组织特异性扩散能力的客观参数。

3. 喉癌放化疗疗效评估　MRI 新技术 DWI、DCE-MRI，在肿瘤复发与水肿、纤维化、炎性反应、放射性坏死鉴别、肿瘤范围评价方面有一定价值。现有研究一般认为，肿瘤治疗前 DCE-MRI 的定量参数与放化疗敏感性密切相关，这为临床上肿瘤放化疗疗效的早期评估及个体化治疗方案的制订提供新的依据。既往研究主要关注于定量指标，但其需要大量计算，还可能受到数据采集的动态性、时间和病理需求的精确性等因素影响。新近研究表明，达峰时间（TTP）、最大线性上升斜率（MSI）、最大线性下降斜率（MSD）、正性增强积分（PEI）等半定量参数，可反映肿瘤血流动力学特征，进而反映肿瘤组织乏氧状态，可作为肿瘤组织乏氧的替代标志物。在某些肿瘤的疗效及预后评估方面，半定量参数及 TIC 类型可能优于定量参数。通过喉癌患者放疗前后的 DWI 检查，发现治疗前、后 ADC 值变化情况可反映放化疗效果，DWI 技术也将逐步应用于其疗效评估。

4. 甲状腺结节良恶性的鉴别　甲状腺良、恶性结节在 DWI-MRI 上的表现有明显差异。有研究发现，高 b 值 RESOLVE-DWI 可以清晰显示几乎所有 2mm 以上的甲状腺微小乳头状癌，并且达到高精度水平，误诊率明显低于超声检查。高 b 值（2000 秒 /mm^2）DWI 可单独使用，也可与多 b 值相结合来分析甲状腺结节。既往有研究者使用常规 b 值的 RESOLVE-DWI 扫描，对 ADC 值进行直方图分析后发现，ADC 直方图偏度和峰度能够区分甲状腺癌阳性结节与阴性结节，并预测甲状腺癌预后相关信息，如细胞性和增殖活性。因此，高 b 值 RESOLVE-DWI 技术与 ADC 直方图的组合使用，也许具有巨大的潜力，有望用于甲状腺微小乳头状癌患者的疾病管理。磁共振波谱技术可以无创地研究肿瘤代谢物变化，进而反映细胞从良性到恶性的变化过程，对甲状腺结节的良恶性鉴别也有一定价值。影像组学在头颈部肿瘤的筛查、鉴别、病理分型等多方面具有潜在价值，在甲状腺结节的应用有待进一步研究。

参 考 文 献

[1] Wan H, He H, Zhang F, et al. Diffusion-weighted imaging helps differentiate multiple sclerosis and neuromyelitis optica-related acute optic neuritis. J Magn Reson Imaging, 2017, 45, 1780-1785.

[2] Takemura MY, Hori M, Yokoyama K, et al. Alterations of the optic pathway between unilateral and bilateral optic nerve damage in multiple sclerosis as revealed by the combined use of advanced diffusion kurtosis imaging and visual evoked potentials. Magnetic Resonance Imaging, 2016.

[3] Maki MI, Tomoaki TH, Masahito MO. Quantitative analysis of inflammation in orbital fat of thyroid-associated ophthalmopathy using MRI signal intensity. Journal of AAPOS: The official publication of the American Association for Pediatric Ophthalmology and Strabismus, 2018, 22 (4): e23.

[4] Guo W, Luo D, Chen X, et al. Dynamic contrast-enhanced magnetic resonance imaging for pretreatment prediction of early chemo-radiotherapy response in larynx and hypopharynx carcinoma. Oncotarget, 2017, 8 (20): 3836-3843.

[5] Kuno H, Sakamaki K, Fujii S, et al. Comparison of MR Imaging and Dual-Energy CT for the Evaluation of Cartilage Invasion by Laryngeal and Hypopharyngeal Squamous Cell Carcinoma. AJNR Am J Neuroradiol, 2018, 39 (3): 524-531.

[6] Wang Q, Guo Y, Zhang J, et al. Utility of high b-value (2000 sec/mm2) DWI with RESOLVE in differentiating papillary thyroid carcinomas and papillary thyroid microcarcinomas from benign thyroid nodules. PLoS One, 2018, 13 (7): e0200270.

[7] 罗艳，张吉琛. 基于 MRI 三维重建的正常眼部与眼眶肿瘤的软组织测量分析. 临床眼科杂志，2018，26（6）：510-513.

［8］魏文斌，周楠. 眼内肿瘤的诊断思维. 中华实验眼科杂志，2018，36（10）：737-741.

［9］陈文，胡昊，许晓泉，等. RESOLVE-DWI 在甲状腺相关眼病诊断和分期中的应用价值. 实用放射学杂志，2019，35（7）：1050-1053.

［10］陈薪伊，李琳，罗德红，等. DCE-MRI 定量参数预测和监测喉癌及下咽癌同步放化疗疗效的价值. 医学影像学杂志，2019，29（5）：739-743.

［11］Kuo CL, Etiopathogenesis of acquired cholesteatoma: prominent theories and recent advances in biomolecular research. Laryngoscope, 2015, 125: 234-40.

［12］Algin O, Aydın H, Ozmen E, et al. Detection of cholesteatoma: High-resolution DWI using RS-EPI and parallel imaging at 3 tesla. J Neuroradiol, 2017, 44: 388-394.

［13］Henninger B, Kremser C. Diffusion weighted imaging for the detection and evaluation of cholesteatoma. World J Radiol, 2017, 9: 217-222.

［14］Russo C, Elefante A, Di LAM et al. ADC Benchmark Range for Correct Diagnosis of Primary and Recurrent Middle Ear Cholesteatoma. .Biomed Res Int, 2018, 2018: 7945482.

［15］Cavaliere M, Di LAM, Cantone E, et al. Cholesteatoma vs granulation tissue: a differential diagnosis by DWI-MRI apparent diffusion coefficient. Eur Arch Otorhinolaryngol, 2018, 275: 2237-2243.

［16］Chen QH, Wang XY, Zhang B, et al. Quantitative dynamic contrast enhancement MR imaging parameters in the prediction and evaluation of the treatment response of malignant sinonasal tumors to chemotherapy: a preliminary result. Zhonghua Yi Xue Za Zhi, 2019, 99: 1773-1777.

［17］Xiao ZB, Zhong YF, Tang ZH, et al. Standard diffusion-weighted, diffusion kurtosis and intravoxel incoherent motion MR imaging of sinonasal malignancies: correlations with Ki-67 proliferation status. Eur Radiol, 2018, 28: 2923-2933.

［18］Xiao ZB, Tang ZH, Qiang JW, et al. Differentiation of olfactory neuroblastomas from nasal squamous cell carcinomas using MR diffusion kurtosis imaging and dynamic contrast-enhanced MRI. .J Magn Reson Imaging, 2018, 47: 354-361.

［19］Kerem O, Mehmet G, Emiro CG, et al. Appropriate timing of surveillance intervals with whole-body 18 F-FDG PET/CT following treatment for sinonasal malignancies. European Journal of Radiology, 2019, 118.

［20］中华医学会放射学分会. 头颈部 CT 血管成像扫描方案与注射方案专家共识. 中华放射学杂志，2019，53（2）：81-87.

第二章 神经影像学新进展

一、脑肿瘤方面的现状及进展

2016年世界卫生组织新版分类将分子分型引入中枢神经系统肿瘤分类，突破以往传统分类方法，旨在揭示肿瘤本质，无疑对肿瘤的精准治疗和预后评价起到巨大推动作用。其中在胶质瘤部分，现普遍认为绝大部分肿瘤起源于神经干细胞，基于相似的分子遗传学特征将弥漫性和间变性星形细胞瘤、胶质母细胞瘤、少突胶质细胞肿瘤及少突星形细胞肿瘤和好发于儿童的弥漫性胶质瘤归为一大类，即弥漫性星形细胞和少突胶质细胞肿瘤，根据三个重要的分子学标志物，即IDH（枸橼酸脱氢酶）、1p19q以及ATRX（地中海贫血伴智力低下综合征基因）的突变状态进行了肿瘤区分，首先根据是否存在IDH基因突变分为IDH野生型和IDH突变型，然后根据是否存在ATRX基因突变和1p19q是否联合缺失，将IDH突变型分为星形细胞瘤和少突胶质细胞瘤，从而将弥漫性星形细胞瘤、间变性星形细胞瘤、胶质母细胞瘤分别定义为IDH突变型和野生型。过去尽管认识到儿童弥漫性胶质瘤和成人弥漫性胶质瘤具有类似的组织学特征但是生物学行为明显不同，仍然按照成人胶质瘤标准对儿童弥漫性胶质瘤进行分类，新版分类已经开始根据儿童弥漫性胶质瘤明显的基因异常将其从组织学类型相似的成人胶质瘤中划分出来，根据是否存在H3K27M基因突变将儿童弥漫浸润生长的胶质瘤区分为弥漫中线胶质瘤，H2K27M突变型（新分类定义为WHO IV级肿瘤）和野生型。这种新确定的弥漫性中线胶质瘤，H3 K27M-突变型，包括之前的弥漫性内生脑桥胶质瘤（diffuse intrinsic pontine glioma，DIPG）。这种肿瘤呈弥漫性生长，常位于中线附近。

基于上述分子分型的引入和应用，影像学的相关研究也开展得如火如荼，其中基于MRI常规序列和功能成像序列的研究受到了广泛关注，初步结果表明：IDH突变的胶质瘤最易发生于额叶，环形强化的出现率更高，全瘤切除率更高，其存活率比野生型间变型胶质瘤更高，IDH突变型IV级肿瘤的预后比IDH野生型III级胶质瘤的预后更好，IDH与1p19q联合缺失很少发生于颞叶，IDH与TP53与间变型星形细胞瘤相关，IDH与1p19q联合缺失与间变型少突胶质细胞瘤和间变型少突星形细胞相关，1p19q联合缺失与间变型少突胶质细胞瘤、间变型少突星形细胞瘤的肿瘤强化明显相关，TP53突变的肿瘤其边界更锐利等等。

二、脑血管病方面的现状及进展

脑卒中是重大的致死、致残性疾病，是目前我国致死率排名第一的疾病，急性脑卒中也是单病种致残率最高的疾病，给社会、家庭和患者带来沉重的负担和巨大的痛苦。我国每年新发急性缺血性卒中患者超过 200 万。在急性缺血性卒中的救治中，及早明确诊断是治疗的前提，成功的脑组织缺血再灌注是治疗有效性的基石。然而最新的多项大型多中心随机对照试验结果提示仅依靠时间窗或临床表现来评估患者和制订治疗策略是远远不够的，需要结合多种影像学技术对患者进行严格的筛选，通过精准的影像学评估可以帮助临床排除出血性病变、识别责任血管狭窄或闭塞的部位，评估梗死核心、缺血半暗带及侧支循环，为患者的临床治疗决策提供依据，是患者获得良好预后的保障。对于疑似急性脑卒中患者，首先会对患者神经功能缺损情况进行评估，以明确患者属于轻型卒中，或疑似大血管闭塞所致卒中，对于轻型卒中目前临床上提倡尽早进行静脉溶栓治疗，影像学检查的任务是排除出血、明确有无急性梗死及其部位。当疑似大血管闭塞时"影像就是大脑"，影像学检查的目的是组织窗评估，根据组织窗进行治疗策略的选择，尤其是能否进行血管内治疗提供支持。不仅如此，对于存在组织窗的患者，时间窗也得以拓展，最新 DEFUSE 3 和 DAWN 研究提示当患者存在组织窗，血管内治疗时间窗可延长至 24 小时；EXTEND 研究提示当存在组织窗，静脉溶栓时间窗可从 4.5 小时延长至 9 小时。从时间窗向组织窗评估的转换，突出了多模态影像学在组织窗评估中的核心作用，也是目前脑血管病领域研究的热点，具有重要的临床意义。

由于绝大部分脑卒中患者的病理生理过程无法逆转，因此，减少脑卒中的最佳途径是预防，特别应强调针对脑卒中危险因素的一级预防以及二级预防，从根本上减少脑卒中的发生。一级预防以及二级预防中血管狭窄的检出和随访需要依赖各种影像学检查，包括血管超声、CT 血管成像、磁共振血管成像和高分辨磁共振血管壁成像。基于动脉粥样硬化的系统性特征及其引起脑卒中的机制，其影像学检查内容包括了血管狭窄程度和斑块稳定性两个方面。二级预防的首要步骤是探寻病因（存在高度异质性），如心源性、颅内或颅外动脉动脉粥样硬化、血液系统疾病等其他原因不明疾病。二级预防的核心内容是对急性期后的患者进行神经血管影像学的复查评估，使治疗方案个体化和更具针对性，以提高治疗效果和改善预后。综合运用常规影像方案以及多模态影像方案，尤其是磁共振灌注成像能够提供准确的血流动力学状态以及侧支循环等影像预后的关键指标，在病因诊断的基础上，为治疗方案的选择和治疗后随访等二级预防的各个方面提供支持。

在中华医学会放射学分会神经学组的支持下，国家卫计委脑卒中防治工程专家委员会神经影像专业委员会于 2018 年 5 月正式成立，针对目前我国脑血管病影像扫描及解读仍然缺乏规范，存在诸多问题的现状，分别从技术规范化、路径规范化、扫描规范化和诊断规范化四个方面，开展了一系列相关工作，旨在规范我国脑血管病影像流程、明确各级卒中防治单位职责，全面提升我国脑血管病诊治同质化水平。同时，中华医学会放射学分会神经学组针对目前脑血管病领域研究热点及难点，开展了相关的科研工作，取得了满意的成果。

三、炎性脱髓鞘病变方面的现状及进展

多发性硬化（MS）的诊断主要根据临床表现推测病灶的空间和时间播散，2001 年的 McDonald 诊断标准中充分强调了 MRI 在诊断 MS 中的重要性，2005 年修订的 McDonald 诊断标准又进一步强调了 MRI 在确定病变时间播散的诊断标准，并且对脊髓病变的确定及其在诊断中所起的作用进行了

说明。2010年修订的McDonald诊断标准进一步简化了诊断空间播散的MRI标准，更易于临床操作。

近年来，功能磁共振成像、扩散张量成像、磁化传递成像、磁共振波谱成像、铁质沉积成像、以7.0 T为代表的高场强的MR成像等MRI新技术的广泛应用，为深入认识多发性硬化的疾病演变及损害机制发挥了重要作用。基于体素的结构图像分析明确了多发性硬化患者早期存在脑萎缩表现；扩散张量成像通过定量测量髓鞘及轴突的完整性，对该病的脑损害机制提供了新认识；磁化传递成像通过间接测定髓鞘含量，加深了人们对该病的了解；波谱成像通过测定各类代谢物，为该病的临床评估提供了新手段；功能磁共振成像揭示了多发性硬化患者的脑功能可塑性机制，为认识影像表现与临床病情不平行现象提供了合理解释。铁质沉积成像分析了铁物质在多发性硬化患者病理生理学和发病机制中的作用；高场强MR具有更高的信噪比，能够在亚毫米水平观察脑部结构及病理学改变，更加清晰地显示多发性硬化病变形态内部特征。此外，这些MRI新技术还应用到多发性硬化的早期诊断与鉴别诊断领域，取得了一系列进展。

视神经炎谱系疾病（NMOSD）近年来的研究日益深入，多模态磁共振成像及以7.0 T为代表的高场强的MR成像的广泛应用，为深入了解NMOSD的病理生理学及发病机制，为临床诊断及鉴别诊断提供了新的定量化方法。基于功能磁共振成像的MS和NMOSD研究结果显示丘脑的结构改变在MS和NMOSD是相似的，但MS的病理学改变更严重；功能改变（低频振幅、自发低频活动的相关系数、加权功能连接强度）仅在MS丘脑的几个亚区出现；磁共振波谱成像是对活组织的代谢产物进行定量分析。铁质沉积成像对于显示静脉血管、血液成分、钙化、铁沉积等非常敏感。基于磁共振波谱成像及铁质沉积成像的研究可以从一定程度反映了多发性硬化和视神经脊髓炎谱系疾病发病机制的差异；高场强MRI能够更加清楚地显示脑部的细微结构，增加病变与血管的对比度，对于小血管的显示具有很大的优势，有助于显示脱髓鞘斑块内部中央静脉。另外有研究基于常规成像序列采用影像组学的方法来鉴别MS和NMOSD。

参 考 文 献

[1] Ma X, Zhang L, Huang D, et al. Quantitative radiomic biomarkers for discrimination between neuromyelitis optica spectrum disorder and multiple sclerosis. J Magn Reson Imaging, 2019, 49: 1113-1121.

[2] Yu S, Liu M, Hu K. Natural products: Potential therapeutic agents in multiple sclerosis. Int Immunopharmacol, 2019, 67: 87-97.

[3] Chen X, Fu J, Luo Q, et al. Altered volume and microstructural integrity of hippocampus in NMOSD. Mult Scler Relat Disord, 2019, 28: 132-137.

[4] Chen X, Fu J, Luo Q, et al. Altered volume and microstructural integrity of hippocampus in NMOSD. Mult Scler Relat Disord, 2019, 28: 132-137.

[5] Xing Z, Zhang H, She D, et al. IDH genotypes differentiation in glioblastomas using DWI and DSC-PWI in the enhancing and peri-enhancing region. Acta Radiol, 2019, 13: 284185119842288.

[6] Tan Y, Zhang ST, Wei JW, et al. A radiomics nomogram may improve the prediction of IDH genotype for astrocytoma

before surgery. Eur Radiol, 2019, 29: 3325-3337.

[7] Zhou H, Chang K, Bai HX, et al. Machine learning reveals multimodal MRI patterns predictive of isocitrate dehydrogenase and 1p/19q status in diffuse low- and high-grade gliomas. J Neurooncol, 2019, 142: 299-307.

[8] Liu T, Cheng G, Kang X, et al. Noninvasively evaluating the grading and IDH1 mutation status of diffuse gliomas by three-dimensional pseudo-continuous arterial spin labeling and diffusion-weighted imaging. Neuroradiology, 2018, 60: 693-702.

[9] Zhang X, Tian Q, Wang L, et al. Radiomics Strategy for Molecular Subtype Stratification of Lower-Grade Glioma: Detecting IDH and TP53 Mutations Based on Multimodal MRI. J Magn Reson Imaging, 2018, 48: 916-926.

[10] Lin Y, Xing Z, She D, et al. IDH mutant and 1p/19q co-deleted oligodendrogliomas: tumor grade stratification using diffusion-, susceptibility-, and perfusion-weighted MRI. Neuroradiology, 2017, 59: 555-562.

[11] Xing Z, Yang X, She D, et al. Noninvasive Assessment of IDH Mutational Status in World Health Organization Grade II and III Astrocytomas Using DWI and DSC-PWI Combined with Conventional MR Imaging. AJNR Am J Neuroradiol, 2017, 38: 1138-1144.

[12] Zhang S, Chiang GC, Magge RS, et al. MRI based texture analysis to classify low grade gliomas into astrocytoma and 1p/19q codeleted oligodendroglioma. Magn Reson Imaging, 2019, 57: 254-258.

[13] Wang XC, Lei Y, Wang L, et al. Diffusion Kurtosis Imaging Reflects Glial Fibrillary Acidic Protein (GFAP), Topo IIα, and O^6-Methylguanine-DNA Methyltransferase (MGMT) Expression in Astrocytomas. Med Sci Monit, 2018, 24: 8822-8830.

[14] Lou X, Ma X, Liebeskind DS, et al. Collateral perfusion using arterial spin labeling in symptomatic versus asymptomatic middle cerebral artery stenosis. J Cereb Blood Flow Metab, 2019, 39: 108-117.

[15] Ma N, Xu Z, Lyu J, et al. Association of perforator stroke after basilar artery senting with negative remodeling. Stroke, 2019, 50: 745-749.

[16] Ma H, Campbell BCV, Parsons MW, et al. Thrombolysis guided by perfusion imaging up to 9 hours after onset of stroke. N Engl J Med, 2019, 380: 1795-1803.

第三章　心胸影像学新进展

一、胸部影像篇

回顾历史、展望未来，医学影像科已处于医院的关键枢纽地位，来院就诊的每位患者都要经过医学影像筛查或检查，比如胸部 X 线正位、胸部 CT 平扫等。胸部成像已成为重要的临床诊疗流程之一。

放射学领域进展一直是由新技术驱动的。在过去的 30 年里，CT 技术出现了革命性进步，如大螺距扫描、双能量扫描、多探测器扫描、迭代重建等。CT 技术的革新影响了大部分胸部疾病谱，而且在肺癌筛查、诊断及治疗，肺气肿、弥漫性肺病变等方面有较为重大的影响。另外，能谱 CT 快速发展并投入临床应用，如利用双能 CT 鉴别肺内良恶性肺结节等。MR 在胸部的应用是具有挑战性的，传统上只能应用于评估纵膈和胸膜疾病，最近在成像序列方面的开发取得的进步加强了 MRI 在肺部肿瘤疾病中的应用价值。

当前的胸部影像学正处于十字路口，技术发展带来的机器、序列的升级，信噪比的优化，剂量的降低已达到其发展的平台期，未来不再局限于对图像质量的改进，还需要为临床提供功能信息评价，这将是一个彻底的转变。和医学领域的其他亚专科一样，医学影像学也面临着自己独特的挑战，比如人工智能（artificial intelligence，AI）的出现。5 年前，AI 可能是放射学雷达屏幕上的一个闪光点，但今天，在放射学领域的会议上，有关 AI 的进展及其在临床实践的应用比比皆是，在胸部影像学的 AI 应用更是独放异彩。

（一）人工智能在胸部影像学的应用

1. 国际大势所趋　RSNA2015 年百年大会的主题讲演 "Innovation is the Key to Our Future（创新是我们未来的关键）"中，首次简短的提及了 AI：很快我们曾经认为是"未来派"的资源将会出现，包括 AI、数据挖掘、图像质量等方面都可能会显著改进。RSNA 2016 主题演讲 "Beyond Imaging（超越影像）"中提到，随着我们进入机器学习的时代，为了保持放射科医师的领导地位，我们必须通过直接管理和科学使用临床数据来改善服务，从而提高医疗质量。RSNA 2017 主题演讲 "Explore. Invent. Transform.（探索、发明、改革）"再次强调机器学习将大大有助于提供更及时、更精确的诊疗。在放射学中，机器学习将通过技术和效率的优化来提高影像表现，利用现代数据科学，从完整的数据集中凝练重要信息，并共享国际专家在图像解释和评估专业上的精华资源。

RSNA2018 主题是 "Tomorrow's radiology today（未来已至）"，大会主席 Vijay M. Ra 进行了题为 "How Emerging Technology Will Empower Tomorrow's Radiologists to Provide Better Patient Care（如何应用

新技术，使未来的放射科医生更好地服务患者）"的主题演讲。随着 AI 及其相关技术的迅猛发展，放射科医师有机会提高为患者提供的服务质量，并提高在医学界的地位以及从工作中获得的个人和专业满意度。

随着人口老龄化和全球影像的不断增长，大量复杂的影像数据可用于数据挖掘，AI 技术将使我们能够更有效地利用影像数据。数字化提取病变的定量特征来揭示其潜在的病理生理问题，甚至可能是他们的遗传信息，是影像生物标记物和放射性组学的基础。AI 应用程序将通过多种方式提高放射科工作流程的效率，将释放放射科医师现在用于图像读片的时间，从而可以使用更多额外的时间来加强与患者的接触，包括与患者讨论影像诊断结果，继而对整体影像服务承担更多的责任。Michael P. Recht 教授在题为"Artificial Intelligence, Analytics, and Informatics: The Future is Here（人工智能、分析学、信息学：未来就在这里）"的放射诊断年度报告中说，对于放射学来说，这是一个激动人心而又充满挑战的时刻。医疗保健系统从服务费到价值驱动的转变、患者和临床医生日益复杂的需求、影像技术的快速发展以及 AI 的爆炸性发展等各方面都预示着目前的放射学实践局面将被打破。放射科医生必须面对这些挑战才能塑造我们的未来。为此，我们需要率先利用信息学、分析学、AI 来提高影像和放射科医师的价值。

AI 和机器学习的快速发展是医学文献和科学会议中无处不在的主题。尽管还是有一些人专注于 AI 所构成的威胁，但更多人已经强调了其在增加影像价值和增强放射科医师在患者服务中作用的潜力。为此，美国放射学学院（American College of Radiology，ACR）启动了数据科学研究所（Data Science Institute，DSI），目标是促进行业标准和透明度，并在医学成像、介入放射学和放射肿瘤学方面提供临床相关案例研究，概述使用 AI 的最佳方法。DSI 还旨在创建监测 AI 有效性和解决监管、法律和道德问题的方法。

2019 年 1 月 Nature 旗下顶级医学期刊 Nature Medicine 杂志史无前例的同期刊登 8 篇 AI 论文，聚焦 AI 在医学领域的应用。AI，特别是深度学习（Deep Learning），是开始用于医学图像和电子健康记录解释的主要技术工具之一。利用 AI 可以预测血压、年龄和吸烟状况甚至疾病风险。美国食品和药物管理局（Food and Drug Administration，FDA）批准了一种基于 AI 的设备来检测与糖尿病相关的眼部问题。2019 年 2 月医学顶级期刊"CA-a Cancer Journal for Clinicians（IF=244.585）"发表题为《Artificial intelligence in cancer imaging: Clinical challenges and applications》的综述，尽管迄今为止评估肿瘤学中 AI 应用的大多数研究尚未得到有效再现性和普遍性的有效验证，但结果确实突出了越来越多的努力将 AI 技术推向临床应用并影响着未来癌症护理发展方向。

2. 我国的政策重视　金征宇教授曾提出，第一，医疗数据中超过 90% 的数据来自于医学影像，但这些数据几乎全部需要人工分析。人工分析的缺点显而易见：①不够精确，医生仅能凭借经验去辨别，经常缺乏量化的标准，容易造成误判；②不可避免地会出现人眼视力产生的误差及视力疲劳；③海量的图像信息量容易产生漏诊。第二，医疗从业人员短缺。目前我国医学影像数据年增长率约为 30%，而放射科医师数量年增长率约为 4%，其间的差距为 26%。放射科医师数量增长远不及影像数据增长，且医师从业需要较长时间的培训和学习，这意味着放射科医师在未来处理影像数据的压力会越来越大，难以承担巨大的负荷。第三，在多学科相互渗透交叉的时代，放射科医师缺乏强有力的方法或武器参与竞争以稳定学科发展的方向。而 AI 与医学影像的融合恰好可在学科发展方面拾遗补缺，是解决医疗"痛点"的新机遇。

国家对AI的发展做出了重要的方向指引。国务院印发《新一代人工智能发展规划（国发〔2017〕35号）》，将AI列为未来新的重要经济增长点。工业和信息化部印发《促进新一代人工智能产业发展三年行动计划（2018-2020年）》，提出力争到2020年一系列AI标志性产品取得重要突破，在医疗等重点领域形成国际竞争优势，AI和实体经济融合进一步深化，产业发展环境进一步优化。文件中更是明确指出，要大力发展医疗影像辅助诊断系统，推动医学影像数据采集标准化与规范化，支持典型疾病领域的医学影像辅助诊断技术研发，加快医疗影像辅助诊断系统的产品化及临床辅助应用。AI公司和研究机构随之如雨后春笋般蓬勃发展，也使AI也慢慢揭开了神秘的面纱，走进了我们医学影像科临床工作的每一天，并发挥着图像识别、自动后处理、筛选病灶、辅助诊断等重要作用。

3. 国内外AI胸部影像研究进展　X线胸片作为常规筛查的手段，仍然是日常临床工作的重头戏。有研究使用机器学习算法对胸片进行分层，提高了快速发现胸片上影像学重要病变的效率，特别是使用基于机器学习的自动检出算法可明显提高病灶检出率和诊断准确性。AI算法在门诊X线胸片质量控制中的应用，还可以有效的筛选出需要进行复查的病例。

AI在CT图像上的应用更是得心应手、遍地开花。Huang等验证了基于机器学习的计算机辅助诊断（computer-aided diagnosis，CAD）方法能够在肺癌筛查中较胸部亚专业放射科医生读片提高小肺结节诊断的阳性预测值、降低假阳性率。Zhang等应用一种基于CT图像的杂交特征的新肺结节分类方法来鉴别良恶性结节，结果显示纹理特征、形态特征和三维深度双路径网络（dual path network，DPN）特征的方法分类结果非常稳定，有助于放射科医生的诊断决策。深度学习不仅能够判断病灶的良恶性，在指导治疗方面也可发挥一定的作用。最近Zhao等开发了基于三维卷积神经网络（convolutional neural networks，CNNs）的深度学习方法试图用CT图像预测EGFR突变的肺腺癌，不仅能实现无创自动的高效预测，而且其特征与放射组学具有很强的相关性，可识别出能够行EGFR靶向治疗的患者，有助于临床决策的制订与实施。此外，深度学习网络还可分析一系列时间点图像来预测非小细胞肺癌（non-small cell lung cancer，NSCLC）患者的预后。国内学者还推出了基于深度学习的智能影像处理系统（intelligent imaging layout system，IILS）来规范标准化报告流程、优化结节的识别，其报告诊断效能与影像学专家相当，而且节省时间、降低点击次数和漏诊病灶数量，而且提升了学科内和学科间临床工作质量和效能，也加强了多中心AI数据的规范性。

刘士远教授于2019年5月发表在 Radiology: Artificial Intelligence 的 "Evaluating a Fully Automated Pulmonary Nodule Detection Approach and Its Impact on Radiologist Performance（全自动肺结节检测方法及其对影像科医生的影响评估）"的一文中，回顾性收集了12754张薄层CT图像进行DL模型训练、验证以及测试。测试数据中包含了在真实临床环境下存在的队列设计：不同的辐射剂量（低剂量和标准剂量）、患者年龄（3个年龄组）和放射设备品牌（4个品牌设备）。结果显示深度学习模型可以提升不同类别肺结节检出的灵敏度，且不受辐射剂量、患者年龄以及放射设备品牌影响。同时，借助深度学习模型辅助诊断可以提升人工检测灵敏度并减少阅片时间。总之，无论在肺结节筛查，还是肺部肿瘤良、恶性鉴别以及病理分级等个方面，AI均具有较好的前景和临床应用价值。

4. 我国配套化指南和规范制度　刘士远教授在《中国医学影像AI发展现状与思考》中提到，医疗影像行业有望成为较快落地的医学领域，但医疗AI影像产品目前也存在诸多难题，在AI模型的研发阶段，数据是一大难题。首先是现在普遍缺乏标准化高质量的训练数据，国内外虽然有很多公开的数据库，但是存在同质化和人种差异等问题。为此，2019年初，中国食品药品检定研究院和中华医学会放射学分会心胸学组联合研究胸部CT肺结节的数据标注与质量控制方法，用于肺结节AI产品的检验用标准数据集的建设实践，并制订了《胸部CT肺结节数据标注与质量控制专家共识（2018）》，从肺结节的标注规则、标注流程、质量控制等各个方面介绍专家组达成的共识，旨在向全社会共享在标注检验用标准数据集过程中业内专家共同形成的认识、研究的方法和建立的规范，统一对AI专用医学影像数据标注规则与方法的理解，促进医疗AI产业全链条协调发展。

2019年3月中国医学影像AI产学研用创新联盟牵头，汇集了国内三甲医院的影像专家、科研专家和领先的AI医学公司起草了《中国医学影像AI白皮书》，代表了目前国内AI领域的最权威的声音。医学影像AI模型的发展需要满足临床需求，既需要符合医疗流程，也需要符合临床场景，还要符合检查部位要求，还要能与医生、研究人员和企业进行协作配合。机器要做人类的助手，负责阅图、分析和判断等工作，而不是做竞争者。反过来，医生是医学影像AI产品研发的领导者。在数据上，医生可以建立大样本的单病种数据库，提高训练数据质量，并在此基础上规范化标注，形成高质量训练集，还要学会在法律法规下分享和使用数据。医生还应当成为质量控制和标准的制订者和执行者。医生应建立一套正确的基本伦理准则来指导AI的设计、管理和实用。医生应作为是医学影像AI模型的培育者和导师，引导AI健康发展。

（二）影像组学的发展及应用

荷兰学者Lambin于2012年首次提出"影像组学（Radiomics）"的概念，其思想来源于肿瘤异质性。影像组学为"高通量地从放射影像中提取大量特征，采用自动或半自动分析方法将影像学数据转化为具有高分辨率的可挖掘数据空间"。Kumar等人将影像组学的概念扩展为"高通量地从CT、MRI或PET图像中提取并分析大量高级的定量影像学特征"。影像组学可直观地理解为将视觉影像信息转化为深层次的特征来进行量化研究。Doroshow等人在 Nature Reviews Clinical Oncology 发表文章并指出影像组学是转化医学未来发展方向之一。RSNA 2014大会提出"Radiomics: From Clinical Images to Omics（影像组学：从临床图像到组学）"的主题。通过对影像的深入分析可量化微环境来预测肿瘤遗传异质性的程度，影像组学可深入挖掘图像的生物学本质并提供临床决策支持。简言之，影像组学是一个利用数据特征算法从医学图像中提取特征的研究领域，其强调的深层次含义是指从影像中高通量地提取大量影像信息，实现肿瘤分割、特征提取与模型建立，凭借对海量影像数据信息进行更深层次的挖掘、预测和分析来辅助医师做出最准确的诊断。

有研究筛选出有特征性的影像组学特征来区分鳞状细胞癌和肺腺癌，以实现肺癌的精准治疗。影像组学可以用来评估早期（I-II期）NSCLC患者的无病生存率，影像组学特征是评价早期NSCLC的独立生物标志物。影像组学特征、传统分期系统和其他临床病理危险因素的有机结合对早期NSCLC个体化无病生存率评估有较好的效果。表皮生长因子受体（Epidermal growth factor receptor, EGFR）的基因分型对治疗指南至关重要，涉及如是否需使用酪氨酸激酶抑制剂等关键治疗决策。EGFR基因型的常规鉴定需要活检和序列检测，有研究提出深度学习联合CT组学特征分析可以有效地预测EGFR突变状态。另一项多心中研究对IV期EGFR突变的NSCLC患者行酪氨酸激酶抑制剂

（tyrosine kinase inhibitors，TKI）的影像组学研究的结果显示，结合CT影像组学特征和临床病理风险特征的个体化预测模型可以实现预测无进展生存率，有望提高TKI的治疗前个性化管理水平。

影像组学从数据特征的角度在肺肿瘤的管理中也表现出其独特的优势，其中影像基因组学（Radiogenomics）就是影像组学发展较为迅速的一个分支，作为影像学与基因学之间的桥梁，将两者紧密联系起来，为精准医学的发展开辟了一个新的方向。对NSCLC患者EGFR突变的预测同样显示出较高的效能。免疫治疗可一定程度上提高严重NSCLC患者的长期预后，其总体治疗有效率仅达约20%-50%，而治疗无效的患者反而病情会发生进行性恶化。最近一项对这类接受免疫治疗的NSCLC患者应用临床-影像组学模型分析来预测疗效，结果提示该模型对识别和提示患者病情恶化具有一定的潜能。2019年NIH、RSNA、ACR联合发表了"A Roadmap for Foundational Research on Artificial Intelligence in Medical Imaging（医学成像中人工智能基础研究的路线图）"，为影像组学的规范科研和广泛应用打下基础。近期一种基于Web的工具来灵活地支持Radiomics的研究工作流程任务。Rayplus中的无线话筒无须安装，易于维护，可通过任何PC或Mac连接到任何地方，该系统提供多模态图像导入和查看、ROI定义、特征提取和数据共享等功能，作为一个网络应用，它是多机构、多部门协同放射医学研究的有效途径，其透明性、灵活性和可移植性大大加快了临床数据分析的步伐。

影像组学作为一种新兴的研究方法，通过从不同模态的影像中提取高通量的影像特征，一定程度上实现了肿瘤异质性的评估和肿瘤的预后评估，早期主要用于评估放疗效果，并逐步在影像领域应用，到目前已经发展成为融合影像、基因、临床等信息的辅助诊断、分析和预测的工具。但目前关键的分割算法的改进仍是挑战性问题，人工分割耗时耗力，自动分割鲁棒性和精度难以保证，还仍需要进一步的研究来提升模型稳定性和准确度。

（三）肺癌/肺结节筛查、鉴别诊断、分级以及治疗

目前低剂量肺癌筛查结果的标准化报告的常用标准是美国放射协会肺部影像报告及数据系统（Lung Screening Reporting and Data System，Lung-RADS）评分，依据结节的成分和大小进行分级。中华放射学杂志及时发表了"肺部影像报告和数据系统（Lung-RADS 1.0）解读"便于国内同行了解和参考。2019年最新版Lung-RADS Version1.1评分系统，较2014版做了细节阈值调整，添加了结节体积值作为参考阈值，其中对Lung-RADS 2分中非实性结节直径由原来的20 mm上调至现在的30 mm，取消了Lung-RADS C，即分类为既往诊断肺癌。如何理解低剂量计算机断层扫描（low-dose computed tomography，LDCT）图像显示的病灶表现并对病变进行分类会影响评价系统的假阳性率和假阴性率。泛加拿大肺癌早期筛查（Pan-Canadian Early Detection of Lung Cancer，PanCan）结节风险评估也在LDCT筛查中表现出色，对基线CT扫描结果进行的结节风险分层（nodule risk classification，NRC）就是依据PanCan结节恶性风险计算模型系统而提出。

最近一项基于775例患者首次行LDCT筛查的研究结果显示，NRC与Lung-RADS表现相当并以NRC的敏感性略高，而对患者早期召回率均小于10%且明显低于仅依据大小进行评估的美国国家肺癌筛查试验（national lung screening trial，NLST）（32.8%），可见病灶的细节特征对于分级的评估不容忽视。另一项对结节基线数据比较PanCan模型、Lung-RADS和2016美国国家综合癌症网络（national comprehensive cancer network，NCCN）对良恶性结节筛查的效能，发现PanCan模型较其他两者表现

更佳，IILS 对结节大小定义的方法不同对 NCCN 的效能影像较明显。

近年来，我国越来越多的医疗机构已开展或拟开展 LDCT 肺癌筛查，但国内尚缺乏相应的诊疗规范，造成对 LDCT 肺癌筛查的认识和诊疗水平存在较大差异，临床实践不规范。为此，中华医学会放射学分会心胸学组参照国外最新版肺癌筛查指南，并结合国外大型肺癌筛查项目经验及我国目前实际情况，起草了《低剂量螺旋 CT 肺癌筛查专家共识》，适合中国国情的肺癌筛查指南，提出了 LDCT 扫描参数建议、结节的管理和诊断以及临床干预情况。中华医学会放射学分、影像技术分会也分别制订了《数字 X 线摄影检查技术专家共识》和《CT 辐射剂量诊断参考水平专家共识》，以规范数字 X 线摄影检查技术并保证图像质量，并使用 CT 辐射剂量诊断参考水平以取得辐射剂量和图像质量间的最佳平衡。我国一项包含 4000 人的前瞻性 LDCT 肺结节研究中，根据肺结节的体积、倍增时间并使用欧洲肺结节定量协议进行管理，随访 4 年评估肺癌的发病率和死亡率，分析、比较中国人群肺结节的体积和直径基础治疗的诊断性能，进一步改善中国人群的肺结节管理和肺癌早期检测。2017 最新版 Fleischner 标准和肺结节 CT 测量指南，对实性结节增大了常规随访结节大小的最小临界值，减少了稳定结节的推荐随访检查次数；对亚实性结节，推荐延长首次随访前的时间间隔，并延长总随访时间为 5 年。中华放射学杂志随时更新《Fleischner 学会肺非实性结节处理指南解读》《肺亚实性结节影像处理专家共识》等专家共识和指南，在第一时间结合国情达成中国专家共识并指导临床实际工作。

亚实性结节、磨玻璃密度结节一直是临床关注的重点问题。纯磨玻璃密度病变的"virtual HU"大于 0.29 的病变可以作为鉴别侵袭性腺癌的重要方法，通过双能 CT 增强检查和三平面测量可以辅助磨玻璃密度结节的定性诊断。对 106 例样本的孤立性囊性肺癌进行临床和影像学总结和分析，有助于该病与良性囊性病变的 CT 区分，明确孤立性囊性肺癌的 CT 特征和可能的机制。双能 CT 成像仍然发挥着重要的诊断和鉴别诊断作用。使用改良后标准化的 CT 值、碘浓度、能谱曲线斜率以及动脉期 CT 差值等参数，可以有效鉴别肺癌和炎性肌成纤维细胞瘤。

在一项使用双能 CT 鉴别小细胞肺癌（small-cell lung cancer，SCLC）和非小细胞肺癌中（non-small-cell lung cancer，NSCLC）的临床研究中，发现 SCLC 的独立预测因子包括，肿瘤体积大、中心位置、纵隔淋巴结融合、增强均匀、无粗毛刺、碘密度和碘含量比较低。胸部 MR 成像方面，有研究者使用"Golden-angle RAdial Sparse Parallel（GRASP）"技术进行快速自由呼吸 MR 增强检查，其在发现肺病变和定量评估肺部病变有很好的应用前景，另外 MR 灌注检查参数与肺癌微血管密度（microvascular density，MVD）的组织学计数有很好的相关性。分子影像技术同时肩负着肿瘤的诊断和治疗，一种多功能载药纳米系统（F/A-PLGA@DOX/SPIO）可以减少传统化疗药物的副作用，叶酸和可激活细胞穿透肽的表面修饰赋予纳米系统良好的肿瘤靶向能力，从而降低对正常器官的毒性，此外 F/A-PLGA@DOX/SPIO 纳米系统可作为一种优良的 T2 对比剂，以实现肿瘤内药物靶向成像和疗效的动态监测。

（四）肺气肿和慢性阻塞性肺疾病

慢性阻塞性肺疾病（chronic obstructive pulmonary disease，COPD）诊断是基于肺功能检出气道阻塞的证据，囊括了多种不同但又部分重叠的阻塞综合征，包括肺气肿、慢性支气管炎以及可逆或不可逆的小气道阻塞。现阶段肺功能及临床症状构成的COPD诊断体系，难以全面反映COPD病理生理的内涵和疾病表型的复杂性。定量影像学是通过计算机技术，对支气管、肺血管和肺实质提取量化特征，所测量的这些参数对于疾病的描述、分型、诊断、预测和演变过程具有很好的参考价值，为呼吸系统疾病的评价系统提供新的评价技术手段，有助于定义不同临床和病生理学特征的COPD表型，能够提高诊断准确性、优化治疗和促进基因学分析，并为临床诊疗提供合理的客观辅助决策。随着国际定量成像生物标记物联盟（Quantitative Imaging Biomarkers Alliance，QIBA）组织建立和推动，国际ECLIPSE，COPDGene™，SPIROMICS以及国内"数字肺™"等多中心研究相继开展了基于CT定量评估COPD的相关临床研究和转化工作。2015年Fleischner协会发布了基于CT定义的COPD亚型，应用联合视觉和量化的CT评估方法，有利于个体诊疗方案的制订。

低密度区百分比（low attenuation area percent，LAA%）是一种量化肺气肿程度的标准值，定义为低于一定阈值的肺容积占全肺容积的百分比，其阈值最常设定为-950 Hu、-910 Hu或-960 Hu，并与肺弥散功能和一秒用力呼气容积（forced expiratory volume in one second，FEV1）相关。COPD伴二氧化碳潴留提示临床病情恶化、肺通气失代偿。有研究发现二氧化碳潴留患者具有不同的临床、肺功能以及影像学特征，特别是FEV1<1 L和肺气肿指数（Emphysema index，EI）>20%与COPD的二氧化碳滞留独立相关。空气潴留（Air Trapping，AT）是COPD等小气道疾病的早期病理生理变化，肺气体潴留可用静态或动态CT扫描序列来评估，比如呼气相与吸气相平均肺密度之比与FEV1%和残气量/肺活量（ratio of residual volume to total lung capacity，RV/TLC）具有明显相关性，此外呼气相CT像上低于-856 Hu的LAA%可用做静态气体潴留的评估，基于常规吸气相CT的肺气肿定量评估无法区分肺气肿和空气潴留两者。郭佑民教授等通过"数字肺"分析平台，配准吸气末、呼气末双气相图像，实现了体素级区分AT、肺气肿的目的。此外，有研究探讨PRISm慢性支气管炎的胸部定量影像学特征，包括气道壁面积、肺气肿指数及肺活量等，以探讨保留正常肺功能的慢性支气管炎向COPD发展的机制。CT图像的评估不仅对于COPD的诊断以及分类具有重要价值，还可预测患者的预后情况。基于COPD基因研究的数据分析发现，用非量化Fleischner分级的5分发肺气肿的结果，与患者死亡率明显相关，甚至将低密度阈值下降到-950 Hu，评分反映的严重度仍预示着死亡的风险。除此以外，许多研究结果发现肺气肿和COPD患者发生肺癌的风险明显升高，而且meta分析的结果提示大量吸烟者的风险更高，这些结果提醒临床医生需要让吸烟患者行肺功能和肺影像学检查，以识别是否患有COPD和肺气肿以及肺癌的早期检出。

众所周知，COPD的急性加重严重影响患者的生活质量，功能性呼吸成像（Functional respiratory imaging，FRI）对其具有一定得识别能力。应用机器学习的算法，有助于更好的量化疾病表现和进展。一项多中心COPD患者的研究发现，联合高分辨率CT的FRI数据和功能残气量能够有效预测COPD的急性恶化（准确度80.65%，阳性预测值82.35%），这部分患者的特征表现为基线小气道容积小，其气道阻力高。还有研究利用无监督的学习方法在多样大量的CT数据试图对肺气肿的三个亚型进行分类，结果可生成的纹理原型可准确的区分三种亚型且重复性良好。基于CT图像的模型使用计算流体力学（computational fluid dynamics，CFD）方法来模拟气管性支气管患者气道情况。在患者结构和气流特征上共性的发现，为该病有关的局部感染、咳嗽和急性呼吸窘迫的原因提供新的见解。利用CFD仿真可以明确粒子沉积在气管性支气管患者和慢性阻塞性肺疾病（chronic obstructive pulmonary disease，COPD）的患者中差异，该方法和发现的结果有助于了解肺部疾病的病因，提高吸入药物的疗效。

（五）肺部弥漫性病变

特发性间质纤维化（idiopathic pulmonary fibrosis，IPF）是一种不明原因的特殊的慢性、进展性、纤维化的间质肺炎，主要发生在成人，组织学或影像学定义为寻常型间质性肺炎（usual interstitial pneumonia，UIP）。2018年美国胸部协会发布了新的IPF的诊断指南，提供了详细的诊断标准和流程，并详细回答了IPF的干预方案具体问题。与2011年版相比，对不同HRCT表现进行了归类，并对不同类别的下一步诊断流程方案进行指导。2018年中华医学会病理学分会胸部疾病学组发布了《中国特发性肺纤维化临床-影像-病理诊断规范》，强调了影像学对病理诊断有重要的辅助价值，切忌不看胸部CT即做UIP、甚至是IPF的诊断报告。有研究探讨LDCT和第三代迭代重建技术评价的可行性。可以降低剂量并改善结缔组织病相关间质性肺病变得可视性。最近一项将对高分辨率CT图像应用深度学习算法来将纤维化肺疾病进行自动分类，不仅诊断准确率高（平均准确度73.3%），甚至高于影像科医生（平均准确度70.7%），而且观察者间一致性很高，对UIP和非UIP的不同预后结果也可很好的区分，这可能将会益于缺少影像学专家的中心，还可保证临床试验分层的一致性。

综上，近年来胸部影像学临床及科研的新进展主要集中在解决临床问题，如肺癌筛查、肺癌诊疗、COPD以及间质性肺病评估等方面。传统影像学方法一直以来发挥着重要作用，AI、深度学习、影像组学、定量CT等新技术的介绍和引入，必将更加激发放射科医生、影像技术人员、临床医生、科学家等的共鸣，一起合理应用各类新技术、新方法来解决胸部影像面临的重大疾病、鉴别诊断难点、无创性评估预后和疗效等临床实际问题。

二、心血管影像篇

（一）专业的现状

目前，心血管影像检查技术日新月异、层出不穷，冠状动脉CT血管成像（Coronary Computed Tomography Angiography，CCTA）、心脏磁共振（Cardiac Magnetic Resonance，CMR）、超声心动图、单光子发射计算机断层扫描（Single Photon Emission Computed Tomography，SPECT）、正电子发射断层扫描（Positron Emission Tomography，PET）共同组成了心脏及大血管解剖、冠状动脉疾病、心肌病变和心脏功能的无创性诊断评估的综合评价体系，在不同方面发挥各自优势。CCTA具有优异的敏感度和阴性预测值，有助于排除冠状动脉粥样硬化性心脏病，同时新的扫描技术和图像重建方法使CCTA的辐射剂量可降至1 mSv左右，碘对比剂的用量也有显著减少，增加了扫描的安全性；CMR在组织学分辨率上具有独特优势，可显示心肌纤维化\心肌瘢痕和心肌水肿，结合对比剂延迟增强磁共振成像（Late Gadolinium Enhancement Magnetic Resonance Imaging，LGE-MRI）在心肌病的诊断和鉴别诊断、危险分层以及预后判断方面独领风骚；利用CT、CMR和超声心动图还可以综合评估心脏和大血管形态和功能特征；除此之外，SPECT/PET是评估心肌血流灌注和心肌活力传统检查方法，具有充分的循证学依据，而近年 CT、CMR 负荷心肌灌注的兴起和发展提供了新的手段。新技术的发展和成熟带领心血管影像从形态学向功能学转变，从定性向定量评估转变，加之新兴的人工智能技术，使个性化、精准化的心血管疾病的影像诊断评估成为可能，本文主要介绍 CT 及 CMR 近年来发展成果及临床应用。

（二）近几年发展的热点

在我国，近年心血管疾病已成为导致人群死亡的首要原因，针对不同人群采取不同措施、早发现、早治疗尤为重要，目前学者密切关注 CT 和 CMR 新技术在疾病诊断、危险分级、对临床决策的影响和预后评估中的作用。

冠状动脉斑块破裂是急性冠脉综合征发生的重要原因，易损斑块与稳定斑块的形态特征差异明显，组织学研究证实，富含脂质成分且薄纤维帽的斑块更容易破裂。CT 技术的发展使无创冠脉斑块成像成为可能，CT 可以显示冠脉斑块一般形态学特征，如斑块大致成分、负荷、长度、分布等。钙化斑块形态、负荷与冠脉管腔狭窄、心血管事件发生的关系是学者关注的方向之一；同时，斑块形态与易损性的关系也是学者关注的重点之一，目前研究结果发现，点状钙化、正性重构、低密度斑块及"餐巾环"征是提示斑块易损性的重要征象；同时有学者指出，冠脉斑块周围脂肪密度增高是提示斑块炎症活动性的征象，该征象与斑块不稳定性相关。除探究易损斑块特征表现之外，目前研究还集中在易损斑块与冠脉血流动力学、患者临床预后等方面。由于 CT 的软组织分辨率、空间分辨率有限，以及不同设备之间的差异，对斑块定量或半定量分析仍受到一定限制。

另外，近年蓬勃发展的 CT 功能学成像技术，使心血管 CT 解剖加功能"一站式"成像的愿景成为现实。众所周知，相比其他心血管成像技术，CT 在心脏和血管的解剖显示上有得天独厚的优势，而近几年来各国学者对 CT 心血管功能成像技术的探索为疾病的诊断和评估带向新的道路。CT 在显示冠状动脉解剖特征及评估冠脉狭窄时具有较高的阴性预测值，但临界狭窄病变时的治疗决策仍存在争议。后 64 排 CT 的兴起使 CT 心脏功能成像逐渐受到研究者的关注，多个功能学相关评估方法陆续被提出，如 CT 心肌灌注成像（CT myocardial perfusion imaging，CT-MPI）以及 CT 血流储备分数（CT fractional flow reserve，CT-FFR）、管腔内衰减梯度（transluminal attenuation gradients，TAG）等，这一系列评估方法在诊断冠脉血流动力学病变的准确性方面已有初步研究成果，结果表明，基于动态 CT 心肌灌注成像定量的心肌血流量（myocardial blood flow，MBF）以及 CT-FFR 具有较高的准确性，后续研究关注动态 CT 心肌灌注成像辐射剂量、相关参数在不同患者人群之间的差异性，以及检查结果对治疗决策的参考价值、患者临床预后的影响等。

在心脏结构和功能成像方面，CMR 因其多参数、多平面、多序列成像以及较高的软组织分辨率的特点，是目前无创性成像的"金标准"。现阶段利用 CMR 心肌灌注、钆对比剂延迟强化（LGE）及二维血流成像技术从结构和功能两方面对心脏疾病进行诊断和预后评估。对 MR 新技术的开发和应用，是目前关注的焦点。在心肌结构，如心肌梗死、肥厚性心肌病的显像方面，黑血延迟强化（Dark blood LGE）、参数定量成像（T1 和 T2 mapping）及 CMR 弥散张量成像（DTI）为定量评估疾病、精确诊断提供了新的手段；在心肌功能成像方面，4D FLOW、特征追踪技术（Feature tracking）可对心脏血流动力学特征和心肌应变作定量评估，在疾病早期诊断、预防方面有十分重要的应用前景。

人工智能的概念兴起于20世纪40年代，硬件和算法的更新使研究者的目光重新聚焦在这个领域；在心血管影像领域，利用人工智能技术，在形态学方面，可对心脏解剖结构自动识别及测量，心肌病灶的检出与疾病分型，如冠状动脉树分离与重建、识别梗死心肌范围和分布；在功能学方面，可实现对心血管血流动力学状态评估，如基于机器学习的CT-FFR数值计算；结合医学影像特征与临床数据，还能实现对疾病风险分级和预后评估。医学影像结合人工智能为疾病的精确诊断、风险评估以及治疗决策提供了新的思路和方式，并且可以节省临床医生的时间，减少患者的经济负担，具有广阔的临床应用前景。

（三）本专业的突破性进展

CCTA检查的灵敏度高，极好的阴性预测值是其独特优势，已用于评价冠状动脉管腔狭窄程度，还可以初步判断斑块易损性，对于具有中危验前概率、疑诊冠状动脉粥样硬化性心脏病（Coronary Artery Disease，CAD）的患者具有重要的临床诊断价值。除此之外，最新的研究发现，CCTA检查可以减少患者5年不良心血管事件发生率、CAD致死率，更加肯定了CCTA在疑诊CAD患者中的诊断作用，对CAD患者危险分层的价值，同时基于CCTA检查结果可以指导临床治疗决策，减少有创冠状动脉造影概率，促进CAD疾病二级预防。

在心血管CT功能成像方面，当前公认具有良好诊断性能的方法有基于CT-MPI定量的MBF以及CT-FFR，已经有许多文献报道CT-MPI诊断具有血流动力学意义的冠脉狭窄有较高的准确性，联合CCTA可使诊断准确性更高。多中心临床试验CORE320结果表明，CCTA联合CT-MPI可以正确识别ICA中狭窄程度大于50%以及SPECT中存在灌注缺损的患者，并且在冠脉严重钙化以及支架植入术后患者人群中，CCTA联合CT-MPI诊断CAD的准确性高于单独利用CCTA。随后其2年随访的研究结果表明，利用CCTA联合CT-MPI预测短期（行血管再通术30天后）和长期（行血管再通术182天后）MACE发生风险的能力与SPECT联合ICA预测结果相似。同样，DISCOVER-FLOW研究、DeFACTO研究和NXT研究，研究结果均证明CT-FFR与有创FFR值的一致性较高；另外，PLATFORM研究结果表明，使用CT-FFR筛查中危验前概率的胸痛患者，可明显减少患者行有创冠脉造影检查的几率，并且MACE发生率无统计学差异。

心脏磁共振是评价患者心脏结构和功能的"金标准"，心脏电影序列能反映心脏大小和室壁运动异常；CMR负荷-静息心肌灌注成像能够检测心肌缺血，并且可以鉴别心内膜下心肌缺血；LGE能够识别心肌坏死和纤维化。近年来兴起的CMR新技术也取得了一些成果，如参数定量成像（T1和T2 mapping）技术实现了对心肌组织T1和T2值的直接定量，不仅可以评估心肌局灶性病变，还可以无创性定量评估心肌弥散性病变，目前公认LGE是无创性评估心肌局灶性纤维化/心肌瘢痕的金标准，除此之外，T1 mapping还能评估非缺血心肌病甚至瘢痕周边不同程度的间质纤维化改变。同时，有研究提示T2 mapping识别活动性心肌炎的敏感性均高于其他常规序列，以T2值>60ms的敏感性最高。最新一项研究表明依据17节段获得的节段T2值及其不均质程度比单纯依据整体T2值诊断急性心肌炎具有更高的优越性，当进一步结合LGE其诊断急性心肌炎的敏感性和特异性分别可达到93%和83%，优于"路易斯湖标准"。然而，T1和T2 mapping技术面临着受场强、序列、心率甚至心肌节段等多种因素的影响，正常与病变心肌之间尚缺乏统一的阈值，一定程度上阻碍了这些参数定量技术在临床的推广与应用。

近几年人工智能结合CT、CMR新技术的研究也涌现出了许多颇有临床应用前景的结果；例如，在CT功能学成像领域，传统CT-FFR计算需要基于不同解剖特征，根据复杂的血流动力学原理进行计算，耗时较长；现在最新的CT-FFR计算利用机器学习算法，用大量数据库和深度学习模型来提取与血流动力学相关的必要的形态特征，建立患者特定心血管树的压力分布和形态特征之间的联系，训练完成后即可进行CT-FFR计算，减少了处理时间，并且研究结果证实，基于机器学习计算出的CT-FFR值与传统基于血流动力学原理计算的值相比无显著性差异，除此之外，利用该参数可以预测心肌桥病变近端血管斑块形成。在CMR领域，基于深度学习算法在心脏平扫磁共振图像中识别慢性心肌梗死的范围、透壁性与LGE图像显示结果无显著性差异，因此可减少对比剂的使用，增加CMR检查的安全性，使慢性心肌梗死合并肾功能不全患者获益。

（四）本专业近几年具有代表性国内外学者及文章

1. Coronary CT Angiography and 5-Year Risk of Myocardial Infarction. N Engl J Med. 2018 Sep 6; 379 (10): 924-933.

David等人开展的多中心随机对照SCOT-HEART研究，旨在探究CCTA检查结果对稳定性心绞痛患者长期预后的影响。该研究随机将稳定性心绞痛患者分为标准诊疗流程组和标准流程合并CCTA检查两组。研究结果发现，经CCTA检查的患者采取预防性治疗措施的比例高于未经检查的患者，两组患者中，5年内行ICA以及血管再通术的患者数量没有显著性差异；相比之下，经CCTA检查的患者中CAD所致的死亡率和非致死性心肌梗死概率显著低于非CCTA检查组。该研究结果提示，将CCTA作为一线冠状动脉心脏病检查方法，其诊断结果可促进冠状动脉粥样硬化性心脏病二级预防，减少CAD相关死亡率以及心肌梗死发生率，改善稳定性心绞痛患者临床预后。

2. Effect of Care Guided by Cardiovascular Magnetic Resonance, Myocardial Perfusion Scintigraphy, or NICE Guidelines on Subsequent Unnecessary Angiography Rates: The CE-MARC 2 Randomized Clinical Trial. JAMA. 2016 Sep 13; 316 (10): 1051-60.

John等人的多中心随机对照研究CE-MARC2分别比较了基于CMR检查结果、根据NICE（National Institute for Health and Care Excellence）指南推荐和基于心肌核素检查（MPS, myocardial perfusion scintigraphy）结果对疑诊冠状动脉粥样硬化性心脏病患者临床决策的影响。结果表明，基于CMR结果所致1年内行有创冠脉造影（invasive coronary angiography, ICA）的概率低于基于NICE指南推荐流程，并且行不必要ICA检查的风险显著低于NICE，但是与MPS无显著性差异；并且三组患者MACE发生风险无显著差异。结果提示，NICE推荐使用的DUKE评分对会高估冠状动脉粥样硬化性心脏病发病风险，从而增加不必要ICA的概率，而CMR检查在不增加主要不良心血管事件（major adverse cardiovascular events, MACE）发生风险的前提下，能减少不必要ICA的几率。

3. Non-invasive detection of coronary inflammation using computed tomography and prediction of residual cardiovascular risk (the CRISP CT study): a post-hoc analysis of prospective outcome data. Lancet. 2018 Sep 15; 392 (10151): 929-939.

Evangelos等人在CRISP-CT研究中提出可以利用冠状动脉周围脂肪密度指数（fat attenuation

index，FAI）以反映冠状动脉炎症，并且用于预测 MACE 发生。结果表明，FAI 是预测冠脉炎症的有效预测指标，研究结果指出 FAI 临界值为 70.1HU，当高于临界值时，患者死亡率或发生 MACE 的概率显著上升。该研究证实 FAI 作为新的征象，可用于 CAD 患者不良预后的风险评估。

4. CMR assessment of the left ventricle apical morphology in subjects with unexplainable giant T-wave inversion and without apical wall thickness ≥15 mm. Eur Heart J Cardiovasc Imaging. 2017 Feb; 18 (2): 186-194.

目前 AHA 指南以及 ESC 指南指出诊断肥厚性心肌病的标准之一为舒张末期左心室室壁最大厚度大于 15mm，但对于特殊类型的肥厚性心肌病，如心尖肥厚型心肌病并无详细附加说明。临床上部分患者表现为广泛 T 波倒置，但其左心室室壁厚度却小于 15mm，对于是否将这类患者诊断为心尖肥厚型心肌病目前仍存在争议。阜外医院赵世华团队用 CMR 测量了此类的患者左心室形态学及功能学特征，包括左心室室壁厚度、心尖角、左心射血分数、心脏指数等，结果发现其左心室室壁厚度、心尖角度与正常对照组患者存在显著性差别，并且左心功能指标 LVEF 也显著低于正常对照组。该研究提示目前对于心尖肥厚型心肌病的诊断标准过于严苛，并提出利用心尖角来评估早期心尖肥厚型心肌病，进而尽早将此类患者纳入预防治疗管理中。

5. Deep Learning for Diagnosis of Chronic Myocardial Infarction on Nonenhanced Cardiac Cine MRI. Radiology. 2019 Jun; 291 (3): 606-617.

安贞医院徐磊团队利用深度学习方法，根据提取常规电影序列的心脏形态及运动特征，判断慢性心肌梗死位置、范围、透壁程度。结果显示，在心肌节段水平其诊断慢性心肌梗死的敏感性、特异性分别为 89.8% 和 99.1%，AUC 值为 0.94；基于深度学习算法在心脏平扫磁共振图像中识别慢性心肌梗死的范围、透壁性与 LGE 图像显示结果无显著性差异。因此该方法的应用，可减少对比剂的使用，增加 CMR 检查的安全性，使慢性心肌梗死合并肾功能不全患者获益。

6. Machine Learning Using CT-FFR Predicts Proximal Atherosclerotic Plaque Formation Associated With LAD Myocardial Bridging. JACC Cardiovasc Imaging. 2019 Mar 8. pii: S1936-878X (19) 30148-2. doi: 10.1016/j.jcmg.2019.01.018.

东部战区总医院张龙江团队研究了基于机器学习方法计算的 CT-FFR 值与心肌桥病变近端血管斑块形成的关系。结果发现，斑块形成一组的患者 CT-FFR 显著性低于没有斑块形成的患者，并且 CT-FFR 变化值（ΔCT-FFR）显著高于无斑块形成的患者；CT-FFR 值和 ΔCT-FFR 预测斑块形成的 LASSO 系数和 AUC 值最高。结果提示，基于机器学习方法计算的 CT-FFR 相关参数可以预测心肌桥病变近端血管斑块形成，有助于疾病危险分层。

（五）本专业在指南、专家共识、专家建议方面所做的工作。

CT、CMR 技术的发展使得其临床应用范围扩大，国内外专家协会纷纷颁布或者更新相应指南、专家共识，旨在规范 CT、CMR 技术操作流程和临床应用。

2011 年国内首次颁布了《心脏冠状动脉 CT 血管成像技术规范化应用中国指南》，对于 CCTA 技术的普及与推广起到了积极作用。5 年间 CT 设备平台、软件及临床技能的快速发展，以及中高端 CT 设备的普及，为了应对国内快速增长的检查需求，以及对检查操作规范化的需要，国内以阜外医院吕滨为首的专家组于2017年更新了该指南，从设备及工作条件、技术操作规范、图像质量和辐射评价标准几个方面，详细具体地对CCTA技术操作规范进行了详细阐述，对于计划开展和正在开展的CCTA检查的机构具有较好的指导作用。

针对稳定性冠状动脉粥样硬化性心脏病的诊断及管理，美国心脏病协会（American Heart Association，AHA）于2012发布了稳定性缺血性心脏病诊疗指南，欧洲心脏病学会（European Society of Cardiology，ESC）发布了2013 ESC稳定性冠状动脉粥样硬化性心脏病诊治指南，两部指南均将无创影像检查设为诊断的主要手段。在我国，多项无创检查技术虽然广泛应用于临床，但其应用流程、使用指征、技术操作均存在不规范现象，且临床医师对各项检查技术的专业知识了解有限，适应证及禁忌证掌握不清晰，导致各项技术临床应用比例差别巨大。为了满足临床应用和诊断技术的规范化需求，在参考上述稳定性冠状动脉粥样硬化性心脏病相关指南的基础上，以包括了本学组诸多专家参与的编写组于2017年颁布的《稳定性冠状动脉粥样硬化性心脏病无创影像检查路径的专家共识》，帮助心血管专业医师根据患者临床特点合理应用各项无创影像检查技术，在稳定性冠状动脉粥样硬化性心脏病患者的诊断、风险评估、指导个体化治疗方案的制订以及疗效评价方面充分实现其临床价值。

在心肌病病因诊断、危险分层及预后判断上，CMR可同时对心脏的解剖结构、运动功能、血流灌注和组织特性进行"一站式"评估，具有独特价值，是心肌病最理想的无创性检查手段，但国内CMR发展仍受到设备投入、技术规范、专业人才及临床认识等多方面因素的制约，尚未广泛应用。2015年以阜外医院赵世华为首的国内专家组首次颁布《心肌病磁共振成像临床应用中国专家共识》，总结了国内CMR的临床应用经验和研究成果，并结合国际上CMR的重要临床研究和指南，提出适合我国的心肌病CMR临床应用建议、制订了心肌病CMR检查规范化操作方案、规范了对心肌病的诊断和鉴别诊断，这对开展CMR检查的医疗机构具有极大的参考价值。

第四章 腹部影像学新进展

近年来，随着影像检查新技术的发展，功能与分子成像的改进，以及影像组学与人工智能的涌现，为腹部影像学的发展带来了新的机遇与挑战。下面将从腹部影像学的研究现状、发展热点、突破性进展，以及代表性研究论著、参与指南、专家共识等方面进行阐述与展望，供各位研究者参考。

一、腹部影像学研究现状

（一）肝脏疾病

1. 肝癌的组织病理学分级预测　肝细胞肝癌的组织病理学分级是影响其预后的重要因素之一。与高、中分化肝细胞肝癌相比，低分化肝癌手术切除后肿瘤复发率高，预后较差。因此，术前或疗前准确评估肝癌的组织学分级非常重要。目前组织活检是肝细胞肝癌病理分级的金标准，但是会受到取样不足的影响，同时伴随有创检查可能发生的并发症问题。功能磁共振成像如扩散加权成像、弹性成像，可以对肿瘤代谢物质、组织结构、细胞密度等进行定量分析，从而有望对肝癌的组织学分级进行准确预测。DWI 可在细胞分子水平测量水分子的运动情况。组织学分级越高代表有丝分裂越明显、核质比越高，导致癌细胞内空间减少，水分子扩散受到更明显的限制，进而导致 ADC 值更低。最小 ADC 值与其病理分级有明显相关性，可作为评估肝癌病理分级较好的生物学指标。

2. 肝癌微血管侵犯的评价　血管侵犯是预测肝癌手术切除或移植术后复发、转移的独立危险因子，包括大血管侵犯和微血管侵犯，其中大血管侵犯可经术前影像检查直接检出，如门静脉及肝静脉等主要分支血管的侵犯；微血管侵犯目前只能经病理组织学确诊，术前尚无法直接检出。而术前有效预测微血管侵犯对选择合理的治疗方案至关重要。因此在术前较准确地预测肝癌微血管侵犯，进而预测患者的预后及优化治疗方案，成为临床及影像医师关注的热点。

有报道影像形态学指标如肿瘤最大径大于 5cm、多灶（如大于 3 个病灶）、边缘不规则强化、包膜不完整、出现瘤周强化等征象提示肿瘤伴随微血管侵犯。随着功能成像及分子成像的出现，影像技术可以反映肿瘤的血流动力学特点、评估肝细胞残留功能，并且能够定量反映生物学水平变化特点以及预测细胞水平的基因表达异常。肝癌微血管侵犯会导致肿瘤内部微环境改变，如血流动力学、水分子扩散受限等，因此动态增强定量参数及扩散加权成像在术前预测肝癌微血管侵犯方面具有一定的应用前景。

Gd-EOB-DTPA 是肝细胞特异性对比剂，50% 由肝细胞特异性摄取并经胆道排泄。有报道 Gd-

EOB-DTPA 增强扫描肝胆期瘤周低信号与肿瘤微血管侵犯相关。

影像组学对于肝癌微血管侵犯的评价也有初步研究。应用多期动态增强序列，动脉期图像的纹理分析结果显示微血管侵犯组的灰度共生矩阵相关性、方差和及熵均明显大于无微血管侵犯组，可能是因为肿瘤侵犯周围微血管时，肿瘤周围肝实质的局部血流动力学发生改变，门静脉血流减少、动脉血供相应增加，导致肿瘤周围肝实质动脉期出现异常强化。动脉期图像纹理分析在对肝癌术前微血管侵犯的预测优于门静脉期图像。

3. 肝癌介入治疗的疗效评价　准确评价肝癌介入治疗后的肿瘤控制或残存情况，对提高治疗疗效、选择后续治疗方案、延长生存期、控制肿瘤生长具有重要意义。CT 在介入栓塞治疗后的疗效评价具有一定的价值。根据碘油沉积情况可分为密整型、缺损型或稀少型，提示不同的肿瘤残存或肿瘤活性。MRI 对于少量肿瘤残存的识别要明显优于 CT。

肿瘤射频消融术后的随诊对于早期发现肿瘤残存或复发至关重要。分子靶向治疗通过抑制肿瘤新生血管生成或破坏肿瘤新生血管，抑制肿瘤生长，达到治疗目的。肿瘤治疗后可能只有肿瘤活性的改变而并无径线改变。因此，传统的 RECIST 标准评价其治疗疗效存在较大的局限性。多期动态增强 MRI 通过连续、重复、快速的成像序列可以获得组织微循环的各项指标，可评估肿瘤组织的微环境，反映肿瘤组织内的血容量、血流量和内皮通透性等微观特征，能在肿瘤解剖学形态改变前定量评估肿瘤治疗的疗效，且还可用于预测预后。扩散加权成像通过测量施加扩散敏感梯度场前后组织发生的信号强度变化，来检测组织中水分子扩散状态，利用水分子扩散状态可间接反映组织的微观结构特点及其变化。

分子影像技术可以从分子和细胞水平观察肿瘤细胞功能变化、基因表达、生化代谢、信号传导等信息，为肝癌早期诊断与疗效监测开辟新的途径，针对肿瘤自身生物特性的多样性和异质性，准确评价疗效，对不同个体提供个性化的精准治疗。分子影像联合多模态融合成像技术可有效观察肿瘤血管生成情况，用于评价一些化疗药物抗血管生成的效果。

4. 肝纤维化的评估　肝纤维化是各种慢性肝病向肝硬化发展的关键环节，是肝脏在损伤 - 愈合过程中肝内细胞外基质异常沉积的结果。早期诊断肝纤维化及评价肝脏功能具有重要的临床意义。肝脏穿刺活检是诊断肝纤维化及分级的金标准。但由于受到有创检查及取样不足的影响，临床应用不多。

MR 扩散加权成像能反映组织水分子的扩散情况。肝脏发生纤维化时，影响组织水分子的含量及扩散，使得 ADC 值降低，可用于肝纤维化诊断与分期。

扩散张量成像与扩散峰度成像是扩散加权成像的延伸。扩散张量成像可以反映水分子扩散方向变化及速度，可以探测有机体的微观结构和病理改变。当肝脏发生纤维化后，肝内胶原纤维沉积，排列紧密，限制了水分子的扩散并限定了方向，因此可以较好地反映肝纤维化与早期肝硬化之间的差异。扩散峰度成像能够探测非高斯分布的水分子扩散，反映和量化分子的非高斯特性，可以相对更准确地检测肝脏纤维化程度。

Gd-EOB-DTPA 是肝细胞特异性对比剂，肝纤维化进程伴随着血管微环境的改变及肝细胞功能的变化，从而影响对比剂的摄取，因此可以定量评价肝纤维化或肝功能，具有无创、利于随访等优势，并可以用于评价肝功能及预测术后残肝功能。

(二)胰腺疾病

1. 早期胰腺癌的诊断 虽然胰腺癌的总体预后差,但肿瘤直径小于1 cm的患者如及时行手术切除,其五年存活率较高。但由于早期胰腺癌的检出率极低,小于1 cm的胰腺癌只占手术切除病例的不足1%。MR T1WI脂肪抑制和动态增强扫描是检测胰腺癌较敏感的方法之一,多序列联合可显著提高早期胰腺癌诊断的敏感度和特异度。超声内镜近年来被认为是小胰腺癌诊断的重要方法,在胰腺癌的分期上也具有重要作用。未来随着分子探针的研究进展将有望在胰腺癌的早期诊断中发挥作用。

2. 胰腺癌的可切除性评估 高质量的影像是准确评估胰腺癌与邻近血管关系的重要条件。胰腺周围结构复杂,血供丰富,MDCT血管造影可明显提高空间分辨率,可清晰显示胰腺癌与邻近血管之间的关系,从不同角度观察肿瘤是否与血管接触、包绕,血管腔是否狭窄、堵塞及其程度与范围,是评估胰腺癌胰周血管侵犯的重要手段,为评估手术切除可能性提供重要信息。磁共振在评估肿瘤可切除性方面具有与CT相似的敏感度和特异度,但检查费用高,扫描时间长,目前并不作为胰腺癌评估的首选影像学检查方法。

3. 胰腺癌新辅助治疗后的疗效评价 对于不可切除或潜在可切除的胰腺癌,准确评价其辅助治疗的疗效对于临床治疗方案的选择至关重要。经新辅助治疗后肿瘤及正常胰腺组织发生纤维化,血管周围表现为模糊影或脂肪条絮影,而常规影像学检查难以鉴别纤维组织与存活的肿瘤,影响了肿瘤疗效评估的准确性。分子影像学的不断发展有望提高胰腺癌诊断与评估的敏感度和特异度,筛选出敏感度和特异度高的标志物及其配体并研制适用的靶向对比剂是目前胰腺癌分子影像学的主要研究方向。相信针对胰腺癌的分子影像学研究将对胰腺癌的诊断和治疗将产生深远影响。

4. 胰腺神经内分泌肿瘤(PNET)的分级 胰腺神经内分泌肿瘤的分级与其预后及治疗方案的选择直接相关。G2—G3级肿瘤有复发及转移风险,通常需要扩大切除范围;G3级需同时辅助全身化疗。目前用于评价胰腺神经内分泌肿瘤分级的影像征象主要包括肿瘤大小、形态、边界、密度、MRI信号、DWI信号、ADC值、强化方式以及PET-CT的各项指标等。随着肿瘤级别的增高,肿瘤的大小随之增大,肿瘤边界不清、胰管扩张、血管侵犯以及转移发生于高级别PNET;高级别PNET多表现为乏血供病变,且在DWI图像上呈高信号,ADC值下降。

随着计算机纹理技术的迅猛发展,纹理分析可定量分析图像灰阶分布特征、像素间关系和空间特征,提供大量肉眼无法识别的物体表面特征信息。因不同级别PNET的像素灰度、像素间关系等特征存在差异,目前已有使用纹理分析方法对PNET进行分级的研究报道,其中具有不同空间尺度过滤器的熵在鉴别肿瘤分级时准确性最高,但尚需大宗多中心病例的进一步研究。

(三)消化道疾病

1. 胃癌的疗前分期 外科手术是胃癌的主要治疗手段,早期胃癌局限于黏膜层时可行内镜下治疗,而进展期胃癌可结合新辅助化疗,因此对胃癌患者进行准确的TNM分期尤为重要。目前MDCT增强检查以其诸多优点仍为胃癌cN分期的主要影像手段,碘对比剂过敏者可用MRI替代。MRI扩散加权成像或体素内不相干运动等功能成像技术对胃癌的分期有一定的辅助诊断价值。超声内镜对胃癌的T分期准确率较高,但由于其穿透力的限制,对分期的价值有限。PET/CT对淋巴结转移的诊断有一定优势,可以作为 CT 及 MRI 的补充手段。

2. 胃癌新辅助化疗的疗效评价　CT 显示肿瘤体积的缩小率以及强化程度的变化可以用于胃癌新辅助化疗后的疗效评价,但对于胃癌化疗后的疗效评价,MR 要优于 CT。扩散加权成像(DWI)在肿瘤细胞凋亡的初期可以表现为表观弥散系数(ADC)值的增加,并且与肿瘤生长速度呈显著相关,因此 DWI 被认为可以有效地预测治疗结果及早期监测肿瘤治疗反应。PET-CT 多采用比较化疗前、后标准摄取值下降程度来评估胃癌新辅助化疗的疗效。在治疗早期肿瘤的代谢即发生变化,肿瘤代谢的变化要早于肿瘤大小的变化。胃癌新辅助化疗前、后 SUV 值的变化与化疗后病理变化以及预后的相关性较好。

3. 结直肠癌的淋巴结转移　明确淋巴结性质对于结直肠癌治疗方案的选择及预后评估非常重要,但目前临床工作中应用的评价标准比如淋巴结大小、边界、淋巴结内部均匀度均不能得到满意的结果,无法满足临床精准治疗的需求。影像组学有望在淋巴结转移的评估中发挥重要作用。梁长虹教授团队曾报道原发灶的影像组学结合临床与形态学信息可以显著提高淋巴结转移评价的准确性。淋巴结边缘化学位移效应的特征可以作为良性与转移淋巴结的重要鉴别点。

4. 直肠癌新辅助放化疗后疗效评价　对于直肠癌新辅助放化疗后达到完全缓解的病例,目前临床建议可进行等待随诊代替外科手术。因此影像学准确预测肿瘤放化疗后的完全缓解是实施这一措施的关键。肿瘤体积变化、T2 信号值的变化、DWI 及 mr-TRG 分级均尝试用于肿瘤完全缓解的评价,但尚不能完全满足临床精准治疗的需要。结合临床与 MR 形态学信息的列线图一定程度上提高了诊断的准确性。结合临床及形态信息的影像组学模型可以进一步提高对直肠癌放化疗后完全缓解的评价,但尚需大样本多中心的进一步验证。

(四)泌尿系统疾病

1. 肾细胞癌的诊断与分级预测　肾细胞癌分为多种病理学亚型,针对不同类型,临床处理方案逐渐多样化,包括根治性肾切除术、肾单位保留手术、微波或射频消融术以及动态监测。肾细胞癌患者的预后与肿瘤分期、核分级、组织学亚型有关,影像检查在肾细胞癌的诊断和分期中发挥着重要作用,并能一定程度上预测核分级,对于治疗方案的制订有重要价值。MR 功能成像序列如 DWI 或体素内不相干运动可以用来鉴别肾细胞癌的组织学亚型并区分低级别和高级别肾透明细胞癌。灌注成像能够反映病变的毛细血管水平微循环状态。动脉自旋标记(arterial spinlabeled,ASL)与 DCE 灌注参数与肾脏透明细胞癌的微血管密度之间具有相关性。对于定性诊断或分级预测困难的肾脏肿瘤,整合多种 MRI 特征,融合形态学与功能成像序列,建立多变量 MRI 诊断模型有助于提高诊断效能。有报道肿瘤体积大、瘤内坏死、腹膜后迂曲血管和肾静脉瘤栓提示高级别透明细胞癌,而病变体积小、肿瘤位于肾脏外周、T2WI 呈低信号、强化程度低提示低级别乳头状肾细胞癌。

2. 肾细胞癌的疗前分期　肿瘤分期对于肾细胞癌患者的预后和生存期的评估至关重要,对于治疗方案的选择有重要影响。根据肿瘤大小、淋巴结和转移灶制订的 TNM 分期方法在临床中应用最普遍,与预后及治愈的可能性密切相关。MRI 可以较好地评价肾周脂肪、肾窦脂肪、肾集合系统是否受侵以及是否伴有肾静脉瘤栓等与分期、预后相关的信息。

3. 肾细胞癌疗效监测与预后评估　肾细胞癌分期和核分级不同,术后发生局部复发或远处转移的风险也不同，因此术后监测随访的方案也不同。MRI 及多参数模型可以预测肾细胞癌组织学亚型和临床预后。肾细胞癌存在假包膜是肿瘤预后较好的因素之一，代表肿瘤浸润肾周脂肪的风险较低。MRI 对该征象的预测要优于 CT。MRI 形态学和功能成像以及先进的图像后处理技术相融合，将在肾细胞癌的术前评估及术后监测中有广阔的应用前景。

4. 膀胱癌的疗前分期与组织学分级　　CT 动态增强扫描可显示膀胱壁结构及其周围组织，可用于膀胱癌的分期。但有时因膀胱充满静脉注射的对比剂使得膀胱壁的界限和周围软组织对比较差。在 MR DWI 图像上肿瘤与正常组织对比度高，使得肿瘤轮廓较清晰，能较准确地判断膀胱癌及其周围组织的侵犯情况。ADC 值是评价水分子扩散程度的定量指标。影响组织 ADC 值的因素包括水分子在细胞内、跨细胞和细胞外的布朗运动以及组织的微循环灌注，其中后两者起着主要作用。许多研究结果显示高分期、高级别膀胱癌的 ADC 值明显低于低分期、低级别的膀胱癌。

（五）生殖系统疾病

1. 宫颈癌的分期及放化疗后疗效评估　　宫颈癌治疗强调个体化原则，治疗方案的制订需根据患者的临床分期、年龄、一般情况、肿瘤相关因素及并发症等综合考虑。DWI 序列及动态增强有助于明确肿瘤疗前侵犯范围，以及评价放化疗的敏感性及放疗后周围正常组织的改变。宫颈癌治疗后由于细胞坏死、凋亡，ADC 值较疗前逐渐升高，可以作为宫颈癌患者行放化疗后肿瘤负荷、肿瘤复发的监测指标之一。

DCE—MRI 的相对高信号强化区及强化峰值与肿瘤局部控制有关。在放疗前及放疗中的高灌注提示血管增加及肿瘤中氧化作用增强，提示病灶治疗疗效较好；而保持低灌注状态的患者对治疗的反应与预后较差。

2. 宫颈癌淋巴结转移的预测　　宫颈癌淋巴结转移是影响放疗野设定以及患者预后的重要因素之一。MRI 扩散加权成像技术（DWI）可以反映体内水分子的扩散运动，ADC 值可以量化水分子扩散受限的程度，有报道转移性淋巴结的 ADC 值显著低于非转移淋巴结，但目前观点尚不统一。PET／CT 最大标准摄取值（SUVmax）作为一种半定量的分析方法，能够反映异常组织的代谢活性，可以探测到转移性淋巴结的高代谢状态，可以显示宫颈癌患者盆腹腔淋巴结转移情况以及远处转移的分布特点。

二、腹部影像学发展热点

1. 影像组学　　影像组学是指从断层图像中高通量的提取定量特征（病灶的大小、形状、纹理、边缘和功能等信息），进而转化为可采集数据，并对这些数据进行分析，从而达到对病变性质的诊断，最终辅助影像大夫做出最准确的诊断。其工作流程包括数据采集与重建、图像分割、特征提取、数据库的建立、共享、预测模型及数据分析等。

影像组学在腹部肿瘤中的应用主要包括预测肿瘤恶性度分级、基因状态、淋巴结分期、化疗、靶向或免疫治疗的疗效预测，以及生存分析，并取得了较大的进展。例如，纹理分析可用于肝癌微血管侵犯的预测；影像组学用于结直肠癌淋巴结转移的预测；对直肠癌新辅助治疗后肿瘤完全缓解的预测；影像组学对晚期胃癌隐匿性腹膜转移的预测；对肾癌病理分级的预测等等方面都取得了可喜的成果。

2. 机器学习与人工智能　腹部病变的影像分割一直是限制机器学习在腹部疾病应用的重要原因，也有一些研究者进行尝试和改进算法，包括尝试使用神经网络方法。目前，基于医学影像数据分析的机器学习在腹部尤其是肝脏疾病诊断中的应用已逐渐成为研究热点。通过建立合理的机器学习算法模型，可以实现对数据训练和预测的功能。目前，支持向量机与神经网络已经尝试应用于慢性肝病筛查及严重程度评估。肝纤维化早期的临床干预可以减缓肝硬化的发展，降低肝癌的发病风险。超声实时组织弹性成像可以对肝纤维化进行准确评估且具无创性，深度学习的弹性成像影像组学模型显示出更好的肝纤维化预测效能，对乙型肝炎病毒感染患者肝纤维化分期的无创性诊断具有重要的实用价值。

肝脏局灶性病变的影像鉴别诊断一直是临床的重点和难点，基于机器学习的方法不断应用于肝脏局灶性病变的鉴别诊断并取得了较好的结果，有望辅助医生进行肝脏局灶性病变的鉴别诊断，具有广阔的研究前景。在算法应用方面，深度学习，特别是人工神经网络算法将成为腹部尤其是肝脏疾病影像诊断机器学习研究的主要工具。

3. 肝脏特异性MRI对比剂　钆塞酸二钠（gadolinium-ethoxybenzyl-diethylenetriamine pentaacetic acid，Gd-EOB-DTPA）是肝细胞内特异性MRI对比剂。应用于肝脏的检查中，除了可以获得动脉期、门脉期的病灶强化特点，还可以提供肝胆特异期的特征，有助于病灶的诊断与鉴别诊断。肝胆期与动脉期、门脉期结合有助于提高小肝癌检出的敏感度和特异度。T2WI、DWI结合Gd-EOB-DTPA增强有助于小肝癌与不典型增生结节的鉴别。肝纤维化进程伴随着血管微环境的改变及肝细胞功能的变化，从而影响肝特异性对比剂的摄取，可以用来定量评价肝纤维化，具有无创、利于随访等优势，并可以用于评价肝功能及预测术后残肝功能。有报道Gd-EOB-DTPA增强T_1 mapping可用来评估肝功能。通过测量Gd-EOB-DTPA增强MRI肝实质的组织T1值，可用来诊断肝脏病变的同时评价肝功能。

三、腹部影像学突破性进展

1. 肝癌微血管侵犯的评价　微血管侵犯是肝癌术后复发、转移的独立危险因素，术前有效预测微血管侵犯对选择合理的治疗方案至关重要。基于形态特征的列线图模型评价微血管侵犯被认为具有较高的准确性。如肿瘤大小、病灶数目、边缘强化及包膜完整性等征象可以用于肿瘤微血管侵犯的评价指标。Gd-EOB-DTPA增强扫描肝胆期瘤周低信号也被认为与肿瘤微血管侵犯相关。肝癌微血管侵犯会导致肿瘤内部微环境改变，如血流动力学、水分子扩散受限等，动态增强定量参数及扩散加权成像在术前预测肝癌微血管侵犯方面具有一定的应用前景。

影像组学对于肝癌微血管侵犯的评价也有初步研究。应用多期动态增强序列，动脉期图像纹理分析结果显示微血管侵犯组的灰度共生矩阵相关性、方差和及熵均明显大于无微血管侵犯组，动脉期图像纹理分析在对肝癌术前微血管侵犯的预测优于门静脉期图像。影像组学在评价微血管侵犯中的价值仍需进一步多中心大样本的研究与验证。

2. 结直肠癌淋巴结转移的评价　淋巴结性质的诊断一直是影像诊断的难点与重点之一。常规评价指标如淋巴结大小、边界等特征诊断准确性较低,不能满足临床精准治疗的需求。梁长虹教授团队曾报道结直肠癌原发灶的影像组学结合临床与形态学信息可以显著提高淋巴结分期的准确性。

淋巴结边缘的化学位移效应特征可以作为直肠癌系膜淋巴结良性与转移的重要鉴别点。良性淋巴结边缘的包膜下窦与系膜脂肪形成完整的水－脂交界面,因此多具有完整的化学位移效应。而转移淋巴结中,由于癌细胞经输入淋巴管首先进入包膜下窦并聚集,因此破坏了原有均匀的水－脂交界,表现为化学位移效应的破坏或缺失。作者通过病理大切片与术前MRI显示淋巴结一一对照,证实良性与转移淋巴结的化学位移效应有不同的表现特征,可用于良性与转移淋巴结的预测。

3. 直肠癌新辅助放化疗后病理完全缓解的预测　直肠癌新辅助放化疗后达到病理完全缓解的病例,采用手术还是随诊观察对其预后或无病生存期无显著差异,因此影像学准确评估疗后完全缓解是实施等待随诊这一措施的关键。肿瘤体积变化、T2信号值的变化、DWI及mr-TRG分级均尝试用于肿瘤完全缓解的评价,但尚不能完全满足临床精准治疗的需要。结合临床与MR形态学信息的列线图一定程度上提高了诊断的准确性。结合临床及形态信息的影像组学模型可以进一步提高对直肠癌放化疗后完全缓解的评价,但尚需大样本多中心的进一步验证。

4. 胃癌腹膜转移的预测　隐匿性转移是胃癌诊疗的难点与热点。术前腹腔镜探查是目前唯一有价值的手段。近期有一项多中心研究显示,应用影像组学,并结合临床相关数据,可以有效地检测隐匿性腹膜转移。

5. 肾细胞癌靶向治疗的疗效评价　肿瘤血管生成为肾细胞癌靶向治疗的重要焦点。肾细胞癌靶向药物的主要分类是针对酪氨酸激酶受体的小分子和单克隆抗体,二者通过VEGF通路信号抑制发挥作用。CT或MRI动态增强灌注参数有助于在疗前预测靶向药物的生物反应,以及监测单周期治疗后的效果,从而有利于肾细胞癌靶向治疗的疗效评价,并优于传统的RECIST标准。影像组学对于肾细胞癌靶向治疗的疗效评价也在研究与探索中。

6. 宫颈癌淋巴脉管侵犯的评价　宫颈癌伴随淋巴脉管浸润的患者在疗后发生局部复发及远处转移的概率明显增高,因此术前对于淋巴脉管浸润的评价对于治疗方法的选择有重要价值。DWI可用于淋巴脉管浸润、淋巴结良恶性鉴别、邻近脏器及盆壁受累情况及远处转移的评价。ADC值被认为是区别侵袭性宫颈癌有无淋巴脉管浸润的重要参数。

第五章　骨肌影像学新进展

骨肌系统是指骨骼、关节及其周围软组织。骨肌系统病变种类繁多，影像学评估一直是难点，也是近年来国内外研究的热点。下面将从骨肌影像学的研究现状、发展热点、突破性进展，以及代表性研究论著、参与指南、专家共识等方面进行阐述与展望，供各位研究者参考。

一、骨肌影像学研究现状

（一）X线

普通平片目前已经逐渐被CR、DR检查所取代，后者对骨结构、关节软骨及软组织的显示优于传统X成像。DR的空间分辨率比CR进一步提高，信噪比高，成像速度快，曝光量进一步降低，探测器寿命更长。但由于它是利用各种类型的平板探测器进行成像，难以与原X线设备匹配，不能进行床边摄像，对一些特殊位置的投照不如CR。

重叠因素较少的部位的骨关节疾病在X平片显示非常清晰，不仅可以发现病变，明确病变的范围和程度，而且一定程度上做出定性诊断。加上检查费用低，检查过程简便易行，成为骨肌系统首选的检查方法。对脊柱侧弯、骨龄、术后评估及功能位检查等方面有独特优势。

（二）CT

四肢骨关节病变因骨质结构与邻近软组织的密度差异较大，一般只需要行平扫检查，但当需要判断病变性质时则应常规行平扫加增强扫描以了解肿瘤的强化特点，以判断其良恶性。多层螺旋CT的各向同性扫描可以长轴显示长骨结构对骨变化如骨破坏与骨折的细节、骨肿瘤的内部结构和肿瘤对软组织的侵范围更清晰。多层螺旋CT薄层扫描图像后处理进行多方位重组（MPR）各向同性扫描，使患者只需接受一次横断扫描通过MPR进行高质量的冠、矢状，甚至曲面重组，所得图像比直接扫描图像更加准确。表面遮蔽显示（SSD）三维效果明显，立体感强，对于体积、距离和角度的测量准确，可实施三维图像操作。最大密度投影（MIP）多用于血管成像（CTA），MIP处理后血管经线的测量相当可靠目前多以此标准来衡量血管的扩张或狭窄。容积显示（VR）分辨力高，可分别显示软组织及血管和骨骼，三维空间解剖关系清晰，色彩逼真，任意角度旋转，操作简便和适用范围广，可以用于血管成像/骨骼与关节及肌束的三维显示。

CT新技术应用方面主要有CT能谱、CT灌注。2010年RSNA展示了四种CT能谱成像方法：常规单源CT、双源CT、能谱CT的快速kV切换技术、双层"三明治"探测器CT。与传统CT成像技术相比较，CT能谱技术可对组织成分进行分析，减少伪像，进行图像优化，且较常规CT能大幅提高时间分辨率、空间分辨率、密度对比分辨率，因此具有极大的优势。

能谱CT技术在骨肌系统应用越来越多，已被证实在尿酸结晶检测、骨髓水肿检测及金属伪像减影中具有较好的诊断作用，而一些早期研究结果也初步证实该技术在韧带、肌腱分析，关节造影，以及骨矿物质密度分析等方面可能具有一定价值。骨及关节金属植入物术后，常规CT图像中会有大量的金属伪影产生从而影响图像质量。能谱CT特有的单能量去除伪影技术可以降低金属伪影，有助于提高图像对比度，增加诊断信息，可用于骨及关节内固定术后评估等。能谱CT提供扫描区域不同X线能量（Kev）下的CT值，为骨肿瘤成分鉴别提供了可能，同时转移瘤检测中也有应用。利用能谱CT对钙基物质图测定钙浓度从而测量骨密度，目前双能CT在骨密度成像中的研究标志着其有可能进一步应用于骨质疏松症的临床评估。能谱CT通过基物质图像及物质定量分析可用于真假痛风的鉴别，还可以进行临床治疗疗效的评价。在一些少见类型的痛风，如脊柱痛风中也有重要诊断价值。双能CT成像可对物质组成成分进行分析，因此通过虚拟非钙质成像技术移除含钙的高衰减骨质信号后，可提供高质量的骨髓成像图像。双能CT技术可通过组织分解算法分辨软组织内的胶原蛋白成分，随后通过彩色编码技术叠加至灰阶图像中，从而辅助胶原纤维的解剖学定位及病理变化检测。目前对胶原蛋白成像的研究主要集中在韧带及肌腱成像领域。研究报道能谱CT可显示膝关节前、后交叉韧带及腓侧副韧带等结构，为临床提供更多诊断信息。

CT灌注成像：灌注成像是建立在流动效应基础上着重观察毛细血管床血液分子微观运动状态与功能的方法。CT灌注是在静脉注射对比剂的同时，对选定的层面进行连续重复快速扫描，并获得该层面兴趣区ROI内动脉组织静脉的时间-密度曲线（TDC），根据TDC计算出其血流量（BF）、血容量（BV）、对比剂平均通过时间（MTT）及表面通透性（PS）等参数，从而评价活体组织的灌注情况。肿瘤组织内有大量的促血管形成因子促进肿瘤血管生成，且其血管内皮细胞不完整。细胞间隙较大，易引起对比剂外渗，使肿瘤灌注不同于正常组织的灌注，不同性质的肿瘤及性质相同而恶性程度不同的肿瘤灌注表现不同。CT灌注成像可反映出活体内肿瘤血管生成的微血管变化从而对评价肿瘤的良、恶性程度，对肿瘤的分期、分级、预后及疗效观察有重要价值。

（三）MRI

MRI软组织分辨率高，能清晰显示关节周围的软组织，如关节囊、韧带、滑膜都能，尤其能发现关节腔内少量液体，是目前研究骨髓、软骨病变最理想的技术方法，主要适应：骨骼、软骨、肌肉、肌腱、韧带、血管的创伤；肿瘤和肿瘤样病变；化脓性、结核性病变及风湿病相关关节炎等；退行性疾病；骨软骨缺血性坏死；骨软骨发育异常、血液病相关疾病等。

MRI在骨关节创伤中的应用，不仅能发现X线及CT扫描难以发现的不规则形骨块中的隐性骨折、骨挫伤、复合骨折、软骨骨折等，还能直接发现肌肉、肌腱、韧带和血管等软组织的损伤。可以发现X线、CT检查不能发现的骨髓水肿，SE序列T1WI脂肪抑制对隐性骨折观察效果最佳。多方位成像和脂肪抑制序列是骨和性骨折显示更加明显。

MRI在肌肉、骨骼肿瘤和肿瘤样病变的应用，肿瘤病变的特征之一是局部组织成分和形态改变。由于MRI对软组织分辨率较高，尤其对液体极为敏感，平扫结合增强及动态增强扫描对肿瘤和肿瘤样病变的早期诊断及鉴别诊断有重要价值，为治疗方案的制订提供必要信息。比X线和CT检查能发现更多、更小的肿瘤，尤其对骨髓病变敏感。检查范围宽，可直接显示肌肉、肌腱、滑膜、韧带、软骨、骨骼肿瘤等。更清晰显示肿瘤的边缘和范围，多数能勾画出肿瘤的轮廓。了解肿瘤与邻近组织的关系，对指导手术有重要参考价值。帮助临床医师治疗方案的确立。根据病变内信号强度的变化和增强后的改变判断病变的性质。评估其侵袭性，鉴别囊实性和良恶性病变。肿瘤治疗效果的观察，了解放化疗后的效果，评估手术后肿瘤有无复发。引导骨骼、肌肉病变的活检，提高活检的正确率。

MRI在肌肉、骨骼、滑膜各种炎性病变的应用，在不同的序列上，关节软骨表现为等信号或高信号磁共振成像能从不同角度和方向观察关节软骨，结合增强及动态增强扫描对研究各种关节炎早期关节软骨病变有重要的临床价值。能观察病变的范围和程度。可用于化脓性骨髓炎、关节炎、结核、肌炎、肌腱炎、筋膜炎、强直性脊柱炎及类风湿性关节炎的早期诊断，基本上可显示其滑膜、软骨、骨组织上所有的病理改变特征，增强扫描后可与关节积液、腱鞘囊肿等相鉴别。

MRI在骨、软骨缺血性坏死病变的应用，骨髓MRI平扫结合动态增强扫描能反映出骨髓内红骨髓、黄骨髓及骨小梁的相对数量关系，能早期发现股骨头缺血性坏死和骨髓损伤，应用范围可以尽早发现股骨头坏死早，期发现胫骨结节骨软骨病，以及观察疾病的全部过程，骨梗死，X线和CT检查只能观察其晚期局部密度高和钙化，而MRI可以早期发现病变，并清晰勾画出病变边缘，以及被侵犯关节的情况。

MRI新技术应用方面主要有磁共振功能成像（fMRI），可反映人体组织功能信息的成像序列，如扩散加权成像（DWI）、动态对比增强磁共振成像（DCE-MRI）、磁共振波谱成像（MRS）、扩散张量成像（DTI）、MR灌注成像（MR-PWI）等。

DWI可以区分细胞毒性水肿和血管源性水肿、新发和陈旧病灶等方面有很大优势。近年来国内外有关骨肌系统的DWI报道已经很多，应用于脊髓缺血、梗死、炎症、变性、外伤、肿瘤等疾病中。应用DWI及ADC值，结合常规MRI图像，可很好显示恶性骨肿瘤的侵犯范围及其生长活跃部分所占比例，初步判断肿瘤组织成分及恶性程度，还可以进行肿瘤良恶性的鉴别；良性和肿瘤性的椎体压缩性骨折的鉴别；区别活性和坏死性肿瘤组织；区分软组织肿瘤术后改变和肿瘤的复发；可以发现关节腔积液时粘滞性变化致其间水分子运动的改变。

基于体素内不相干运动（IVIM）的DWI是基于传统DWI的新型MRI功能成像技术，可定量区分水分子的真性扩散及微观灌注引起的假性扩散，弥补了传统DWI中ADC受血流灌注影响的不足。IVIM在全身各系统中的应用广泛，是近年来影像领域研究的热点。在骨肌系统中主要在软组织病变、关节病变、骨骼病变及肿瘤等方面。IVIM技术可实现无创评估骨骼肌静息态及功能态的灌注、扩散功能改变，为多种灌注相关肌肉疾病的评估提供可能。IVIM参数在多发性肌炎、皮肌炎早期病变尚未引起T2信号改变前即可反映分子扩散运动及微观灌注的改变，甚至可以对两者进行区分。也有研究报道IVIM不仅可区分正常半月板及退变、撕裂半月板，同时可评估预后。在骨节炎性疾病中，可区分滑膜增厚及炎性渗出，显著提高诊断的敏感性。可提供更详细的骨髓弥散与灌注信息。可在病灶检出、病变分级及疗效评估等方面提供更多信息，且能无创评估组织微观生理、病理状态，为早期疾病诊断及治疗评估提供新思路。

DCE-MRI 在多发性骨髓瘤预后预测中应用较广，其 PK 参数振幅 A 值增高提示患者总体生存率缩短，是不良临床结局的独立危险因素。在软组织肿瘤中，利用生存分析研究 DCE-MRI 预测患者长期生存结局的研究较少，但 DCE-MRI 可以早期预测肿瘤对术前放化疗的反应，相较于常规 MRI 通过肿瘤大小进行评估具有更高的效能。定量 DCE-MRI 参数值及其百分比变化在软组织肉瘤的术前，放化疗疗效预测方面可能会更有优势。另一方面，在接受手术治疗的患者中，DCE-MRI 能够预测患者术后是否存在残存病灶，浓度时间曲线以及 Kep 与残余肿瘤最相关。DCE-MRI 采用半定量分析乳腺癌骨转移患者放疗疗效，结果显示治疗前后 ADC 值及 D 值改变皆有统计学差异。

MRS 用数值或图谱表达定量化学信息，检测活体组织器官代谢和生化改变以及化合物定量分析的方法。H-MRS 可用于骨肌脂类代谢的研究、骨-软组织良、恶性肿瘤的鉴别诊断。P-MRS 的最大作用是有助于理解能量代谢，代谢的调控及疾病对能量代谢的影响方式。P-MRS 可用于评价骨骼肌的能量代谢情况，检测代谢性肌病及继发性肌代谢改变。可以诊断骨及软组织原发性恶性肿瘤与疗效判断。

DTI 可以对组织内水分子扩散状况进行定量分析，并对三维组织纤维结构进行示踪，主要用于评价脑白质结构及神经纤维束成像，随着技术的发展和研究的深入，骨骼肌逐渐成为了 DTI 研究的热点。DTI 在骨骼肌方面的研究主要采用回波平面成像技术，通过表观扩散系数、本征值、各向异性分数等参数及可视化图像处理。对肌肉组织内水分子扩散情况进行定量分析。目前 DTI 已经在正常及运动、缺血缺氧、去神经支配及炎症损伤等病变骨骼肌的研究取得一定的进展。DTI 可以测量肌纤维的长度和羽状角；还可用来测量骨骼肌肌纤维的比例；评估骨骼肌损伤程度；骨骼肌缺血再灌注损伤恢复情况；有助于临床对慢性劳力性筋膜室综合征的鉴别诊断及相关治疗的效果评价。

MR-PWI 可提供更多的神经血管方面的信息，特别是在观察灌注异常方面更准确。其潜在价值有区分肿瘤复发造成的坏死区及评价肿瘤的血管分布等。MR-PWI 在骨肌系统主要用于肿瘤的良、恶性鉴别；精确测定肿瘤血管化程度和组织灌注情况，可有效地评价肿瘤放化疗的效果，并对临床治疗方案的制订提供指导；在骨肌肿瘤术后随访方面，主要明确有无肿瘤复发，区分新生肿瘤结节血肿炎症及反应性改变等。

MR 关节造影是在 X 线透视或超声引导下关节内注入对比剂，在不同时间进行 MR 检查。国内外均有较多研究报告，主要用于肩关节、髋关节盂唇损伤、关节软骨缺损、软骨剥脱、半月板撕裂及术后复查、骨软骨病变或关节内游离体等。有助于关节内病变诊断及软骨损伤的分级。

另外，近年来随着云计算、大数据、深度学习等技术的日益成熟，人工智能（AI）的应用领域不断扩大，各种 AI 相关产品也层出不穷。尤其在医学影像领域，AI 可以辅助放射科医师判读和诊断，识别关键影像学表现，防止漏诊误诊，并可提示医师结合临床和影像学特征考虑诊断。AI 技术的应用提高了影像图像的解读和诊断速度、准确性及质量，在某些疾病诊断上，其水平可以和熟练的放射科医生相媲美。在骨肌系统应用也越来越普遍。

二、骨肌影像学发展热点

（一）人工智能

骨肌系统疾病种类多、患者数量大，影像学检查对于骨肌系统疾病的诊断具有不可忽视的作用。在临床上，超过70%的诊断都依赖于医疗影像，因而，人工智能在骨肌影像领域的发展前景十分可观，但人工智能实现影像诊断的道路尚远，还需要不断探索和突破。

有研究者提出了几种计算机辅助诊断方法来实现骨龄的自动化。研究者通过使用特定的特征提取技术，开发了自动算法来评估手部X线片以确定骨龄。目前基于深度学习技术对儿童骨龄评估的相关AI产品在国内外都有研发，从读片到输出诊断报告达到秒级完成，各产品模型评估骨龄的准确性近似甚至优于放射科医师。

AI应用于骨折的研究，主要是在X线、CT检查中进行身体侧别的判定、骨折的识别和解剖定位等，或者结合骨结构、骨密度等分析预测骨折风险，以及预测癌症骨转移患者骨折风险。另外研究者也开发出多种骨质疏松症风险评估的临床决策工具，筛选骨质疏松或骨折的危险人群，一般仅限于特定的种族、性别或年龄，因此对未来此方面的研究提出了新的挑战。骨质疏松AI的开发离不开骨质疏松体检生物样本库的建设，高质量多中心大规模骨质疏松生物样本库构建过程中收集的大量可供机器人学习及再学习的资料是决定骨质疏松AI技术开发成败的关键。

骨关节炎临床表现通常为软骨退行性变和消失，识别软骨的变化可实现OA的早期诊断。目前的研究主要是对关节软骨的识别（自动分割）技术以及软骨损伤的定性检测。使用全自动深度学习软骨病变检测系统评估膝关节关节软骨的可行性，具有较高的诊断性能和良好的观察者一致性，可用于检测软骨退变和急性软骨损伤。AI对骨关节炎患者分类有一定的应用前景。

脊柱CT图像由于存在一定噪声、结构复杂等，给脊柱图像分割带来一定的挑战。不同研究者利用不同的深度学习方法自动提取脊柱图像的深层次特征，从而实现脊柱CT图像的全自动分割。有研究者对椎体进行识别及腰椎滑脱分级，提出了一种层次分析法，用于大多数前后点的定位。通过对CT脊柱滑脱患者的验证，达到了较好的测量精度，与放射科医生手工测量结果非常相似，显著提高了测量效率。

随着诸多影像图像的数据集和相关的参考标准的不断收集，未来可用来开发更先进、更精确的计算机学习模型，同时可以进一步收集并使用前瞻性数据构建骨肌系统疾病的扩展预测模型，届时会有更多的AI技术方法应用于影像诊断的研究。而目前研究内容大多是对简单病灶或征象的识别，是否能达到"辅助"水平、如何对复杂疾病进行全面分析和诊断仍是我们要进一步研究的重点。

（二）结构化报告

结构化报告随着基于医学影像存储与传输系统（PACS）的应用普及逐渐成为影像诊断科室不可或缺的工具。应用结构化报告系统处理诊断报告与传统的手写报告和普通计算机打印报告比较，结构化报告在缩短报告时间与周期、方便报告管理等方面，有较好的临床应用效果。目前在腹部影像报告中研究比较多，骨肌系统研究相对较少。

（三）新技术与检查

X线数字断层融合技术（DTS）：可以在一次低剂量曝光后获取扫描容积内物体的多个角度的投影数据，通过计算机重建得出任意层面、任意数目的图像。连续多层进行重建，消除周围组织的重叠影响，清楚显示被检部位内部结构及周围的组织关系。相比于CT辐射剂量低、检查费用低；支气管及骨骼等部位显示的空间分辨率明显优于CT。在隐形骨折、人工关节的随访、骨折石膏固定后复位情况的判断、关节炎评估都有很好的利用价值，在肺内小结节的显示上亦有很大的临床价值，是X线平片及CT、MRI检查的重要延伸和补充。

EOS X射线影像采集系统是目前国际上公认最为先进的骨科影像采集设备，采用获得诺贝尔物理学奖的新型X射线探测技术，具有放射剂量极低、成像质量优异、正侧位全长影像一次扫描成像的优点。并采用了垂直扫描方式有效消除普通X射线机投影误差。真正实现了人体1:1的真实成像，从而帮助医生实现精准诊断和治疗。

全脊柱正侧位对脊柱侧弯部位、弯度、受累椎体数目与脊柱、躯干、骨盆倾斜角度，更全面直观。正常人从站立到坐位时脊柱的矢状面形态会发生变化，全脊柱侧坐位则可以了解矢状面序列在站立位和坐位两种姿势下的改变，将有助于发现不同姿势对矢状面平衡的影响，从而对已发生的脊柱畸形矫正提供参考。全脊柱Bending像能够对患者脊柱的矫正度进行有效的预测，为术前手术策略的决定提供很好的指导，能够为术后的评估矫正提供精确的对照。

双能量CT和虚拟非钙化技术：双能量CT和虚拟非钙技术（VNCa）是用于证实椎骨压缩性骨折中骨髓水肿的可靠成像工具，同时此技术可用于踝关节和足部骨髓水肿的显示。VNCa与MRI评估的骨髓浸润严重程度之间存在显著相关性。双能量CT虚拟无钙重建对于急性膝关节创伤患者骨髓水肿具有出色的诊断性能，具备替代MRI的可能；与标准灰度CT相比，双能CT虚拟无钙重建技在检测腰椎间盘突出和脊神经根受压上具有更高的诊断准确性和可信度。多发性骨髓瘤患者的不同浸润模式导致骨髓双能虚拟非钙VNCa骨髓衰减显著不同。因此，双能量CT可以用于检测局灶性溶骨性和非溶骨性病变，而且可以确定弥散性浸润模式，不同模式预后结果不同。

直立式MRI是一种相对较新的技术，它允许患者在几个不同的承重位置进行扫描，这可能会显示出仰卧位无法显示的隐匿表现。此外，直立式MRI扫描仪有一个开放的配置，这允许一个较少封闭的位置在成像。如果患者患有幽闭恐怖症或其他疾病，如充血性心力衰竭，这就为那些无法忍受传统MR扫描仪中仰卧位的患者提供了潜在的选择。直立式扫描仪还可以让看护人/家长在核磁共振检查时在场，这是在扫描儿童时需要保证的。

直立式CT在髋股线和股骨胫线的对齐方式，并评价关节对齐方式的差异。与仰卧非负重CT相比，CT对直立负重位的关节定位有显著的变化。另外，锥形束CT技术，全新的设计和灵活移动，可实现下肢仰卧和负重成像，辐射剂量合适，图像质量良好。关节负重CT可为骨骼肌放射学提供重要的临床新信息。

全脊柱MRI能够完整清楚地显示整个脊椎、全段脊髓的解剖形态、病变的部位、所累及的范围以及信号改变，图像分辨率高，且颈、胸、腰段图像信号基本一致，能清楚地分辨软组织、椎管、椎体、脊髓、神经根等。应用 3.0T 全景矩阵成像技术行 MRI 全脊柱扫描，可以全面地观察脊髓及脊柱多发性疾病，很好地显示病灶的部位、数目及临近组织和结构被侵犯的范围及程度，对病变定位诊断的准确性有显著提高，有利于制订手术及治疗方案。

随着超声在肌肉骨骼系统的应用和研究的深入，其对肌肉骨骼系统疾病的诊断能力日益提高。它可对肌肉、肌腱及韧带的病灶进行精确定位，并显示其与周围组织的关系，也可对病灶血流量进行定量分析。利用超声弹性技术及造影技术可对病灶进行进一步定性分析，从而为临床诊断提供可靠信息，并帮助治疗后随访和疗效评估。

三、骨肌影像学突破性进展

骨肌影像成像技术的快速发展带来了对专业成像专家的需求，以确保成像研究得到最佳的利用，以便及时、准确地诊断。人工智能和影像组学使用特定的算法从医学图像中提取大量的定量特征，这可能使图像解读更有效和准确。生物工程和生命科学的进步正在以图像引导治疗和靶向放射性核素治疗的形式为肌肉骨骼疾病创造新的治疗选择。肌肉骨骼放射科医生在记录、诊断和治疗越来越多的骨骼和软组织损伤方面发挥着越来越重要的作用。然而，在完全熟悉肌肉骨骼系统的生物学、生理学、病理生理学和静态解剖学的所有方面的基础上，解剖异常的可视化"看得更好"，必须与"知道得更多"相匹配。只有对后者有先见之明，肌肉骨骼放射科医生才能充分发挥前者的优势。

（一）人工智能

AI 技术可以利用高性能的图像识别和计算能力、自我进化学习能力以及持续稳定工作的机器性能优势，对当前临床放射诊断工作提供帮助。影像组学、深度学习、迁移学习等 AI 算法已经在医学影像数据上进行了开发和测试，形成了病灶检出、病灶分割、病灶性质判断、治疗规划、预后预测等多种应用模式。AI 对骨龄、骨质疏松、骨折等骨肌系统疾病展现出独特的优势，目前基于深度学习相关 AI 产品在国内外都有研发，并被看好为未来智能医学发展的重要组成部分。

（二）分子影像

骨骼肌分子成像是对骨骼肌系统的硬、软组织中分子和细胞生物学的无创可视化和测量。肌肉骨骼分子成像目前主要应用于骨骼、关节和周围神经。分子成像技术提供了两个关键的优势：首先，它在非真皮分子水平上检测生物过程，而不仅仅是在组织水平上；其次，与传统的解剖成像相比，它可以在疾病发生或修复过程的早期提供诊断信息。这些优点有望提高肌肉骨骼成像诊断的准确性和预后价值。肌肉骨骼分子成像正在四个关键领域进行：成骨细胞和破骨细胞活性成像、关节炎关节破坏的分子和细胞生物标志物成像、骨髓炎的细胞成像以及肌肉骨骼疼痛的成像生成器。这些应用表明新一代的肌层放射学将有助于分子和细胞生物标志物的定量可视化。

参考文献

[1] Feldman F. Musculoskeletal radiology: then and now. Radiology, 2000, 216 (2): 309-316.

[2] Mallinson PI, Coupal TM, McLaughlin PD, et al. Dual-Energy CT for the Musculoskeletal System. Radiology, 2016, 281 (3): 690-707.

[3] Kosmala A, Weng AM, Heidemeier A, et al. Multiple Myeloma and Dual-Energy CT: Diagnostic Accuracy of Virtual Noncalcium Technique for Detection of Bone Marrow Infiltration of the Spine and Pelvis. Radiology, 2018, 286 (1): 205-213.

[4] Choy G, Khalilzadeh O, Michalski M, et al. Current Applications and Future Impact of Machine Learning in Radiology. Radiology, 2018, 288 (2): 318-328.

[5] Fang Liu, Zhaoye Zhou, Alexey Samsonov, et al. Deep Learning Approach for Evaluating Knee MR Images: Achieving High Diagnostic Performance for Cartilage Lesion Detection. Radiology, 2018, 289 (1): 160-169.

[6] Fang Liu, Hyungseok Jang, Richard Kijowski, et al. Deep Learning MR Imaging-based Attenuation Correction for PET/MR Imaging. Radiology, 2018, 286 (2): 676-684.

[7] Garry Choy, Omid Khalilzadeh, Mark Michalski, et al. Current Applications and Future Impact of Machine Learning in Radiology. Radiology, 2018, 288 (2): 318-328.

[8] Laura M. Fayad, Michael A. Jacobs, Xin Wang, John A. Carrino, David A. Bluemke. Musculoskeletal Tumors: How to Use Anatomic, Functional, and Metabolic MR Techniques.Radiology. 2012 Nov; 265 (2): 340-356.

[9] Burns JE, Yao J, Summers RM. Vertebral Body Compression Fractures and Bone Density: Automated Detection and Classification on CT Images. Radiology, 2017, 284 (3): 788-797.

[10] Nebelung S, Sondern B, Oehrl S, et al. Functional MR Imaging Mapping of Human Articular Cartilage Response to Loading. Radiology, 2017, 282 (2): 464-474.

[11] Mintz DN, Hwang S. Bone tumor imaging, then and now: review article. HSS J, 2014, 10 (3): 230-239.

[12] Natali GL, Paolantonio G, Fruhwirth R, et al. Paediatric musculoskeletal interventional radiology. Br J Radiol, 2016, 89 (1057): 20150369.

[13] Gondim Teixeira PA, Gervaise A, Louis M, et al. Musculoskeletal wide detector CT: principles, techniques and applications in clinical practice and research. Eur J Radiol, 2015, 84 (5): 892-900.

第六章 乳腺影像学新进展

乳腺癌是严重威胁女性生命和健康并消耗巨额卫生资源的重大恶性肿瘤之一，具有高患病率、高死亡率、高医疗卫生支出及低知晓率等特点。其发生率呈逐年增长的趋势，已经成为女性最常见的恶性肿瘤之一，在美国已成为女性恶性肿瘤第一位。中国虽然是乳腺癌的低发地区，但随着生活方式改变，城市化进程加快，新发病例逐年上升：2015年北京市共报告女性乳腺癌新发病例4310例，占女性恶性肿瘤新发病例的19.4%，成为女性恶性肿瘤的首位。1991年到2000年十年间的统计资料显示，我国城市中乳癌的死亡率增长了38.4%，成为城市死亡率增长最快的癌症。同时，中国乳腺癌的发病情况相对于西方国家呈现出年轻化的特征。大多数西方国家乳腺癌的发病高峰年龄出现在55岁以后。在中国，乳腺癌的发病高峰年龄则出现在45～50岁左右，提前了5～10年，这意味着乳腺癌已经严重危害了广大处于事业和家庭重要时期的女性的生命和生活，它的危害成为影响全民健康，阻碍社会和谐发展的主要问题之一。

乳腺癌的治疗效果，更多的取决于确诊时的病期。早期乳腺癌的生存率较高而且生存时间较长，尤其是导管原位癌的治愈率可达到95%以上。晚期乳腺癌一般生存时间仅为数年。同时，早期乳腺癌的患者将有更多的机会接受保留乳房的治疗，而中晚期乳癌一般需要接受切除乳房手术，患者的生存质量明显下降。从卫生经济学角度，乳癌的早诊早治可以降低治疗费用。美国一项调查表明，在诊断乳腺癌后的最初4年治疗中，治疗费用与疾病分期密切相关，Ⅲ、Ⅳ期乳腺癌的治疗费用要远远高于0～Ⅱ期。加拿大的人口卫生健康统计模型统计资料表明，尽管晚期乳腺癌患者的生存期短，但是诊断后平均终生治疗费用要高于早期患者。因此，乳腺癌的早期诊断，非常重要。

21世纪以来，乳腺癌诊断与治疗模式已经进入综合诊治模式与个体化方案选择相结合的时代。乳腺影像学检查对于乳腺癌早期发现、早期诊断、术前分期、疗效评估、复发监测等方面发挥着举足轻重的作用。

一、乳腺影像的现状

目前乳腺癌的检出方法主要包括临床检查（触诊）、影像学检查和实验室检查。由于缺乏特异性的肿瘤标记物，因此实验室检查尚不能作为乳腺癌的筛查及诊断方法，仅在肿瘤治疗的随访过程中起到一定的监测作用。临床检查特异性较高，但敏感性较低，只有当病灶具有一定体积或患者出现明显临床症状时，才有可能被临床医师触诊发现，但此时肿瘤多已到达进展期。随着影像设备、技术的发展，影像学检查已经成为必不可少的诊断方法，尤其是对早期乳腺癌的检出，能有效降低乳腺癌的死亡率。目前国内外公认的乳腺影像检查方法包括：乳腺X线检查（mammography）、乳腺超声检查（ultrasound）、乳腺磁共振检查（MR）、PET-CT及PET-MR。

（一）乳腺X线摄影

乳腺X线摄影检查问世于1913年，是基于不同密度及厚度的组织对于X射线的相对吸收率不同，在图像上显示出不同的黑白对比。乳腺X线摄影在所有乳腺影像检查方法中对于乳腺钙化的显示最敏感，能够发现微小的毫米级钙化灶，而钙化被认为是早期乳腺癌重要甚至唯一的征象，因此早在70年代乳腺X线摄影就被欧美等发达国家用于乳腺癌筛查。近十几年来随着我国乳腺癌筛查项目的实施，乳腺X线摄影也被广泛的用于我国妇女两癌筛查中。

随着乳腺X线设备的发展，X线摄影检出乳腺癌的敏感性、特异性和准确性不断提高。近十年X线设备经历了从模拟到数字化的飞跃，目前全视野数字乳腺X线摄影（full-field digital mammography，FFDM）（即平板数字化乳腺X线机）已覆盖了我国绝大部分城市及地区的医疗卫生机构。

乳腺X线设备的进步包括硬件系统的更新和软件（后处理技术）的发展。硬件系统如①X线球管从以往单一钼铑组合发展为多种靶/滤过组合，如钨靶/铑滤过（W/Rh）、钨靶/银滤过（W/Ag）等，技师可根据患者检查目的、乳房类型进行选择。②影像接受系统从传统的增感屏-胶片系统发展为数字影像探测器。目前常用的数字影像探测器包括非晶硅平板探测器和非晶硒平板探测器。平板探测器的更新换代非常快：视野尺寸增加，满足不同大小的乳房；像素越来越小，不断提高图像空间分辨率，从而发现更细微的病灶；高清探测器提高对比分辨率的同时还能够有效降低辐射剂量。

计算机软件强大的图像后处理功能使影像质量有了飞速发展。个性化对比度的调节可以满足不同习惯医师的读片要求，更多的后处理功能是医师阅片更加方便、快捷。

（二）乳腺超声

乳腺超声简便易行，具有安全、无创、无辐射、费用低、患者易于接受等优点，是乳腺癌筛查和诊断的有效手段之一，超声与X线摄影相结合被称为是乳腺癌筛查和诊断的黄金搭档，能够使乳腺癌检出的敏感性和特异性均超过90%。随着数字信号处理技术的发展及新型超声诊断仪的使用，乳腺癌的诊断准确率亦明显提高。乳腺超声可以短期多次反复进行，适用于任何年龄和任何生理时期（包括妊娠期和哺乳期）女性。超声检查对于肿块性质（囊、实性）判定较为准确；有助于对致密型乳腺X线显示困难的肿块进行检出。彩色多普勒血流显像是将彩色多普勒叠加在二维超声图像上的一项技术，不仅可以实时显示血流方向、速度，而且可以探测肿块内部的血管分布及血供丰富程度。恶性肿瘤的血流信号明显较良性肿瘤丰富。目前利用该技术对乳腺癌的血供观察常以半定量分级法为分级标准，良性肿瘤多为Ⅰ、Ⅱ级，恶性肿瘤多为Ⅲ、Ⅳ级，其对乳腺癌的血流信号显示率高达97.1%，与灰阶超声联合诊断乳腺癌的灵敏度为85.7%，特异度和准确率分别达91.2%和91.5%。

但超声对细小钙化灶显示不清楚；对增生腺体内的微小肿块、特殊型乳腺癌的诊断有一定困难；部分良、恶性疾病的图像特征有重叠；对于设备及操作者依赖性较强，难以进行回顾性分析。

在我国的乳腺癌筛查项目中，超声成为主要检查方法。但由于超声对钙化敏感性较低，很难检出仅表现为钙化的原位癌，因此若将超声与X线相结合能够提高仅表现为钙化的原位癌的检出率，从而有效降低死亡率，减少医疗费用的支出。

（三）乳腺MRI

自1984年美国FDA批准磁共振成像（Magnetic Resonance Imaging，MRI）系统应用于临床诊断以来，该技术发展迅速。MRI作为一种无创性、无辐射的检查方法，在临床应用中得到快速发展。高场强（1.5T以上）MR设备、专用乳腺线圈、脂肪抑制快速并行采集、动态增强扫描等技术保证了MR检查的高空间分辨率和高时间分辨率，再加上MR特有的良好的软组织分辨率，使其成为乳腺检查的重要方法。MR不仅能够显示乳腺病变形态学特点，还能够提供病变血流动力学、水分子扩散、细胞膜胆碱代谢等信息，提高了疾病良恶性鉴别能力。乳腺MRI检查已被视为乳腺疾病诊断方面最具潜力的检查手段。

乳腺MR在临床上应用的适应证包括：①乳腺癌易感人群普查（BRCA基因突变，患乳腺癌危险性高达60-80%，患卵巢癌危险性达40%，胸部接受放射治疗者）。②乳腺癌患者对侧乳腺的随访。③两位以上近亲患乳腺癌者的随访与普查。④普通人群致密乳腺乳腺癌普查。⑤乳腺病变良、恶性鉴别诊断。⑥隐匿性乳腺癌原发病灶的检出。⑦新辅助化疗的监测。⑧乳腺癌术前分期（包括腋淋巴结评价）。⑨假体植入术后，评价假体。

由于MR设备及扫描序列较为复杂，乳腺MR检查并没有标准方案。但应满足基本要求：①扫描序列：至少包括高空间分辨率的T1WI平扫及增强序列；T2WI序列也是非常必要的，有助于囊肿、导管扩张及含粘液的纤维腺瘤和粘液腺癌的显示。②分辨率：为了评估病变的形态学，需要获得高的空间分辨率。扫描层厚不应当超过3mm，层面内的空间分辨率应小于1.5mm。为了评估动态增强特性（时间信号曲线），单次扫描时间不应当超过2分钟。③增强扫描和造影剂：除了进行假体植入物的评价外，乳腺MRI检查均需要进行增强扫描。Gd-DTPA应当团注，标准剂量0.1-0.2mmol/kg。注射对比剂后的前5分钟内至少连续采集3次，并注意保持扫描参数的一致性，以便在图像工作站上获得病变的时间-信号强度曲线（Time-signal intensity curve，TIC）。④脂肪抑制：为避免高信号脂肪遮挡乳腺实质或病变，脂肪抑制非常重要。可以在增强扫描时采用抑脂技术，也可以通过扫描后减影技术消除脂肪信号。目前临床上应用的乳腺MRI检查主要扫描序列有：T2WI序列、3D/2D T1WI序列（包括平扫及增强）、DWI。

MR图像后处理软件如图像减影和三维重建（image subtraction and 3D reformations）使病灶更容易被影像医师识别。

（四）正电子发射型电子计算机断层扫描（PET/CT）

正电子发射-计算机断层扫描（positron emission tomography-computed tomography，简称PET/CT）是利用正电子核素标记葡萄糖、氨基酸、胆碱、受体的配体等药物为示踪剂，通过病灶对示踪剂的摄取进行显像来反映其代谢变化，为临床提供疾病的代谢信息。^{18}F-FDG为葡萄糖的类似物，是临床最常用的显像剂。利用正常组织与肿瘤组织代谢上的差异帮助诊断恶性肿瘤，具有较高的诊断敏感度和特异度，同时可以评价肿瘤淋巴结及全身转移（N分期和M分期），为治疗方案的选择提供依据。

PET/CT乳腺显像的主要目的,一方面是帮助诊断和鉴别诊断乳腺癌原发灶,探测腋窝淋巴结和远处转移,对乳腺癌进行分期;另一方面就是提供乳腺癌的生物学行为信息,对乳腺癌患者进行预后分析和疗效评价。

PET/CT通常不推荐作为乳腺癌筛查的常规手段。因其容易低估早期癌,造成假阴性,因此不推荐用于检出小于1厘米的浸润性乳腺癌,但对于常规影像检查发现病灶却难以定性诊断时,^{18}F-FDG可帮助确诊,避免活检。对于Ⅰ、ⅡA、ⅡB或Ⅲ期可手术的乳腺癌,不推荐^{18}F-FDG PET/CT。对于分期不明确的、局部晚期或转移性的乳腺癌的分期,PET/CT最有帮助。PET/CT还可用于治疗后病情监测及随访:乳腺癌局部复发和远处转移灶的检测(再分期);对治疗反应的评估,尤其是对有明显骨转移病变的患者(疗效评估)。^{18}F-FDG PET/CT摄取程度还可帮助判断肿瘤的侵袭性。

但目前针对乳腺癌的特异性显像剂尚未应用于临床。

(五)乳腺影像报告BIRADS

影像技术的进步提高了图像的质量,更多细微的征象被发现,而这些征象所代表的病理改变逐渐被证实,使得乳腺影像诊断水平不断提高。1992年美国放射协会ACR首次提出了乳腺影像报告与数据系统(Breast Image Report And Data System BIRADS),作为国际乳腺影像专业领域广泛使用的标准化语言。BI-RADS涵盖了乳腺X线、乳腺超声和乳腺MRI三种影像的术语词典,将乳腺影像报告标准化(包括对征象的描述),减少结果描述中的困惑与不清,并使结果检索更方便。2003年乳腺X线的BI-RADS更新至第四版,同时新增了乳腺超声及乳腺MR的BIRADS。历经十年的数据收集、整理和分析,2013年ACR再次更新了BIRADS,乳腺X线更新至第五版,而乳腺超声和MR更新至第2版,新版的报告系统更加适用于临床工作,结论与病理更加吻合。国内的医疗工作者会同步对新版报告系统进行学习并推广应用于临床工作中。目前我国乳腺X线影像诊断水平几乎与国际发达国家水平一致。

(六)乳腺影像介入性操作

当临床及各种影像检查均无法判断病灶的良恶性时,病灶穿刺活检行病理检测成为定性诊断的金标准。目前国内大多数三级医院在行乳腺手术治疗尤其是保乳手术治疗前,均要求取得病灶的病理结果。如果选择辅助或新辅助治疗,更应在治疗前获得病理结果及分子标记物的免疫组化结果,才能有的放矢地选择适合的药物。为了提高穿刺活检的准确性,避免病理假阴性结果,多选择影像引导下的粗针穿刺活检。影像引导包括超声、乳腺X线及MR。影像方法的选择顺序应为超声、X线、MR,即如果超声能够显示病变,应首选超声引导下穿刺。如果超声无法检出病变(如仅表现为钙化的病变),应选择X线引导下活检。如果病灶仅能在MR图像中显示,则只能在MR引导下穿刺。

超声检查经济、简便、无辐射,能快速实时成像,确保定位精确。因此,目前超声导引下穿刺活检是乳腺病变穿刺活检的首选方法。大多数MRI发现的病灶在第二眼超声上均可以显示,因此第二眼超声寻找病灶非常重要。但是对于只能在MRI上显示的病灶,而其他手段无法显示时,需行MRI引导下病灶定位和活检。由于设备、费用及其他因素影响,MRI引导下的乳腺病变穿刺活检在我国开展不多,明显落后于欧美国家,但是不久的将来MRI导引下穿刺将会得到广泛的应用。

影像引导下的穿刺活检使病理取材的准确性明显高于外科医生触诊下的盲穿。除此以外既往乳腺病灶穿刺中使用的细针穿刺细胞学活检已逐步被空心针穿刺组织学活检所取代。细胞学检查因取材较少，易出现假阴性结果，且病理仅能给出良恶性的判别。而组织学检查不仅可以明确病变的良恶性、还能够对恶性程度进行分级，同时通过免疫组化等方法，评价肿瘤分子标记物，从而指导临床治疗。

二、乳腺影像发展热点

影像发展离不开设备的进步和软件的更新。因此乳腺影像的发展与影像设备的进步密不可分。

（一）乳腺X线摄影的发展

目前国内外乳腺X线摄影的发展热点主要为乳腺断层融合技术（digitalbreasttomosynthesis，DBT）和对比剂增强能量减影技术（contrast enhanced mammograpgy，CEM）。

1. 数字乳腺断层融合摄影（digital breast tomosynthesis，DBT） 在传统体层摄影的几何原理基础上结合数字影像处理技术开发的一种新的体层成像技术，是一种三维成像技术，通过球管在一定角度内连续曝光，获得一系列不同投影角度下的图像，然后将这些独立的影像重建成一系列与探测器平面平行任意厚度的高分辨率断层影像，显示呈3D图像。可单独显示或以连续播放的动态形式显示。相对于数字乳腺二维影像，重建后的三维断层影像去除了组织间的遮挡，更容易发现二维影像中不易发现的病变，如等或低密度的肿块及轻微的结构扭曲；对于肿块边缘的显示也更为理想，帮助对疾病性质进行判断，减少不必要的活检；同时，减少了因正常组织重叠造成的假阳性，降低了召回率。一些研究结果显示单独应用DBT或者DBT结合传统数字化X线摄影时，诊断的敏感性均高于单独应用数字化乳腺摄影。2017年，TOMO技术被美国FDA特批作为致密型乳腺优选检查技术。

断层图像不能单独用于筛查及诊断，需结合二维图形共同诊断，因此增加了患者的照射剂量。随着计算机软件的发展，3D断层图像经容积重建后可获得与传统2D图像一致的2D合成图像，国内外研究均提示DBT+2D融合图像与DBT-FFDM诊断效能相当，但可以减少曝光次数从而降低受检者的辐射剂量。目前在国内医疗机构中约10%的数字乳腺机被DBT所取代，而在美国此比例已达到50%~70%，DBT已成为美国乳腺癌筛查的主要影像方法。

2. 对比增强能量碱影乳腺X线摄影（contrast-enhanced mammography，CEM） 对比增强能量碱影乳腺X线摄影是在传统乳腺X线摄影基础上结合静脉注射对比剂的一项的新技术，CEM检查原理是利用碘剂在33.2keV处因边缘效应（K-edge）出现X线显著吸收衰减的现象，在短时间内采用略高于33.2keV的高能X线和略低于33.2keV的低能X线两种能量进行曝光，获得高低能两组图像，将高低能图像相减可获得减影图像，即CEM特有的摄碘图，能够反映组织内血供情况。而低能图像采用的管电压范围为26~31kVp，与传统乳腺X线相似。乳腺癌为富血供肿瘤，在注射非离子碘对比剂后，更多的对比剂"渗漏"进入肿瘤内，从而形成病灶显著强化。

国内外研究显示CEM与传统数字乳腺X线摄影（digital mammography，DM）及乳腺超声相比，乳腺癌诊断的敏感性和特异性均有较大的提高；CEM 与 MRI 相比，两者诊断敏感性、特异性无显著差异，而 CEM 更加简单、快捷、经济，为 MRI 检查禁忌证患者提供了新的可选检查手段。

CEM 既能提供常规乳腺 X 线的影像信息，又能观察病变血供情况，在检出乳腺小病灶、鉴别良恶性病变、测量癌肿范围及评估新辅助化疗疗效等方面具有很高的应用价值，尤其是在致密性腺体的女性中。在乳腺癌高危人群没有得到明确的传统乳腺 X 摄影诊断时，CEM 也可以作为一个有效的筛查工具。

（二）乳腺超声

1. 超声剪切波弹性成像（shear wave elastography SWE） 弹性是物质的属性，当身体受到外力时发生变形，并且在移除外力时恢复原始形状或大小。超声弹性成像作为一种新兴成像技术，可以利用超声衡量组织硬度，并可根据组织硬度的差异，将其在二维声像图基础上通过彩色编码叠加，是鉴别乳腺病变性质的新方法。该技术分为压迫性弹性成像、剪切波速度弹性成像和振动性弹性成像 3 种。SWE 技术通过声辐射脉冲叩击组织施加激励，利用"马赫圆锥"原理在不同深度组织中产生剪切波，通过高达 5000 帧/s 的超高速成像系统捕获、追踪剪切波，所测剪切波速度的精确度达到 1mm/s，然后采用彩色编码技术实时呈现组织弹性图，还可进行定量测量。此技术能够实时、可视化、定量反映软组织的弹性。乳腺组织中的脂肪、纤维腺体组织、非浸润性癌、浸润癌的弹性系数逐渐增大，且组织弹性系数的差别远远大于声阻抗的差别，因此弹性成像可以发现传统二维超声图像上模糊不清的病变。

目前弹性成像已经成为超声诊断的常规工具，可以非侵袭性地测量组织的一致性或硬度，应用于乳腺病变的定性、定量分析。超声弹性成像对判断 BIRADS 3 类的乳腺肿块性质以及是否需要进一步穿刺活检更有意义，在 2013 年第二版乳腺超声 BIRADS 中，弹性超声已被列为分类的重要依据之一，为乳腺癌的准确诊断提供更多信息。

2. 超声造影（contrast-enhanced ultrasound，CEUS） 超声造影被称为无创性微循环血管造影，作为一种最先进的超声成像技术，近十年来发展迅速。它是在常规超声检查基础上通过静脉注射与红细胞直径类似的对比剂颗粒（超声造影剂），经肺循环到达乳腺肿块，实时动态观察病灶组织的微循环灌注信息。它弥补了传统超声以形态学作为主要观测指标的局限性，增加了微血管灌注信息，使其成为新的诊断指标。根据造影前后肿块增强程度及方式，血流形态与分布特征，对比剂到达峰值所需时间和持续时间，可鉴别乳腺肿块的良恶性。良性肿块造影后呈轻度或中度增强，恶性肿块造影后明显增强，不同性质肿块增强强度之间可有重叠交叉表现，在常规二维超声的基础上融入 CEUS 显示肿瘤内微血管增强的特点，对乳腺肿瘤的形态学表现及血流灌注进行综合评估，在保证敏感性的情况下，大大提高了特异性和诊断正确率。研究发现，CEUS 在乳腺癌患者术前还能够有效提高前哨淋巴结 SLN 诊断准确性。

3. 自动乳腺全容积扫描成像系统（automated breast volume scanner，ABVS） 乳腺自动超声扫查经历了 40 多年的发展，减少了操作者的依赖性。ABVS 是近年来开始应用于临床的全乳自动扫查技术，通过对全乳进行连续断层扫查，自动进行三维重建，同步获得整个乳腺包括矢状面和冠状面的图像，可对整个乳腺行多层面的显示，真正实现乳腺容积超声断层显示，弥补以往乳腺扫查方式的不足，其图像的层间距最小可至 0.5mm，对乳腺小结节有较高的检出率。ABVS 可重建出常规超声无法获得的冠状面图像，能很好地显示乳管以乳头为中心呈放射状走行这一特点，可发现迂曲扩张导管内的多处病灶，提高病变诊断准确率。ABVS 的冠状面重建对显示乳腺恶性病灶特征性表现也具有一定优势，表现为肿块周边呈毛刺状、角状，向肿块中心汇聚，即为典型"汇聚征"，这一特征为乳腺肿块的诊断及鉴别提供了有力的依据。但 ABVS 对乳腺结节的诊断也存在局限性，如受扫查范围的限制，不能很好地对腋窝淋巴结进行评估，也不能对病灶进行彩色多普勒成像检查，因此需要与常规超声联合检查提高诊断效能。

（三）乳腺 MR 功能成像及多模态 MR 应用

乳腺 MR 成像为多参数成像系统，除了能够很好地显示病灶的形态特征，MR 可以通过多种功能成像测量定量及半定量功能参数，为病变良恶定性诊断提供更多的信息及依据。

1. 动态增强扫描序列　动态增强扫描序列体现病灶血流动力学，通过绘制时间 - 信号曲线或定量测量病灶增强的最大线性斜率（MaxSlope）、对比增强比率（CER）及正向增强积分（PEI），灌注参数前向容积转移常数（K^{trans}）、反向容积转移常数（K_{ep}）和每单位体积组织的血管外细胞外间隙容积（V_e）等，帮助鉴别病灶良恶性、评估新辅助治疗疗效、预测预后等。

2. 弥散加权序列　微观反映病变组织间隙分子运动受限的，包括：①单指数模型扩散加权成像（monoexponetial-DWI）即传统的 DWI，是通过单指数函数计算组织间隙水分子随意运动情况的成像方法，每个体素的信号都随着扩散敏感因子（b）的增加呈线性衰减，其参数表观扩散系数（apparent diffusion coefficient，ADC）是临床最常用的反映组织受限程度的参数。②基于双指数模型扩散加权成像（biexponetial-DWI）的体素内不相干运动（intravoxel incoherentmotion，IVIM），是通过多 b 值区分组织扩散和灌注，较传统的 DWI 提供更多的微环境信息，其定量参数包括真实扩散系数（D）、灌注相关扩散系数（D*）和血管容积分数（f），其中 D（ADCslow）为单纯扩散系数，代表体素内单纯组织扩散，反映肿瘤细胞数目；D*（ADCfast）为伪扩散系数，代表体素内由微循环引起的扩散，反映血管结构和血流速度；f 为灌注分数，也称微血管容积，代表体素内快速扩散占总体扩散的百分比，反映微灌注血容量，因此 D* 值和 f 值是灌注相关参数。③拉伸指数模型也叫 Kohlrausch 衰减分数，由 Bennett 等提出，是在高 b 值时反映组织扩散特性的方法，相关参数包括扩散分布系数（distributed diffusion coefficient，DDC）及 α，α 是扩散异质性指数，代表体素内水分子扩散速率的异质性，反映了组织的复杂程度，范围为 0～1，当 α＝1 时，组织内信号衰减近似于单指数扩散加权信号衰减，说明体素内指数衰减异质性低，当 α 接近于 0 时，组织内信号衰减近似于多指数信号衰减，说明体素内指数衰减异质性较高。

3. 磁共振波谱成像　无创性观察活体组织内细胞代谢与生化变化。利用 ^{1}H-MRS 对胆碱及其代谢物含量的变化进行分析，根据胆碱峰值可定性或定量鉴别乳腺肿瘤的良恶性，同时对于腋窝淋巴结转移及新辅助治疗后疗效评价也具有临床意义。尽管单体素 MRS 在临床上已经被广泛用来鉴别乳腺癌，但其仍存在着一定缺陷，而多体素技术与单体素相比，具有高光谱分辨率及大范围空间覆盖率的优势。

4. T2 首过灌注成像　与肿瘤局部区域微循环密切相关。恶性肿瘤由于其瘤内新生血管多、密度较大，在磁共振灌注效应上表现为信号强度大幅下降。

（四）乳腺 PET/MR

PET/MR 是将 PET 和 MR 融为一体的影像学检查，克服了分体式 PET/MR 检查过程耗时长及无法实现同时扫描的不足。PET/MR 集 PET 功能成像和 MR 精准定位及多参数成像等优势融于一体，随着图像重建、衰减矫正及伪影控制等技术的提高，其扫描时间逐步缩短，辐射剂量进一步减低，在临床及科研中的应用领域逐年拓宽。一体化 PET/MR 系统设计分为插入式、嵌入式及完全集成式三种。①插入式：将 PET 探测器简单插入 MR 设备，但 PET 与 MR 信号相互干扰程度较大，导致 PET 性能下降；②嵌入式：将 PET 探测器置于 MR 发射线圈内，可实现同步扫描，但也导致 MR 孔径明显变小而仅可用于小动物或人体头部和四肢；③完全集成式：将 PET 探测器置入 MR 梯度线圈内，可节省磁体占据的空间，同时显著降低 PET 与 MR 互相干扰，使 PET 性能显著提高，可实现飞行时间（time of flight，TOF）技术，真正实现 PET 与 MR 等中心、相同容积和同步扫描，使 PET/MR 整体扫描时间明显缩短。

在乳腺扫描应用中，PET/MR 具有优越的软组织分辨力，可检出致密腺体中的肿块，且在显示乳腺癌胸壁侵犯方面具有明显优势。

国内一体化 PET/MR 应用尚处于起步阶段，仍需进一步规范扫描方案。MR 可通过多参数和多序列扫描来提高分辨率。采用 ^{18}F-FDG 可能导致漏检 ^{18}F-FDG 摄取阴性或 MRI 常规成像缺乏良好对比的病变或组织，故研制既适用于 MR 又适用于 PET 的新型探针，将有助于进一步拓宽 PET/MR 的应用范围。

三、乳腺影像突破性进展—影像组学与 AI

随着科学技术的不断发展，以基因组学（genomics）为代表的各种组学层出不穷，在医学影像方面，影像组学（radiomics）也正式加入了组学大家庭。影像组学的概念最早由荷兰学者在 2012 年提出，主要是利用特殊技术手段探索与肿瘤一致性相关的预测因素。由于实体肿瘤的发生演变具有高度复杂性，不论是在微观层面（基因、蛋白质和细胞层面）或是宏观层面（组织与器官），肿瘤会表现出明显的空间异质性，这也是传统侵入性检查手段（如病理学、分子生物学技术）会被质疑结果精准性的一个重要原因。而影像组学的基本理念是认为肿瘤微观层面的改变（蛋白质或基因）能够以宏观所蕴含的细微特征表现出来（虽然目前尚难以辨别），这一过程的实现可通过机器学习分析方法，将传统影像图像中的组学特征以高通量形式自动或半自动提取挖掘出来。这些组学特征源自于各种影像图像（CT、MR、PET-CT 等）。与基于传统形态学的医学解读方式不同，该类技术可以充分利用这些医学图像的深层信息，最终通过软件分析为临床提供高精准度的决策支持。近些年来，影像组学在医疗领域得到也来越多的关注，在乳腺癌定性诊断、基因突变预测、分子分型、临床预后及疗效评估等方面都有大量成果陆续发表，极大推动了乳腺癌相关的临床转化研究。

影像组学应用大量的自动化数据特征化算法将感兴趣区（region of interest，ROI）的影像数据转化为具有高分辨率的可发掘的特征空间数据。影像所采集到医学大数据既包含有用的数据，又包含大量的冗余的、无意义的数据（噪声）以及虚假的、错误的数据，如何获取、分类、存储、处理和传输这些海量数据，并通过数据挖掘技术从医学大数据中提取出有价值的信息，成为研究热点。影像组学的工作流程包括：①图像采集与重建；②图像分割与绘制；③特征提取与量化；④数据库建立与数据共享；⑤个体化数据分析。

研究认为，结合影像组学方法的计算机辅助诊断系统可以大大提高乳腺癌诊断的准确性、特异性。乳腺病变最重要影像组学特征中，ADC值特征、反映病灶边缘的纹理特征、血流动力学特征以及形态学特征均起到了重要作用，这些特征也正是阅片医师分析乳腺MRI图像的主要关注点和诊断依据。国内外研究表明，与正常乳腺组织相比，病变部分的纹理不均匀且较为粗糙。基于这一特点，纹理分析（texture analysis，TA）可区分正常的乳腺组织与肿瘤病变组织。纹理分析还被用来区分导管癌和小叶癌，说明形态学特征可识别独特的肿瘤生长模式和组织学分类。而通过扩散加权成像（diffusion-weighted imaging，DWI）获得的ADC图的纹理分析能提供关于肿瘤细胞增殖能力的更精确信息，并且可定量测量肿瘤异质性。因此，DWI的纹理分析可用作监测乳腺癌患者治疗后癌细胞异质性的非侵入性方法。此外有研究发现增强纹理参数的值越低，肿瘤异质性越强，复发风险越高。增强的纹理特征与复发评分始终相关。

迄今为止已有大量研究证实了影像组学在乳腺癌应用中的独特优势。但是影像组学尚处于起步阶段，方法、技术、设备及实验设计等方面还有待进一步优化。目前的研究重点主要集中在乳腺癌分子分型及放射基因组学，这些初步的研究增加了对乳腺癌基因表达和肿瘤微环境的认识，影像组学在乳腺癌其他方面的应用还需进一步探索与验证。

第七章 介入诊疗新进展

一、新进展

(一) 食管癌术前动脉栓塞缺血预处理 (preoperative arterial embolization, PreopAE)

手术切除是早期食管癌根治性治疗的金标准，中期食管癌首选治疗也是外科手术切除，胸腔食管胃吻合术常常伴发明显的并发症发病率（40%~45%）和死亡率（5%~12%）；术后吻合口瘘是最令人担心的并发症，文献报道其发生率约3%~25%，术后发生吻合口瘘的死亡率为35%~40%，与吻合口瘘有关的危险因素主要还是胃缺血。

PreopAE手术的目的是术前让胃适应缺血（胃网膜动脉供血），避免术后胃血流量骤然下降造成吻合口并发症。该技术对食管癌术前缺血性胃病的预处理提高了术后吻合口的愈合效果，可以预防术后吻合口瘘的发生、以及降低其严重程度。

(二) 放射性碘125粒子气道支架

恶性气道阻塞（malignant airway obstruction，MAO）最常见的病因是肺癌和食道癌，常并发呼吸困难、咯血和肺不张。手术切除和气道重建是MAO的金标准治疗，但气道支架可以快速缓解呼吸道症状，并使MAO患者可以接受后续治疗。然而，由于肿瘤向内生长或过度生长，5%~45%的病例会发生支架再狭窄，这大大降低了患者的生存期和生活质量。解决支架植入后再狭窄成为气道支架研究的方向之一。

滕皋军等继研制并临床应用放射性碘125粒子食管支架和胆管支架之后，研制出放射性碘125粒子气道支架。该支架可以在置入气管支架的同时，通过支架携带的碘125粒子对支架周围的肿瘤组织行近距离照射治疗，解决肿瘤生长导致的再狭窄。

(三) 椎体成形术新进展

经皮椎体成形术（percutaneous vertebroplasty，PVP）和经皮后凸成形术（percutaneous kyphoplasty，PKP）是治疗椎体病变（压缩性骨折、良恶性肿瘤等）的常用方法。

1. 弹性成形术（Elastoplasty）是BKP的新进展　弹性成形术得益于材料的进展，目前新材料有：①磷酸钙水泥（Calcium phosphate cement，CPC）是一种具有生物活性的可生物降解材料，可以被吸收并被骨代替。②硫酸钙水泥（Calcium sulfate cement，CSC），与CPC相比，强度更大，但是降解率更快。③VK100，是由Bonwrx公司开发的一种硅聚合物（silicon polymer）填充材料，具有生物相容性，生物耐久性，非放热，不透射线；增强了骨交错作用，其粘度时间更长，刚度接近完好椎骨；比PMMA更有弹性，减少其渗漏导致的并发症。

2. 骨水泥联合抗肿瘤药物——病理性骨折成形术　恶性肿瘤骨转移导致病理性骨折的发生率是8%～14%，病理性骨折导致的疼痛主要包括骨折引起的机械性疼痛和肿瘤引起的肿瘤性疼痛。骨水泥治疗可以减轻机械性疼痛，不仅可以加固病理性骨折的骨性结构，同时可以作为抗肿瘤药物的载体。恶性肿瘤骨转移和椎体转移导致的病理性骨折、侵袭性骨疼痛以及神经损伤是目前临床治疗的难点和热点。

基于椎体成形术的恶性肿瘤骨转移常用的方法有：肿瘤组织摘除术＋成形术，肿瘤消融＋骨水泥成形术，碘125粒子植入＋骨水泥成形术等。目前抗肿瘤药物联合骨水泥成形术成为骨转移瘤治疗研究的热点。研究的抗肿瘤药物主要是：顺铂（cisplatin，1000mg）或甲氨蝶呤（methotrexate，MTX，500mg）。

二、新技术

（一）新型骨植入物—预防性治疗髋部骨折

在2000年，全世界估计有890万新骨质疏松性骨折，其中包括160万髋部骨折，髋部骨折是骨质疏松症患者中最严重的骨折类型。与其他骨折部位相比，骨质疏松性髋部骨折的经济成本特别高，髋部骨折通常会导致长期的身体残疾，降低生活质量并损害独立生活和执行日常活动的能力。因此预防性固定对保持股骨功能和预防骨折相关的并发症至关重要。

一种新的带标记的Y-STRUT®（Hyprevention，Pessac，法国）装置专门为增强股骨近端生物力学而开发。该装置由两个穿透X线的多孔柱状聚醚酮（polyetheretherketone，PEEK）聚合物互锁组成，注入的骨水泥通过侧孔进入周围组织，达到加固骨骼结构；影像引导下，通过股骨头的微创方法（两个小切口）植入该装置。目前已进入临床实验及应用阶段。

（二）胃左动脉栓塞术—介入微创减肥法

目前肥胖症已成为世界性问题，约95%的肥胖者为单纯性肥胖症患者，而肥胖又与糖尿病、高血压、心血管疾病等多种慢性疾病的发病密切相关。非手术治疗肥胖手段虽能达到一定的减肥效果，但效果不稳定，易于反弹；外科手术减肥的效果可维持较久，但是对患者造成的创伤及痛苦较大；探索一条有效的、微创治疗途径是肥胖治疗领域迫切需要解决的难题。

2016年5月，滕皋军团队采用直径500～710um的聚乙烯醇（PVA）颗粒为栓塞材料，栓塞胃左动脉治疗单纯性肥胖症。该技术创新性将常规动脉栓塞与肥胖治疗相结合，拓展了此技术的治疗范围，同时也为肥胖患者带来福音。

（三）选择性深部腹壁下动脉栓塞—乳房重建术

横向腹直肌肌皮瓣（transverse rectus abdominis musculocutaneous，TRAM）取自腹部柔软组织更接

近于乳腺组织，腹部可用组织宽裕不用借助假体，同时有腹部减肥美容的作用而且供皮区瘢痕隐蔽等优点，成为目前最常用的乳房重建方法。皮瓣坏死是带蒂TRAM肌皮瓣重建乳房很常见的并发症，研究报道发生率约5.9%~26%。腹壁下动脉及腹壁下静脉结扎延迟术，既可以促进动脉血供，又可以使腹壁下静脉侧支静脉开放，利于皮瓣静脉回流、增加皮瓣区血管网。选择性双侧深部腹壁下动脉栓塞，可以促进皮瓣血管网的生成，降低皮瓣坏死率；选择性两侧深部腹壁下动脉（deep inferior epigastric artery，DIEA）栓塞延迟TRAM皮瓣重建手术是一种安全有效的技术，可以替代手术延迟TRAM皮瓣重建手术，优于非延迟TRAM皮瓣重建手术，开创了延迟TRAM皮瓣重建手术新的思路和方法。最新临床研究的带蒂TRAM皮瓣手术意味着完整的脂肪和具有内乳动脉/上腹静脉动脉和静脉以及一部分腹直肌的皮肤在皮肤下穿过胸部以重建乳房。该技术将常规介入治疗技术及方法与美容整形相结合，实现了多学科、多科室的联合协作治疗，有有益、有效的多科室合作探索的典范。

（四）经血管腔内去交感神经术（Endovascular Denervation，EDN）

越来越多的研究发现：经肾动脉消融去交感神经术（Renal Denervation，RDN）不仅可以有效治疗顽固性高血压，而且对交感神经兴奋性增高的相关疾病，如糖代谢异常、心律失常、多囊卵巢综合征、腰痛血尿综合征等，有良好的应用前景。由于RDN的应用已超越了经肾动脉消融的范畴，因此，滕皋军等首先提出将RDN的命名进一步延伸至"经血管腔内去交感神经术（Endovascular Denervation，EDN）"，涵盖肾动脉之外的血管腔内消融去交感神经，由Endovascular Therapy到Perivascular Therapy。其理论依据是血管浆膜层及周边分布着大量的神经组织，这些神经组织对机体各种机能的调节发挥重要的作用，通过经血管腔内微创的途径，对血管浆膜内及其周边的神经血管进行消融或其他物理或化学的治疗，从而改善临床症状，成为介入医学的未来重要发展方向之一。EDN作为一项新的技术尚存在着一些不足，通过不断探索，总结提高，从失败中吸取经验，以科学和严谨态度进行反思，获得充分的循证医学证据，EDN仍具有广阔的前景，有望更广泛的被应用于多种疾病的临床治疗中。

（五）球囊闭塞动脉栓塞术（balloon-occluded transarterial embolization，B-TAE）

近3年来，抗反流装置已临床应用于肝恶性肿瘤的TACE或钇-90微粒或微球经皮动脉放疗栓塞（transarterial radioembolization，TARE）治疗，用来降低非目标血管栓塞的风险。此技术又称为球囊闭塞经皮动脉栓塞（balloon-occluded transarterial embolization，B-TAE）。暂时性肝动脉球囊闭塞降低远段血管血压、有利于改变靶向血管和非靶向血管腔内的栓塞粒子的分布。该项技术减少了栓塞物质及化疗药物的反流，使得栓塞及化疗更加可控，提高栓塞及化疗效果、避免误栓及并发症的发生。

（六）双球囊辅助弹簧圈栓塞术（double balloon-assisted coil embolization）

支架技术和双联锁技术是众所周知的栓塞技术。然而这些技术有潜在的缺点：①难以确定栓塞长度；②由于球囊不能实现流量控制，因此存在弹簧圈迁移的风险。故此防止弹簧圈迁移成为血管栓塞的研究目标之一。短段动脉因为血流快同时需要保持分支通畅，故此弹簧圈栓塞非常困难。

目前球囊辅助弹簧圈栓塞术有3种技术：①近端球囊技术（proximal balloon technique），球囊远侧弹簧圈成袢栓塞；②远端球囊技术（distal balloon technique），球囊近侧弹簧圈成袢栓塞；③双球囊技术（double-balloon technique），2个球囊之间弹簧圈成袢栓塞——体外模型试验表明2个球囊间弹簧圈能紧密成袢。研究表明：与近端球囊技术和远端球囊技术相比，双球囊技术在实验性血管模型的短段中实现了弹簧圈的紧密堆积，表明双球囊技术是该模型中的最佳栓塞技术。

该技术提高了短动脉栓塞的效果及安全性，避免重要分支的栓塞；对于长段血管而言，栓塞更加致密、更加彻底。

三、新器械

（一）可转向微导管（steerable microcatheter）

经动脉栓塞（Transarterial embolization，TAE）和经动脉化疗栓塞（Transarterial chemoembolization，TACE）是临床常用血管栓塞和治疗方法，使用微导管选择性TAE和TACE治疗效果显著增加并广泛应用；微导管和微导丝的发展很大程度上影响着选择性TAE和TACE的治疗效果和预后。随着精准医学及精准治疗的要求和发展，血管介入领域微导丝和微导管的应用越来越广泛；当血管高度扭曲、分支陡峭或者分支较多时，微导丝和微导管的进入非常困难，不仅费时、而且患者接受X线较多；必须通过改善微导管和微导丝的选择性和可操作性来解决这个问题。2017年，Sumitomo Bakelite Co., Ltd（Tokyo，Japan）开发了一种具有改变顶端方向的可操纵微导管，通过导管手柄上的拨号盘左右转动，可向两端旋转180°，从而可以更容易和安全地选择进入目标动脉分支。该装置增加了现有微导管的操作行与可控性，不必使用导丝，减少导管超选择插管时间、降低了患者及手术医生辐射剂量。

（二）CT引导的新型弯曲活检装置

随着个性化治疗及精准治疗的推广应用，肿瘤病理分型是必须的，CT引导下的经皮活组织检查被广泛用作有效的诊断和治疗辅助工具。然而，CT引导的活检尤其是深部腹部肿块可能具有挑战性，因为穿刺路径常常受到周围结构的阻碍，深部腹部肿块的CT引导活检具有明显的挑战性，在许多情况下，直针道活检是非常困难的，甚至是不可能的。所以带角度或弯曲的活检装置的开发研究势在必行。最新一种弯曲活检装置研究已获成功，它由一个直的引导针和一个针尖的弯曲度为90°的活检系统组成。将弯曲的活检系统插入引导针中，可以无限制调整，在20mm的半径范围内实现从0°到90°的不同角度。该装置将弯曲活检针与直鞘结合、使得临床穿刺活检范围更广、更加方便，更好服务于临床，尤其是需要病理的个性化、精准化治疗。

（三）双层微网孔支架（double-layer micromesh，DLM）

弓上主动脉瘤（Supra-aortic aneurysms，SAA）和内脏动脉瘤（visceral artery aneurysms，VAA）通常无症状，往往都是偶然诊断。部分患者有局部压迫症状，远端栓塞或破裂是其有症状时的主要临床问题。临床最大风险，特别是在SAA中，是远端栓塞和随后的终末器官局部缺血/梗塞。斑块通过支架网眼脱落是颈动脉支架术后脑栓塞的主要原因之一，因此需要足够密的网眼支架成为研究的目标。2016年CASPER支架（Terumo，日本东京）即是其中之一：一种双层微网孔闭孔支架，与常用的支架相比，具有更高的网孔密度和更小的孔径，可以降低栓塞的风险。2017年开发了一种新型双层微网（double-layer micromesh，DLM）支架（Roadsaver®，Terumo，日本东京），其网孔密度增加，孔径减小。该支架主要用于治疗狭窄颈动脉病变，具有复杂的动脉粥样硬化斑块，以防止早期和晚期远端栓塞。支架具有高斑块覆盖率的独特性质，这种设计具有高度的灵活性以及适应性，除了流动分流能力之外，还可以适应曲折的血管解剖结构。该支架避免狭窄段斑块的脱落、避免远端血管栓塞，同时避免内瘘形成，使得动脉瘤的闭塞更加彻底。

（四）嵌入电磁位置传感器的RF电极

射频消融（Radiofrequency ablation，RFA）是治疗实体肿瘤的常用方法之一；成功的RFA需要RF电极的精确放置和定位，以达到理想的消融范围。随着超声技术的发展，电磁（electromagnetic，EM）融合成像系统已经成为肝肿瘤经皮RFA的有用指导工具；这种技术增强了超声识别不敏感靶病变的能力和超声下经皮RFA的可行性。EM跟踪引导系统已应用于超声引导的介入手术，其使用EM导引套管的同轴系统或在射频电极上安装可拆卸的EM位置传感器（EM position sensor，EMPS），使用该跟踪系统，操作员可以使用虚拟技术将实际涂药器放置在预期路径上。然而，同轴系统受EM引导套管针孔径大小的限制；或者因为电极尖端在肝硬化肝脏内或由于患者的呼吸运动而弯曲，从而导致具有位置传感器的EM追踪系统可能不准确。一种新开发的尖端嵌入EMPS的RF电极已在动物研究成功应用并取得满意结果。该新型装置及技术拓宽了实体肿瘤RFA的临床应用范围，减少并发症的发生。

（五）新型的非粘性液体栓塞剂（precipitating hydrophobic injectable liquid，PHIL）

液体栓塞材料是治疗动静脉畸形（arteriovenous malformations，AVMs）、硬脑膜动静脉瘘（arteriovenous fistulas，AVFs）和一些实质血管瘤的主要栓塞材料。目前临床常用的液性栓塞材料主要有氰基丙烯酸正丁酯（n-BCA）和乙烯乙烯醇共聚物（EVOH），商品名为Onyx liquid embolic（Medtronic，USA）或Squid（Emboflu，Switzerland）。

沉淀疏水性可注射液体（Precipitating Hydrophobic Injectable Liquid，PHIL；MicroVention，Tustin，California）是一种新型的非粘性液体栓塞剂，由液态的二甲基亚砜（DMSO）溶解于共聚物制成，在注射过程中与碘剂联用以达到不透射线的目的。与血液接触后，DMSO溶剂扩散离开PHIL，原位沉淀PHIL是一种非粘性碘共聚物，与Onyx和Squid相反，它是以"块"的形式进入脉管系统而不是形成层。该材料使得动脉栓塞更加彻底、避免内瘘和再通，同时提供了更好的影像显示效果。

（六）血管栓塞硬化剂（sclerosing embolizing agent）

动脉瘤治疗后内瘘的发生率为10%~36%，如果他们与动脉瘤进展相关、Ⅱ型内瘘更频繁，更需要治疗；通过各种方法（液体栓塞剂和/或弹簧圈）介入栓塞治疗后的动脉瘤彻底栓塞者为55%~85%，仍有14%~44%的动脉瘤需要再次干预；研究表明由于血管内皮的存在及其抗血栓形成作用，导致动脉瘤和假性动脉瘤支架植入或栓塞后形成内瘘和栓塞不彻底；鉴于此，提出了基于实现血流阻塞和内皮剥脱的内瘘和动脉瘤治疗的新理念和方法。

通过将壳聚糖（CH）-β-甘油磷酸盐（BGP）热敏水凝胶与十四烷基硫酸钠（STS）（Sotradecol）组合，形成具有闭塞和硬化特性的栓塞剂（CH-STS）；壳聚糖是一种天然的可生物降解的聚合物，由于其独特的性能，例如生物相容性、止血性和抗菌性能，越来越多地用于生物医学和制药领域。该栓塞剂明显降低内瘘及栓塞不完全、不彻底。

（七）可降解镁合金食管支架

目前对于食管良性狭窄性病变的临床治疗主要包括外科手术和介入治疗两大类。外科手术包括食管肌层切开术和病变段食管切除术等，开放性的食管肌层切开术由于手术并发症多，现多被内镜下肌层切开术代替；食管切除术面临正常生理解剖结构改变、吻合口瘘和狭窄等并发症，还常因良性狭窄病变范围广泛或者累及贲门等重要结构而失去手术机会。目前介入治疗成为食管良性狭窄的主要方法，但是金属支架长期植入后引起炎性增生、支架内再狭窄，且其影响食管壁正常收缩功能，可造成食管壁穿孔、出血等并发症，可降解生物支架成为研究的热点和方向。程英升等研究聚乳酸类食管可降解支架过程中发现，高分子材料最大的缺陷是缺乏和金属支架相媲美的支撑力、且炎性增生反应较金属支架明显；鉴于可降解镁合金支架在心血管的应用，可降解镁合金食管支架成为研究方向之一。该支架：①国内外率先将镁合金支架用于治疗食管良性狭窄性病变，是理念的创新；②镁合金表面采用微弧氧化法制备耐腐蚀陶瓷膜，有助于在食管弱酸性条件下延缓镁合金支架的降解速率；③率先提出药物控释科降解镁合金支架应用于治疗食管良性狭窄性病变模型，是食管良性狭窄性病变支架技术的新突破。

参 考 文 献

[1] Siegel R, Naishadham D, Jemal A. Cancer statistics. CA Cancer J Clin, 2012, 62 (1): 10-29.

[2] McCulloch P, Ward J, Tekkis P, et al. Mortality and morbidity in gastro-oesophageal cancer surgery: initial results of ASCOT multicentre prospective cohort study. BMJ, 2005, 327: 1192-1197.

[3] Diana M, Hubner M, Vuilleumier H, et al. Redistribution of gastric blood flow by embolization of gastric arteries before esophagectomy. Ann Thorac Surg, 2011, 91 (5): 1546-1551.

[4] Junemann-Ramirez M, Awan M, Khan Z, et al. Anastomotic leakage post-esophagogastrectomy for esophageal carcinoma: retrospective analysis of predictive factors, management and influence on longterm survival in a high volume centre. Eur J Cardiothorac Surg, 2005, 27 (1): 3-7.

[5] Julien Ghelfi, Pierre-Yves Brichon, Julien Frandon, et al. Ischemic Gastric Conditioning by Preoperative Arterial Embolization Before Oncologic Esophagectomy: A Single-Center Experience. CardioVascular and Interventional Radiology, 2017, 40 (5): 712-720.

[6] Gompelmann D, Eberhardt R, Herth FJ. Advanced malignant lung disease: what the specialist can offer. Respiration, 2011, 82: 111-123.

［7］Bolliger CT, Mathur PN, Beamis JF, et al. ERS/ATS statement on interventional pulmonology. European Respiratory Society/American Thoracic Society. Eur Respir J, 2002, 19: 356-373.

［8］Breitenbucher A, Chhajed PN, Brutsche MH, et al. Long-term follow-up and survival after Ultraflex stent insertion in the management of complex malignant airway stenoses. Respiration, 2008, 5: 443-449.

［9］Yong Wang, Jin-He Guo, Guang-Yu Zhu, et al. A Novel Self-Expandable, Radioactive Airway Stent Loaded with 125I Seeds: A Feasibility and Safety Study in Healthy Beagle Dog. CardioVascular and Interventional Radiology, 2017, 40 (7): 1086-1093.

［10］Dimitrios K. Filippiadis, Stefano Marcia, et al. Percutaneous Vertebroplasty and Kyphoplasty: Current Status, New Developments and Old Controversies. CardioVascular and Interventional Radiology, 2017, 40 (12): 1815-1823.

［11］Bornemann R, Rommelspacher Y, Jansen TR, et al. Elastoplasty: a silicon polymer as a new filling material for kyphoplasty in comparison to PMMA. Pain Physician, 2016, 19 (6): 885-892.

［12］Gasbarrini A, Ghermandi R, Akman YE, Elastoplasty as a promising novel technique: vertebral augmentation with an elastic silicone-based polymer. Acta Orthop Traumatol Turc, 2017, 51 (3): 209-214.

［13］Rosa MA, Maccauro G, Sgambato A, et al. Acrylic cement added with antiblastics in the treatment of bone metastases. Ultrastructural and in vitro analysis. J Bone Joint Surg Br, 2003, 85 (5): 712-716

［14］Llombart-Blanco R, Villas C, Silva Á, et al. Local and systemic diffusion of antineoplastic drugs following vertebroplasty using acrylic cement mixed with cisplatin or methotrexate: experimental study in pigs. Eur Spine J, 2017, 26 (12): 3216-3224.

［15］Ferrari S, Reginster J-Y, Brandi ML, et al. Unmet needs and current and future approaches for osteoporotic patients at high risk of hip fracture. Arch Osteoporos, 2016, 11 (1): 37

［16］Tian Q-H, He C-J, Wu C-G, et al. Comparison of percutaneous cementoplasty with and without interventional internal fixation for impending malignant pathological fracture of the proximal femur. Cardiovasc Intervent Radiol, 2016, 39 (1): 81-89.

［17］François H. Cornelis, Lambros Tselikas, Thibault Carteret, et al. A Novel Implant for the Prophylactic Treatment of Impending Pathological Fractures of the Proximal Femur: Results from a Prospective, First-in-Man Study. CardioVascular and Interventional Radiology, 2017, 40 (7): 1070-1076.

［18］Neylan CJ, Dempsey DT, Tewksbury CM, et al. Endoscopic treatments of obesity: a comprehensive review. Surg Obes Relat Dis, 2016, 12 (5): 1108-1115.

［19］Jung Y. Role of endoscopic gastroplasty techniques in the management of obesity. Clin Endosc, 2017, 50 (1): 21-5.

［20］Bawudun D, Xing Y, Liu WY, et al. Ghrelin suppression and fat loss after left gastric artery embolization in canine model. Cardiovasc Intervent Radiol, 2012, 35 (6): 1460-1466.

［21］Paxton BE, Alley CL, Crow JH, et al. Histopathologic and immunohistochemical sequelae of bariatric embolization in a porcine model. J Vasc Interv Radiol, 2014, 25 (3): 455-461.

［22］Bai ZB, Qin YL, Deng G, et al. Bariatric Embolization of the Left Gastric Arteries for the Treatment of Obesity: 9-Month Data in 5 Patients. Obes Surg, 2017.

［23］Jeong W, Lee S, Kim J. Meta-analysis of flap perfusion and donor site complications for breast reconstruction using pedicled versus free TRAM and DIEP flaps. Breast, 2018, 38 (1): 45-51.

[24] Uda H, Kamochi H, Sarukawa S, et al. Clinical and Quantitative Isokinetic Comparison of Abdominal Morbidity and Dynamics following DIEP versus Muscle-Sparing Free TRAM Flap Breast Reconstruction. Plast Reconstr Surg, 2017, 140 (6): 1101-1109.

[25] Roslan EJ, Kelly EG, Zain MA, et al. Immediate simultaneous bilateral breast reconstruction with deep inferior epigastric (DIEP)free flap and transverse rectus abdominis musculocutaneous (TRAM)pedicled flap. Med J Malaysia, 2017, 72 (1): 85-87.

[26] Alysse J. Sever, Chirag Patel, Yahya Albeer, et al. The Technique and Benefits of Angiographic Embolization of Inferior Epigastric Arteries Prior to Pedicled TRAM Flap Breast Reconstruction: Results from a Single Center. CardioVascular and Interventional Radiology, 2017, 40 (12): 1845-1850.

[27] Krum H, Schlaich M, Whitbourn R, et al. Catheter-based renal sympathetic denervation for resistant hypertension: a multicentre safety and proof-of-principle cohort study. Lancet, 2009, 373 (9671): 1275-1281.

[28] Townsend R R, Mahfoud F, Kandzari D E, et al. Catheter-based renal denervation in patients with uncontrolled hypertension in the absence of antihypertensive medications (SPYRAL HTN-OFF MED): a randomised, sham-controlled, proof-of-concept trial. Lancet, 2017, 390 (10108): 2160-2170.

[29] Matsumoto T, Endo J, Hashida K, et al. Balloon-occluded transarterial chemoembolization using a 1.8-French tip coaxial microballoon catheter for hepatocellular carcinoma: technical and safety considerations. Minim Invas Ther, 2015, 24: 94-100.

[30] Maruyama M, Yoshizako T, Nakamura T, et al. Initial experience with balloon-occluded trans-catheter arterial chemoembolization (B-TACE)for hepatocellular carcinoma. Cardiovasc Intervent Radiol, 2016, 39: 359-366.

[31] Steven C. Rose, Gregory D. Halstead, Kazim H. Narsinh. Pressure-Directed Embolization of Hepatic Arteries in a Porcine Model Using a Temporary Occlusion Balloon Microcatheter: Proof of Concept. CardioVascular and Interventional Radiology, 2017, 40 (11): 1769-1776.

[32] Takasaka I, Kawai N, Sato M, et al. Preoperative microcoil embolization of the common hepatic artery for pancreatic body cancer. World J Gastroenterol, 2012, 18 (16): 1940-1945.

[33] Goldstein BH, Aiyagari R, Bocks ML, et al. Hydrogel expandable coils for vascular occlusion in congenital cardiovascular disease: a single center experience. Congenit Heart Dis, 2012, 7 (3): 212-218.

[34] Yunaiyama D, Saguchi T, Moriya T, et al. Short-segment coil embolization using a double-balloon technique in an experimental vascular model. CardioVascular and Interventional Radiology, 2017, 40 (8): 1255-1260.

[35] Mitsunari Maruyama, Takeshi Yoshizako, Tomonori Nakamura, et al. Double Balloon-Assisted Coil Embolization (BACE)Combined with Proximal and Distal Balloon Inflation for Short Abdominal Arterial Segments: Comparison with Single BACE. CardioVascular and Interventional Radiology, 2017, 40 (10): 1617-1623.

[36] De Baere T, Arai Y, Lencioni R, et al. Treatment of liver tumors with lipiodol TACE: technical recommendations from experts opinion. Cardiovasc Interv Radiol, 2016, 39 (3): 334-343.

[37] Soyama T, Yoshida D, Sakuhara Y, et al. The steerable microcatheter: a new device for selective catheterisation. Cardiovasc Interv Radiol, 2017, 40 (6): 947-952.

[38] Yoshitaka Inaba, Yasuaki Arai, Miyuki Sone, et al. Experiments for the Development of a Steerable Microcatheter. CardioVascular and Interventional Radiology, 2017, 40 (12): 1921-1926.

[39] Maximilian Franz Schulze-Hagen, Jochen Pfeffer, Markus Zimmermann, et al. Development and Evaluation of a Novel Curved Biopsy Device for CT-Guided Biopsy of Lesions Unreachable Using Standard Straight Needle Trajectories. CardioVascular and Interventional Radiology, 2017, 40 (6): 924-929.

[40] Ruffino MA, Rabbia C, Italian Cardiatis Registry Investigators Group. Endovascular repair of peripheral and visceral aneurysms with the Cardiatis multilayer flow modulator: one-year results from the Italian Multicenter Registry. J Endovasc Ther, 2012, 19 (5): 599-610.

[41] Seigo Shindo, Kenichi Fujii, Manabu Shirakawa, et al. Three-Dimensional Optical Frequency Domain Imaging Evaluation of Novel Dual-Layered Carotid Stent Implantation for Vulnerable Carotid Plaque. Journal of Stroke and Cerebrovascular Diseases, 2016, 25 (3): 31-32.

[42] Koray Akkan, Erhan Ilgit, Kutlay Karaman, et al. The New Double-Layer Micromesh Stent (Roadsaver®): Use in Endovascular Treatment of Supraaortic and Visceral Artery Aneurysms and Pseudoaneurysms. CardioVascular and Interventional Radiology, 2017, 40 (9): 1338-1343.

[43] Song KD, Lee MW, Rhim H, et al. Fusion imaging-guided radiofrequency ablation for hepatocellular carcinomas not visible on conventional ultrasound. AJR Am J Roentgenol, 2013, 201 (5): 1141-1147.

[44] Appelbaum L, Mahgerefteh SY, Sosna J, et al. Image-guided fusion and navigation: applications in tumor ablation. Tech Vasc Interv Radiol, 2013, 16 (4): 287-295.

[45] Hakime A, Deschamps F, De Carvalho EG, et al. Electromagnetic-tracked biopsy under ultrasound guidance: preliminary results. Cardiovasc Interv Radiol, 2012, 35 (4): 898-905.

[46] Tomonari A, Tsuji K, Yamazaki H, et al. Feasibility of the virtual needle tracking system for percutaneous radiofrequency ablation of hepatocellular carcinoma. Hepatol Res, 2013, 43 (12): 1352-1355.

[47] Tae Wook Kang, Min Woo Lee, Kyoung Doo Song, et al. Ultrasound-Guided Radiofrequency Ablation Using a New Electrode with an Electromagnetic Position Sensor for Hepatic Tumors Difficult to Place an Electrode: A Preliminary Clinical Study. CardioVascular and Interventional Radiology, 2017, 40 (12): 1891-1898.

[48] Brassel F, Meila D. Evolution of embolic agents in interventional neuroradiology. Clin Neuroradiol, 2015, 25 (2): 333-339.

[49] Paramasivam S, Altschul D, Ortega-Gutiarrez S, et al. N-butyl cyanoacrylate embolization using a detachable tip microcatheter: initial experience. J Neurointerv Surg, 2015, 7: 458-461.

[50] Samaniego E, Kalousek V, Abdo G, et al. Preliminary experience with Precipitating Hydrophobic Injectable Liquid (PHIL) in treating cerebral AVMs. Neurointerv Surg 2016; 8: 1253-1255.

[51] Leyon JJ, Chavda S, Thomas A, et al. Preliminary experience with the liquid embolic material agent PHIL (precipitating hydrophobic injectable liquid)in treating cranial and spinal dural arteriovenous fistulas: technical note. J Neurointerv Surg, 2016, 8: 596-602.

[52] Amir Helmy, Nadeem Shaida. Treatment of Type II Endoleaks with a Novel Agent: Precipitating Hydrophobic Injectable Liquid (PHIL). CardioVascular and Interventional Radiology, 2017, 40 (7): 1094-1098.

[53] Nevala T, Biancari F, Manninen H, et al. Type II endoleak after endovascular repair of abdominal aortic aneurysm: effectiveness of embolization. Cardiovasc Interv Radiol, 2010, 33 (2): 278-84.

[54] Chung R, Morgan RA. Type 2 endoleaks post-EVAR: current evidence for rupture risk, intervention and outcomes of treatment. Cardiovasc Interv Radiol, 2015, 38 (3): 507-522.

[55] Sarac TP, Gibbons C, Vargas L, et al. Long-term follow-up of type II endoleak embolization reveals the need for close surveillance. J Vasc Surg, 2012, 55 (1): 33-40.

[56] Stavropoulos SW, Kim H, Clark TW, et al. Embolization of type 2 endoleaks after endovascular repair of abdominal aortic aneurysms with use of cyanoacrylate with or without coils. J Vasc Interv Radiol, 2005, 16 (6): 857-61.

[57] Fatemeh Zehtabi, Vincent Dumont-Mackay, Ahmed Fatimi, et al. Chitosan-Sodium Tetradecyl Sulfate Hydrogel: Characterization and Preclinical Evaluation of a Novel Sclerosing Embolizing Agent for the Treatment of Endoleaks. Cardio Vascular and Interventional Radiology, 2017, 40 (4): 576-584.

[58] Choi EK, Song HY, Kim JW, et al. Covered metallic stent placement in the managnment of cervical esophageal strictures. J Vasc Interv Radiol, 2007, 18: 888-895.

[59] Zhao JG, Li YD, Cheng YS, et al. Long-term safety and outcome of a temporary self-expanding metallic stent for achalasia: a prospective study with a 13-year single-center experience. EurRadiol, 2009, 19: 1973-1980.

[60] Li YD, Tang GY, Cheng YS, et al. 13-year follow-up of a prospective comparison of the long-term clinical efficacy of temporary self-expanding metallic stents and pneumatic dilatation for the treatment of ashalasia in 120 patients. AJR Am J Roentgenol, 2010, 195: 1429-1437.

[61] Zhu YQ, Cheng YS, Li F, et al. Application of the newly developed stens in the treatment of benign cardia stricture: an experimental comparative study. Gastrointest Endosc, 2011, 73: 329-337.

[62] Zhu YQ, Cheng YS, Li MH, et al. Temporary self-expanding cardia stents for the treatment of achalasia: an experimental study in dogs. Neurogastroenterol Motil, 2010, 22: 1240-1252.

[63] Yue-qi Zhu, Kai Yang, Ying-sheng Cheng, et al. Dimitrios K. Filippiadis, Stefano Marcia, et al. Silicone-covered biodegradable magnesium-stent insertion in the esophagus: a comparison with plastic stents, Therapeutic Advances in Gastroenterology, 2017, 10 (1): 11-19

[64] Kai Yang, Jun Cao, Tian-Wen Yuan, et al. Silicone-covered biodegradable magnesium stent for treating benign esophageal stricture in a rabbit model. World Journal of Gastroenterology, 2019, 25 (25): 3207-3217.

第八章　分子影像学新进展

分子影像学（molecular imaging）是将医学影像技术与现代分子生物学相结合的新兴学科，在细胞和分子水平，对生物体生理或病理过程进行成像及评价，研究疾病的发生、发展及转归。分子影像学偏重于疾病的基础变化，为疾病的早期发现和治疗提供了依据，是促进分子生物学等基础研究向临床医学转化的重要推动力，有望为医学临床早期诊断和治疗带来新的突破。

分子影像的概念最早于1999年由美国哈佛大学Weissleder等提出，即应用影像学方法，在细胞和分子水平上对活体状态下的生物过程进行定性和定量研究。分子影像的主要实现手段包括光学成像（optical imaging）、磁共振成像（magnetic resonance imaging，MRI）、正电子发射型计算机体层成像（positron emission tomography，PET）、单光子发射型计算机体层成像（single-photonemission computed tomography，SPECT）、光声成像（photoacoustic imaging，PA）以及多模态成像（multi-modality imaging）等，各类分子影像中纳米探针的种类不同，其应用的主要领域也存在差异。分子影像的多种成像方式各有优势，相互补充，为多模态影像的发展奠定了基础。

一、光学成像

光学成像是利用光学的探测手段结合光学探测分子对细胞或者组织甚至生物体进行成像，来获得其中的生物学信息。光学成像无创、无辐射、价格低、敏感性高、成像速度快，因而得到广泛应用。生物光学成像常用的有生物发光成像以及荧光成像。生物发光成像是利用生物体所产生的荧光进行成像，其所需的激发能量来自生物体自身，不需要外界激发光源。北京大学的戴志飞团队利用生物发光成像动物体内炎症。他们构建了掺杂有亲脂性染料的纳米气泡，利用生物发光共振能量转移，将蓝光移到近红外区域，该过程使可检测到的荧光强度增强了24倍，并成功将其应用到乳腺癌小鼠模型中。

与生物发光成像不同，荧光成像是通过采用各种荧光基团，如上转换材料、量子点以及其他有机荧光材料等，通过外界激光激发，使荧光集团达到高能级水平，然后发射出波长更长的可见光，从而进行成像。荧光成像技术在生物医学基础研究和疾病的诊断治疗等方面有着广泛的应用，例如，生物体内蛋白质、金属离子、还原型谷胱甘肽等物质的检测，临床上肿瘤早期诊断以及荧光成像指导的肿瘤切除术等。南洋理工大学的KanyiPu团队构建了由肿瘤响应性纳米探针，由肿瘤特异性高表达的酶激活纳米探针的荧光信号、光声信号以及光热信号，从而实现对肿瘤的诊断和治疗。与传统荧光（400-900nm）成像相比，近红外二区荧光NIR-II（1000～1700nm）在活体组织内具有更低的吸收和散射效应，以及可以忽略的自发荧光背景，因此，在成像过程中，具有更高的穿透深度、更高的时间和空间分辨率，以及更高的信噪比。因而，近红外二区荧光成像技术备受瞩目，已成为生物医学研究的热点方向。武汉大学的洪学传团队合成了既具有聚集诱导发光效应又具有近红外二区荧光发射的有机小分子，为解决近红外二区小分子生物成像中的荧光淬灭问题提供了新思路。该团队通过结构设计和理论计算，成功构建了具有聚集诱导发光效应的近红外二区有机小分子染料 HLZ-BTED，该染料克服了传统荧光染料的聚集诱导淬灭的缺陷，在水溶液中具有强荧光发射。他们将该染料用于肿瘤和血管 NIR-II 成像，获得了高灵敏度和显像信噪比的成像效果，同时对小鼠胃肠道进行非侵入式活体动态成像，成功显示出健康及肠梗阻状态下胃肠道蠕动差异。这些研究结果将进一步推进近红外荧光成像技术在生物医学上的应用。

二、磁共振成像

磁共振成像（MRI）由于空间分辨率和组织分辨率高，在高分辨地显示组织解剖结构的同时可以采集深部组织的生理、代谢等相关数据，对相关进程进行准确定位及定量分析，在分子影像学应用中有着不可比拟的优势。目前，MRI 成像的分辨率已经能够达到微米级别。为了突出显示组织之间的差异，尤其是正常组织与病变组织之间的差别，利用对比剂成像是一种能够有效提高磁共振成像对比度的方法。磁共振成像对比剂主要是通过影响其周围氢质子的弛豫来改善和提高成像的对比度，常用的 MRI 对比剂包括顺磁性物质以及超顺磁性氧化铁纳米颗粒。顺磁性造影剂主要通过缩短纵向弛豫时间，增强 T_1 加权像信号。苏州大学的刘庄团队利用锰离子与近红外荧光染料 IR825，构建了纳米尺寸的金属-有机纳米颗粒 Mn-IR825@PDA-PEG，该材料具有良好的 T_1 成像效果、肿瘤靶向效果、光热治疗效果并能快速从肾脏清除。与顺磁性纳米颗粒相比，超顺磁性纳米颗粒在外加磁场作用下会被诱导产生更强的局域磁场，进而强烈地影响颗粒周围水分子中氢质子的弛豫过程，同时能更为有效地缩短 T_2 时间，从而在 T_2 加权图像上表现出负增强效果。中国科学院化学研究所高明远团队构建了 Fe_3O_4-RGD 纳米探针，并将其应用到大鼠脑缺血模型上，对急性缺血性脑卒中过程中侧枝血管的形成进行成像，并首次观察到动脉阻塞后迅速形成的侧枝血管再灌注后很快消失。

三、正电子发射型计算机体层成像与单光子发射型计算机体层成像

正电子发射型计算机体层成像（PET）以及单光子发射型计算机体层成像（SPECT）是目前十分先进的核医学影像设备与技术，能在分子水平上反映人体组织的生理、病理、生化、代谢等功能性变化和体内受体的分布情况，目前在分子影像学研究中占据着极其重要的地位。单纯的 PET、SPECT 获得的是功能影像，其图像解剖分辨率较低，不能清晰地显示代谢异常的病灶所处的精确解剖部位，因而，科研及临床使用中，通常将 PET、SPECT 与能够很好显示解剖结构的 CT 或 MRI 成像相结合，两者互补不足，也就是常见的 PET/CT，SPECT/CT，PET/MRI。PET、SPECT 在肿瘤的早期诊断与鉴别诊断、分期、疗效检测以及预后评价等方面都具有重要价值。Jan Grimm 利用 DFO 作为螯合剂，将

89Zr 连接到磁性纳米氧化铁上,构建了 PET/MRI 双模态纳米探针,该探针具有高灵敏度及高组织分辨率,在腋窝引流模型中,能够很好的指示切除深层组织淋巴结。

四、超声成像

超声成像是利用微泡对比剂介导成像,从而反映特定组织器官的生理及病理改变。超声分子显像具有无创性、花费低等优点。随着细胞和分子成像方法的不断改进,微泡制备技术的发展以及靶对比剂的精确定位,超声分子显像对于疾病的早期诊断、治疗具有良好的发展前景。中山大学的帅心涛团队利用全氟化碳构建了一种对 pH 敏感的超声纳米探针,该探针在体内循环时尺寸维持在 178nm 左右,促进肿瘤对探针的摄入。当探针到达肿瘤区域,在肿瘤的弱酸性环境下探针粒径变大为 437nm,降低了全氟化碳的气化点,探针转变为可以超声成像的微泡,在进行超声成像的同时,释放出探针中包裹的化疗药物。Stanislav Y 等人将 CuS 纳米颗粒与全氟化碳微滴结合,构建了既能够增强光声信号,同时又可以增强超声信号的 CuS-PFCnD 纳米探针,在体外体内都表现出了良好的效果。

五、光声成像

光声成像是一种新兴的非侵入式生物医学成像方法,其同时具有光学成像方式高对比度,对组织功能信息敏感的优点,又有声学成像方式高成像深度及高空间分辨率的优点。光声成像深度可以达到 50mm,空间分辨率可以达到毫米、微米甚至纳米量级。光声信号的产生是利用短脉冲激光照射生物组织,组织吸收脉冲激光能量后,以热量的形式释放出,导致周围组织局部温度升高,温度升高后导致热膨胀而产生压力波,从而产生超声信号。这种由光激发而产生的超声信号就成为光声信号。生物组织所产生的光声信号不仅能够反映出解剖结构、组织形态等宏观形态学信息,也可以提供微观形态学、生物功能代谢、及分子基因成像等多方面有效信息,具有巨大的应用前景。

光声显微镜(photoacoustic microscope,PAM)在对细胞及单个细胞器实时成像中应用广泛。光声显微镜灵敏度高,能够精确的捕捉疾病发生时,组织微环境微小的变化,如毛细血管、药物代谢以及局部酸碱度等。美国华盛顿大学的 Lihong V. Wang 团队构建了快速功能光声显微镜,能够在活体下,穿透颅骨对小鼠脑部进行快速、高分辨率、三维成像,其成像横向空间分辨率达到约 3 微米。应用光声显微技术对静息态及激活态鼠脑进行血管形态学、血氧饱和度、血流以及氧代谢成像。同时,Lihong V. Wang 团队利用光声显微镜,对乳腺癌进行快速成像。保乳手术的目标是将全部肿瘤组织切除,而因为没有术中显微工具分析全部切除样本,导致了 20%~60% 的患者需要进行二次手术,清除肿瘤边缘组织。Lihong V. Wang 团队开发了能够精确术中成像乳腺癌边缘区域的成像设备。利用乳腺组织固有的光学对比,光声显微镜可以获得多层、组织切片样组织表层图像。获得的光声显微图像与传统组织学切片有高度一致性,这为快速获得诊断特征以及查找小团肿瘤组织,提供了有效方法。这种方法不需要对组织进行处理及染色,可以在术中使用,使快速判定再切除部位、减少二次手术成为可能。厦门大学的聂立铭等人利用高灵敏度光声显微镜及诊疗一体化纳米材料,非侵入性的实时监测活体动物对化疗的早期治疗反应,克服了组织活检等传统化疗效果评价方法对机体的损伤以及无法检测某些快速发生的病理变化等缺陷。通过利用超小氧化石墨烯纳米片作为药物载体及光声信号增强剂，光声显微成像系统能够很好的成像化疗后肿瘤区域微血管的改变。这种监测方法比标准影像检测技术更早发现微血管对化疗的早期反应。

光声断层成像（PA computed tomography，PACT）采用非聚焦激光照射成像区域，并采用非聚焦或柱聚焦超声换能器阵列检测被成像区域周围的光声信号，通过求解光声传播的逆问题，从检测到的光声信号，反推被成像区域的相对光吸收系数的空间分布，并且据此重构成像区域的光声图像。美国加利福尼亚大学的 Jesse V. Jockerst 研究团队利用普鲁士蓝纳米颗粒标记间充质干细胞，标记后的干细胞在体外和体内都有良好的光声成像效果。利用光声成像定量分析移植过程中及移植后的干细胞数量。新加坡国立大学的 Bin Liu 团队利用近红外二区光声成像对鼠脑以及肿瘤血管进行了成像，其全皮质脑血管 3D 成像面积达 $48mm^2$，分辨率达 $25.4\mu m$，信背比达 22.3dB，成像深度达 $1001\mu m$。华南师范大学的邢达团队通过构建具有靶向性的探针 DBCO-ZnPc-LP，实现对肿瘤的光声成像、光热及光声治疗。该探针不仅能够将近红外光转变成热杀死肿瘤细胞，同时，产生的热量增强超声冲击波，促进肿瘤局部的机械损伤。

目前，光声成像在国内及国际上已经取得了良好的发展，并被广泛用于动物与人体的部分组织以及活体成像，国内外很多研究机构也已经取得了一定的研究成果。作为新兴的生物医学成像模式，其发展前景备受期待。

分子影像技术发展迅速，其功能多，应用广泛，有助于我们在分子水平上理解疾病的发生、发展，从而给出相应治疗方案，并检测疗效、估计预后。在分子影像的发展中，探针的设计和发展占据了重要位置，新型探针及多模态成像探针的研制和开发吸引着大多数分子影像学家的关注。

第九章 儿科影像学新进展

一、儿科影像近几年的热点

(一) 胎儿影像学的发展

1. 从 1.5T 到 3.0 T 的转变　随着对产前诊断要求的不断提高,影像医生对胎儿 MRI 图像质量的要求也越来越高,希望 MRI 图像更清晰,能够提供更多的信息,而实现这一需求的途径之一便是提高 MRI 的场强,尽管目前 1.5T 磁共振仍是诊断胎儿疾病的主流,但是许多学者都在探索 3.0 T 在胎儿疾病诊断中的应用。许多学者对 3.0T 磁共振的安全性进行探讨,而更高场强应用与胎儿诊断,首先是要考虑其安全性,随着 3.0 T 设备技术的进步,3.0 T 场强有望成为孕期诊断的最佳场强,提供更加精准的诊断信息。目前证据表明 3.0 T MRI 对于中晚孕期孕妇及胎儿没有任何不良影响,而且 3.0 T 磁共振可以常规用于胎儿检查,特别是在胎儿大脑病变、出血、骨骼异常、胸腹部异常、血管异常等方面,均较 1.5T 磁共振具有明显的优势。

2. 多序列成像技术应用　MRI 多序列成像的优势,使得不同的疾病可以在不同的序列上得到最优的显示,例如 DWI 对出血及肿瘤的显示,DTI 对白质纤维的显示,EPI 及 SWI 对骨骼的显示等,均是对常规 T1WI 及 T2WI 序列的补充。压缩感知技术、多层同时成像技术的应用,大大提高了采集的效率和成功率。

3. 从宏观到微观　胎儿的各个器官均较成人小很多,即便观察各个器官的大致形态,都较成人困难,但是随着 MRI 技术的发展,对微观结构的研究是个必然的趋势,而且胚胎的发育是个动态过程,对微观结构的探索更有利于我们理解胚胎的发育过程。从宏观到微观的典型例子就是利用 DTI 对胼胝体进行定量分析,可以提高胼胝体发育异常的诊断效能。

4. 从形态到功能　随着 MRI 技术的不断进步,许多学者已经不满足于单纯形态学的研究,逐步在向功能方面探索。胎儿弥散加权成像、弥散张量成像和磁共振波谱技术也正在发展阶段。如探索 ADC 值是否与胎肺成熟有关,利用 BOLD 技术研究胎盘灌注急剧变化时,胎儿各个器官灌注的变化特点,利用功能磁共振研究胎儿脑功能,质子波谱成像研究胎儿脑代谢。尽管许多研究尚处于动物实验,但可以看出胎儿磁共振所解决的问题已经不局限于形态学方面了,逐步向功能方面发展。

5. 广泛应用于全身各个系统　以前胎儿磁共振还是以神经系统为主,近年来胎儿磁共振在各个系统中的应用也在逐步完善。

(二) 先天性心脏病影像学

心脏 CT 作为一项无创的影像学检查方法，具有良好的时间分辨率、空间分辨率。随着低剂量扫描技术的发展，对人体的辐射危害也越来越低，在儿童先天性心脏病术前诊断及术后随访中的应用逐渐广泛，尤其应用于手术之前的解剖评估。近年来，CT 不仅能准确显示先天性心脏病的解剖结构的异常，还可以对心脏功能进行定量评价，为无法完成磁共振检查的儿童先天性心脏病术后评估提供定量的功能参数。

MRI 自 20 世纪 80 年代以来开始应用于先天性心脏病的形态学诊断。20 世纪 90 年代后期心脏磁共振（CMR）不但能提供准确的解剖信息，还能提供功能方面的信息。MRI 作为一种非创伤性的诊断工具来全面评估先天性心脏病及获得性心血管疾病并以其无辐射、扫描视野大、心脏功能和血流分析而在先天性心脏病诊断中占主导地位。近年来呈现一批临床应用前景的新技术在 T1 mapping，细胞外间质容积分数，T2 mapping，4D flow，心肌特征追踪技术，使得磁共振成为一站式检查工具。

(三) 磁共振对比剂安全应用

近年来，CT 对比剂安全问题研究较多，但磁共振对比剂安全问题相关研究起步较晚。目前研究认为，钆对比剂个体化合理用药有利于降低不良反应的发生率。钆对比剂不良反应的发生与钆对比剂的化学结构、蛋白结合率、使用剂量和频次、患者肾功能和心功能状态、患者年龄等多因素相关；不同钆对比剂不良事件的发生率由低到高的排布顺序为非离子线性＜离子线性＜非离子环状；MR 钆对比剂不良反应的发生率明显低于 CT 碘对比剂。由于孕产妇、胎儿、婴幼儿及儿童等群体的特殊性，避免钆对比剂对该类特殊人群脏器功能的不良作用尤为重要。因此，此类特殊人群应该谨慎用药，建议使用环状对比剂来降低其潜在的风险；对于平扫未发现异常的特殊人群，应尽量避免增强检查；充分考虑钆对比剂的应用风险，履行剂量最小化原则。

(四) 儿童胸部病变影像学

过去 CT 辐射剂量较高，在儿童中应用受限，目前 CT 已广泛应用在儿童全身各系统中，包括用于胸部病变，如对儿童肺部炎症、肿瘤、纵隔及胸腔占位性病变、心脏大血管异常等。此外，高端 CT 还可以进行功能测定，如利用 CT 行多次容积扫描，动态观察气道病变、肺灌注、心肌灌注情况等；亦可用来评估气管软化、肺栓塞、冠状动脉病变导致的心肌缺血等功能性改变。单次容积扫描可以进行心功能等测量，能谱 CT 扫描可进行肿瘤成分测定及同源性分析、结石及钙化成分测定、心肌活性测定、去心脏内植入物伪影等。在这些新技术出现之前，CT 无法对气管软化、肺栓塞所致肺灌注改变以及冠状动脉病变所致心肌缺血等疾病进行准确评估。随着 MRI 软硬件技术的飞速发展，新技术不断涌现，一些新的 MR 技术和序列（梯度回波序列及超短回波序列）不仅可进行气道及肺成像，同时可完成肺功能及肺灌注成像。对于胸壁及纵隔肿瘤，MRI 凭借较高的软组织对比度，可以很好地显示肿瘤与周围组织的关系，并可利用扩散加权成像（DWI）体素内不相干运动（IVIM）DWI 等序列进一步明确肿瘤本身的组织特性。

二、儿科影像在以下几方面的新进展

（一）胎儿磁共振影像

1. 快速 MR 成像技术　能够在短时间内无需镇静或屏气的条件下获得高清胎儿图像，胎儿 MRI 已经成为出生缺陷防控的重要手段。磁共振成像的超快序列可以解决因胎儿移动而对成像构成的影响。目前单次激发快速自旋回波 T2 加权成像仍是对抗运动伪影和作结局定位的关键。快速反转恢复序列能产生 T1 加权像，这是过往标准梯度回波采集未必能达到的。

2. 压缩感知技术的应用　压缩感知是基于应用数学的一种前沿的信号采集与处理创新技术，可以大幅度提升磁共振扫描速度与空间分辨率。压缩感知应用于磁共振全身成像，在 MR 加速技术的道路上迈出了重要的一步。"压缩"指稀疏采样，压缩扫描时间；"感知"指迭代重建，感知图像精华。压缩感知通过直接采集压缩后的图像，实现磁共振扫描时间的成倍缩短。

3. 多层同时成像技术的出现和应用　采用同时多层成像技术可以同时采集组织不同部位信号，在图像域对同时采集的多个层面的图像进行分离，可以有效缩短 TR 时间，提高数据采样率，提高成像速度。

4. 骨骼系统的产前诊断　骨骼系统的产前诊断一直是磁共振成像的难点，近年来，随着 3.0T 磁共振设备在胎儿 MRI 的应用，磁共振成像技术进一步发展，磁敏感成像（Susceptibility Weighted Imaging，SWI）序列、真实稳态进动快速成像（true Fast Imaging with Steady State Precession，true FISP）序列在骨骼系统的应用，使得骨骼系统能够清晰成像，胎儿脊柱、骨骼的磁共振成像得以应用于临床诊断。

5. 胎儿心脏磁共振　已经开始应用于临床，由上海儿童医学中心的朱铭教授为代表的团队，其胎儿心脏磁共振成像在成像数量和成像质量上都处于国际领先水平。

（二）儿童先天性心脏病影像

自由呼吸下的 3D 全心心肌组织定量分析是基于归纳了心脏运动、呼吸运动、T1 恢复和 T2 衰减的新技术。该序列采用 3D 径向黄金角度实现 10 分钟内的全心采集。4Dflow 是一种新型相位对比 MR 技术，可同时对三个相互垂直的维度进行相位编码，多方向采集血流数据，从而获得复杂的三维动力学参数，目前主要应用于先天性心脏病方面以及颅内血管病变成像。目前更多的心内血流模拟技术及定量分析如心室动能、心内涡流评估有助于更好的评价心先天性心脏病术后的心室效能。心肌特征组织追踪技术已被广泛应用于心肌缺血以及先天性心脏病。可准确测量心肌的局部应变力对节段性室壁运动异常至关重要。心肌应变力评估被认为是比射血分数更好的心功能评价指标。随着 3D 电影序列的开发以及临床应用，三维的特征追踪技术有望实现这个技术瓶颈。

（三）儿童磁共振对比剂使用安全

近年来，有学者在基于肾功能正常患者注射钆对比剂后出现躯干疼痛等症状的基础上，提出

"钆沉积病"的概念,但其机制尚未明晰,目前相关研究正在进行之中。另外,对钆对比剂体内沉积清除的相关研究也越来越受到重视,有文献提出环状钆对比剂可随时间以完整的钆螯合物排出体外,使用螯合剂3,4,3-LI(1,2-HOPO)有可能清除体内沉积的钆。近期FDA也指出,螯合疗法将有利于治疗体内钆沉积,为业界指出了一个重要的研究方向。

(四)儿童MRI影像组学研究

儿童正处于全身组织和器官快速成长,生理、心理和精神状态不断完善的时期,病情变化较快。采用基于MRI的影像组学方法对儿童疾病进行分类、预测和基因分型非常必要。儿童肿瘤性疾病影像组学在儿科主要用于肿瘤性疾病,尤其是脑肿瘤。脑肿瘤为最常见的儿童实质性肿瘤之一,是导致儿童死亡的重要原因。可以根据增强T2WI和T1WI以及ADC图计算肿瘤形状、直方图和纹理特征,并使用特征组合来训练用于鉴别肿瘤特异性的分类器,可很好地区分小儿后颅窝肿瘤类型。肿瘤扩散图像的定量特征分析在小儿神经肿瘤学中有重要诊断价值。此外,MRI影像组学研究对于肿瘤良恶性鉴别以及恶性肿瘤患者生存期的预判研究具有重要的意义。随着深度学习及大数据分析的推动,基于深度学习的分析和预测方法将是影像学的发展方向之一。目前基于MRI的影像组学因其能定量分析病变的生物学特征,已在儿童肿瘤分型、分期、预后分析及诊疗方案选择的研究中取得初步进展,并逐渐扩展到非肿瘤性病变的研究中,但在儿童疾病的研究中尚不完善。随着国家对儿童医疗的高度重视,基于MRI的影像组学在儿童疾病的研究中将会发挥重要作用,使更多患儿受益。

第十章　MR 新技术及新进展

磁共振应用于医学诊断已经 40 余年,是影像检查技术中发展最快的专业,以其独特的无射线损伤、高软组织对比度成像、多种扫描技术、多角度成像等特点越来越受到临床科室的欢迎,对于治疗前(术前)诊断、治疗后(术后)评估起到良好的诊断作用,甚至对于一些特殊疾病成为不可替代的检查方式。

一、磁共振技术的应用现状

高场强磁共振是目前磁共振设备发展的主流机型,具备了很多功能,除常规的 T1、T2、FLAIR、STIR、TOF 血管、PC 血管成像、DWI 成像以外,有很多高级功能可以开展。

如中枢神经系统中颅脑 3D 等体素容积成像、多 b 值扩散加权成像、DTI 神经纤维束追踪成像、磁敏感加权成像、全脑灌注成像、波谱成像等;外周神经中臂丛神经显示等。心脏成像方面,磁共振的优势是对于心肌病、心肌梗死等具有定性的作用,可以观察到心肌的收缩情况及心脏瓣膜的开闭情况。同时对心肌纤维化可以进行定量测定。4D flow 可观察血流动力学的变化。心脏磁共振可从形态、功能、血流多方面进行综合判断,在临床上的应用越来越广泛。

二、磁共振近年来发展热点

磁共振技术日新月异,随着计算机技术、人工智能的发展,扫描技术的优化,近些年磁共振发展热点很多。

(一)硬件方面

1. 场强越来越高,3.0T 早已进入临床,同时开展了各种类型的科研,7.0 T 也已经进入科研机构,目前科学家仍在研制更高场强的磁共振。用于人体实验的场强最高达到了 10.5T,目前已知的最高场强磁共振成像仪达到 21.1T,尚不能用于人体研究。

2. 磁体孔径方面从传统的 60cm 到大孔径 70cm,增加了患者的舒适度,拓展了磁共振的临床应用,如放疗、术中磁共振解决方案等。

3. 匀场系统进展:适形匀场和靶向匀场,全面提升磁场动态均匀度。

4. 梯度方面由于梯度场、梯度切换率等工程参数受到 SAR 值的限制,会出现热保护停机的情况，因此部分厂家采用矩阵式梯度配合智能射频进行解决，也有部分厂家利用人体传感器对人体进行智能匹配梯度及射频，梯度有效率明显提高。另外一方面是在解决梯度噪声，希望利用梯度的微动切换结合瞬切线圈进行真正的静音采集，甚至希望把梯度爬升、切换所产生的噪声转换成音乐。

5. 射频方面发展，一方面是光纤数字传输化已经用于临床了，明显减少了接收噪声；另一方面是射频通道数越来越多，最大已经达到128个独立通道，理论上讲就可以使用128通道线圈。

6. 接收线圈是最主要的图像质量保证，自从相控阵线圈出现以后，线圈的发展就朝向更多的通道发展，但是线圈通道数变多，如何解决线圈各通道单元之间的互感、耦合效应是线圈发展的热点。

7. 发射线圈通常是大体线圈，也有接收功能，优点是图像整体均匀度好，缺点是整体信噪比低，相控阵线圈属于接收线圈，特点是信噪比高，但是由于线圈单元直径小，穿透深度不够，容易出现靠近线圈的图像信噪比高，远离线圈部分信号越来越低，最大穿透深度只有半径大小，因此对于大视野扫描时，如何兼顾信噪比及均匀度是接收线圈是发展趋势，目前已经有厂家解决了双线圈采集大视野扫描时的信噪比和均匀度的问题。

8. 硬件的其他方面进展主要在于和新发展软件功能的支持上，如目前磁共振要求3D快速扫描、高空间分辨率的图像越来越多，以前的平台无法支持快速采集及快速重建，严重影响扫描速度，甚至会宕机，因此采样速度已经超过7G/s，重建速度也超过70 000幅/s（256×256全FOV全数据采集）。

（二）软件方面

1. 精准定量技术是磁共振一直发展的方向，目前可以通过扩散加权技术得到ADC图；3D ASL可得到脑组织的血流量图；通过增强扫描得到DCE的Ktrans值等功能定量值，有望得到先于功能改变的组织学定量值。

2. 智能定位扫描，可以自动定位、自动扫描、自动后处理，还可以通过滑块进行自动匹配扫描时间和空间分辨率，利于增加患者流通量及同一患者治疗前后的自动位置匹配，利于疗效评估诊断。

3. 无创性血管成像，自发现对比剂的应用会对肾功能不全患者的肾脏产生潜在的危害后，非对比增强血管成像发展迅速，肾动脉、门静脉、下肢及上肢的无创性血管成像已经应用于临床。

4. 降噪技术及静音技术，目前大多厂家会采用梯度性能降低的模式进行降噪，也有厂家利于Zero-TE技术进行静音成像，噪声只在机房本底噪声基础上增加了几个分贝。

5. 扩散加权成像一直是磁共振技术发展的热点，在常规扩散加权成像的基础上，扩散方向不断增加，DTI成像扫描时间越来越短，分辨率越来越高；随着可选b值的增加，IVIM，DKI等技术成为了高级临床及科研的热点，另外小视野高清扩散成像具有的高对比度，高空间分辨率的特点，为影像医师所接受，并拓展到肾、胰腺、直肠、前列腺等多部位成像。

6. 脑功能成像一直是科研热点，主要用于心理学、精神病学、成瘾等方面的研究，随着场强越来越高，结合日益增大的工作、生活心理压力，脑功能研究会越来越普遍。

7. 全脑无对比剂脑血流灌注方面是目前热点，由于老龄化及脑卒中发病率、致死、致残率高，无需对比剂灌注成像成为早期筛查TIA的重要手段，并且对于缺血程度进行定量分析，对于预后转归有明确的诊断意义。

8. 鉴于磁共振扫描速度慢，禁忌症较多的情况，通过并行采集技术、部分K空间采集技术、椭圆形 K 空间填充等技术已经明显增加了扫描速度；而材料学的发展对于体内金属植入物的检查（冠脉支架等）也明显放宽，通过射频采集方式的改变，对于金属植入物伪影已经有明确的抑制，大部分已经不影响诊断。

9. 骨关节方面软骨定量已经临床化，Zero-TE 技术已经应用于临床，而 UTE 仍处于科研阶段，但是对于骨质疏松、骨折、骨皮质 T1、T2 时间测定、水含量、骨灌注等有科研前景。

三、磁共振在哪些方面有突破性进展

（一）硬件方面：射频接收线圈的突破性进展——Air Coil

（1）Air Coil 又称为"魔毯"线圈，特点是线圈材质从铜线改为一种叫 Inca 的纤维环，特点是纤维环之间基本不产生像铜线线圈单元那样靠近就产生互感和耦合效应（信噪比大幅下降），从而保证很高的信噪比。

（2）Air Coil 重量轻（相同线圈单元重量不到铜质线圈单元的 40%）、可弯折（出厂前做牵拉测试），明显增加线圈密度，结合大体线圈的穿透均匀度将得到更好的图像质量。

（3）Air Coil 轻薄的特点，更贴合人体解剖结构，不易损坏，可定制，目前国外部分医疗机构已经使用，效果良好。

（4）头部专用线圈可以达到 48 通道，可以根据患者颅径大小进行调节，包括上下和前后。

（5）微量液氦填充技术，传统超导磁共振液氦在 1200～2000 升，才能维持超导状态，部分厂家开发 20 升以内的液氦，液氦消耗量极少。

（二）软件方面

1. 多对比度定量图谱成像技术——MAGIC

（1）单次扫描 5 种定量图谱：T1/T2/RD/R1/R2 Mapping；可以定量化测量组织结构数据，用于分析组织结构成分。

（2）单次扫描十种对比度成像：T1w，T2w，PDw，T1 FLAIR，T2 FLAIR，STIR，PSIR，PSIR vessel，WM，GM。

（3）以上数据均在相同层面，标准统一，精准对比。

（4）除了用在头部以外还可以用于脊柱、乳腺、前列腺、骨关节等部位的定量图谱成像。

2. 超快速扫描技术

（1）压缩感知：原理是利用磁共振图像的信号稀疏性的先验知识实现全部数据的重建。通过随机亚采样、小波去噪、经过迭代重建和图像恢复后得到图像。是目前最先进的超快速扫描技术，主要用于 3D 的全身成像，尤其是等体素成像，扫描速度明显有相应倍数提升。

（2）超快速动态增强成像：采用 3D 动态增加＋水脂分离＋并行采集＋K 空间优化采样技术，可以用于全身多部位动态增强成像，如肝脏动态可以缩短至 1～2 秒，保证了多动脉期成像，从而大大增强了小肝癌的诊断。另外还可以用于乳腺动态增强方面，明显在高空间分辨率的基础上增加了时间

分辨率，从以前1分钟一个动态，到目前20~30秒，从而可以精确诊断乳腺癌。

（3）超快速多层扫描技术——HyperBand：采用这种技术可以明显缩短脑功能TR时间，缩短回波间隔<0.6ms，从而以极高空间分辨率（2mm^3）的基础上TR<800ms，超过70层，做到脑功能信号时间分辨率更高，全脑脑功能覆盖。

3. SMS多层同时采集技术

（1）SMS的原理是同时激发多个脉冲频率，从而同时激发多个层面同时成像，在采集到多个层面数据后，各层独立空间编码重建得到多层图像。

（2）SMS同时多层成像，既可以有效降低TR（重复时间），实现更快扫描速度；也可以在相同TR情况下，可以同时激发更多层数。

（3）对于神经系统的科研，SMS技术将发挥至关重要的作用。

4. CEST及APT成像

（1）化学饱和转移成像（chemical exchange saturation transfer imaging，CEST）是磁化率传递成像（MTR）技术的一种，可以通过选择性的饱和特定可转移的质子，使其与水中的质子进行交换，通过观察水信号的改变从而间接得到所需检查物质的信息。可用于观察蛋白质、谷氨酸盐、葡萄糖、肌酐等的代谢。

（2）APT（amide proton transfer）MR成像是CEST成像一种，主要测定位于+3.5ppm的酰胺质子的化学转移特性，从而可以间接测定细胞游离蛋白和多肽类物质的含量水平。可以应用于临床导致酰胺质子浓度改变（例如肿瘤，阿尔茨海默病和帕金森等退行性疾病）以及组织pH变化（例如脑卒中）等疾病的临床诊断和研究。

学习培训及学分申请办法

一、《国家级继续医学教育项目教材》经国家卫生和计划生育委员会（现更名为国家卫生健康委员会）科教司、全国继续医学教育委员会批准，由全国继续医学教育委员会、中华医学会联合主办，中华医学电子音像出版社编辑出版，面向全国医学领域不同学科、不同专业的临床医生，专门用于继续医学教育培训。

二、学员学习教材后，在规定时间（自出版日期起1年）内可向本教材编委会申请继续医学教育Ⅱ类学分证书，具体办法如下：

方法一：PC激活

1. 访问"中华医学教育在线"网站 cmeonline.cma-cmc.com.cn，注册、登录。
2. 点击首页右侧"图书答题"按钮，或个人中心"线下图书"按钮。
3. 刮开本书封底防伪标涂层，输入序号激活图书。
4. 在个人中心"我的课程"栏目下，找到本书，按步骤进行考核，成绩必须合格才能申请证书。
5. 在"我的课程"-"已经完成"，或"我的学分"栏目下，申请证书。

方法二：手机激活

1. 微信扫描二维码 关注"中华医学教育在线"官方微信并注册。
2. 点开首页"图书答题"，刮开本书封底防伪标涂层，输入序号激活图书。
3. 在个人中心"我的课程"栏目下，找到本书，按步骤进行考核，成绩必须合格才能申请证书。
4. 登录PC端网站，在"我的课程"-"已经完成"，或"我的学分"栏目下，申请证书。

三、证书查询

在PC端帮助中心"证书查询"中输入证书编号进行查询。

《国家级继续医学教育项目教材》编委会